现代临床检验与分析

白士丽 ◎著

黑龙江科学技术出版社

图书在版编目(CIP)数据

现代临床检验与分析 / 白士丽著. -- 哈尔滨：黑龙江科学技术出版社，2022.4
ISBN 978-7-5719-1318-2

Ⅰ.①现… Ⅱ.①白… Ⅲ.①临床医学-医学检验 Ⅳ.①R446.1

中国版本图书馆CIP数据核字(2022)第039890号

现代临床检验与分析
XIANDAI LINCHUANG JIANYAN YU FENXI

作　　者	白士丽	
责任编辑	项力福	
封面设计	刘彦杰	
出　　版	黑龙江科学技术出版社	
地　　址	哈尔滨市南岗区公安街70-2号　邮编：150001	
电　　话	（0451）53642106　传真：（0451）53642143	
网　　址	www.lkcbs.cn www.lkpub.cn	
发　　行	全国新华书店	
印　　刷	廊坊市瀚源印刷有限公司	
开　　本	787mm×1092mm　1/16	
印　　张	18	
字　　数	420千字	
版　　次	2022年4月第1版	
印　　次	2022年4月第1次印刷	
书　　号	ISBN 978-7-5719-1318-2	
定　　价	62.00元	

前　言

　　临床医学检验是指将患者的血液、体液、分泌物、排泄物和脱落物等标本,通过目视观察、物理、化学、仪器或分子生物学方法检测,并强调对检验全过程采取严密质量管理措施以确保检验质量,从而为临床和为患者提供有价值的实验资料。临床检验应提供有临床价值且尽可能准确的结果,以使临床医生能对患者的疾病做出正确的诊断和及时的治疗,并为观察疗效、推测预后及疾病的预防等提供有关信息;同时,还应为临床提供必要的咨询,正确解释检测结果并最大限度地利用各种信息。

　　随着现代医学技术的发展、医学检验技术的不断提高,新的检验项目越来越多,为了适应检验诊断学科发展的需要,编者查阅了许多国内外相关文献,在总结自身多年临床经验的基础上,编著了本书。本书涵盖了检验标本的采集方法、临床常用检验技术、消毒灭菌技术、红细胞检验、血小板检验、白细胞检验、骨髓细胞检验、血清血型检验、尿液检验、粪便检验、脑脊液检验、糖类及其代谢产物检验及蛋白质检验等内容,收录了目前临床上常用的检验项目,重点介绍了检验项目在疾病诊断、治疗中的临床应用及标本采集过程中应注意的问题等。本书在编写过程中,注重基础检验知识与临床检验应用相结合,资料翔实,内容丰富,观点新颖,反映了检验医学最新的诊断理念和诊断标准,具有很强的实用性和指导性,可供检验科临床工作者遇到问题时随时翻阅,也可作为各级医务工作者了解医学检验诊断知识的参考书。

　　由于时间仓促、学识水平有限,书中难免有挂一漏万甚至错讹之处,企盼广大读者批评指正。

编　者

目　录

第一章　检验标本的采集方法 ………………………………………… （1）

第一节　常规标本采集 …………………………………………………… （1）

第二节　细菌培养标本采集 ……………………………………………… （2）

第三节　特殊项目标本采集 ……………………………………………… （3）

第四节　标本采集的质量保证 …………………………………………… （4）

第二章　临床常用检验技术 …………………………………………… （6）

第一节　电解质检测技术 ………………………………………………… （6）

第二节　血气酸碱分析技术 ……………………………………………… （10）

第三节　自动化酶免疫分析技术 ………………………………………… （17）

第四节　特殊蛋白免疫分析技术 ………………………………………… （22）

第五节　发光免疫分析技术 ……………………………………………… （45）

第三章　消毒灭菌技术 ………………………………………………… （57）

第一节　概述 ……………………………………………………………… （57）

第二节　物理消毒灭菌法 ………………………………………………… （66）

第三节　化学消毒灭菌法 ………………………………………………… （68）

第四节　灭菌效果的监测 ………………………………………………… （79）

第五节　消毒效果的监测 ………………………………………………… （87）

第四章　红细胞检验 …………………………………………………… （93）

第一节　红细胞计数 ……………………………………………………… （93）

第二节　血红蛋白测定 …………………………………………………… （95）

第三节　血细胞比容测定 ………………………………………………… （101）

第四节　红细胞平均指数测定 …………………………………………… （104）

第五节　网织红细胞计数 ………………………………………………… （105）

第五章　血小板检验 …………………………………………………… （110）

第一节　血管壁和血管内皮细胞的检验 ………………………………… （110）

第二节　血小板功能的检测 ……………………………………………… （113）

第三节　凝血系统的检验 ………………………………………………… （120）

第四节　抗凝与纤溶系统的检验 ………………………………………… （129）

1

第六章　白细胞检验 ………………………………………………… (137)

　第一节　白细胞概述 …………………………………………… (137)

　第二节　白细胞检验的基本方法 ……………………………… (139)

　第三节　白细胞计数 …………………………………………… (150)

　第四节　嗜酸性粒细胞直接计数 ……………………………… (155)

　第五节　红斑狼疮细胞检查 …………………………………… (157)

　第六节　白细胞检验的临床应用 ……………………………… (158)

第七章　骨髓细胞检验 …………………………………………… (165)

　第一节　骨髓细胞检查步骤 …………………………………… (165)

　第二节　骨髓穿刺涂片检查 …………………………………… (167)

　第三节　各阶段血细胞形态学特征 …………………………… (169)

　第四节　骨髓活体组织检查 …………………………………… (173)

　第五节　常见血液病的血象与骨髓象 ………………………… (174)

第八章　血清血型检验 …………………………………………… (186)

　第一节　红细胞血型系统 ……………………………………… (186)

　第二节　标准血清及标准红细胞的制备 ……………………… (187)

　第三节　ABO 血型鉴定 ……………………………………… (188)

　第四节　Rh 血型鉴定 ………………………………………… (190)

第九章　尿液检验 ………………………………………………… (193)

　第一节　尿液标本采集及保存 ………………………………… (193)

　第二节　尿液的一般检验 ……………………………………… (194)

　第三节　尿液的沉渣检验 ……………………………………… (198)

　第四节　尿液的化学检验 ……………………………………… (207)

　第五节　尿液的理学检验 ……………………………………… (220)

第十章　粪便检验 ………………………………………………… (224)

　第一节　粪便检验概述 ………………………………………… (224)

　第二节　粪便的一般性状检查 ………………………………… (225)

　第三节　粪便的显微镜检查 …………………………………… (228)

　第四节　粪便的化学检查 ……………………………………… (232)

第十一章　脑脊液检验 …………………………………………… (236)

　第一节　脑脊液检验的适应证及标本采集 …………………… (236)

　第二节　脑脊液的细胞学检查 ………………………………… (238)

　第三节　脑脊液的免疫学检查 ………………………………… (240)

　第四节　脑脊液的细菌学检查 ………………………………… (242)

　第五节　脑脊液的化学检查 …………………………………… (243)

第十二章　糖类及其代谢产物检验 ·········· (249)

　第一节　血糖测定 ·········· (249)

　第二节　口服葡萄糖耐量试验 ·········· (251)

　第三节　糖化血红蛋白测定 ·········· (252)

　第四节　血浆乳酸测定 ·········· (255)

　第五节　血浆丙酮酸测定 ·········· (257)

第十三章　蛋白质检验 ·········· (260)

　第一节　蛋白质检验概述 ·········· (260)

　第二节　血清总蛋白检验 ·········· (262)

　第三节　血清清蛋白检验 ·········· (264)

　第四节　血清黏蛋白检验 ·········· (271)

　第五节　血清前清蛋白检验 ·········· (272)

参考文献 ·········· (275)

第一章 检验标本的采集方法

第一节 常规标本采集

一、尿液

(1)应留取新鲜尿,以清晨第 1 次尿为宜,其较浓缩,条件恒定,便于对比。急诊患者可随时留取。

(2)使用一次性小便杯并贴上检验联号。

(3)尿标本应避免经血、白带、精液、粪便等混入。此外,还应注意避免烟灰、糖纸等异物的混入。

(4)标本留取后,应及时送检,以免细菌繁殖、细胞溶解等(一般夏季 1 h 内、冬季 2 h 内完成检验)。

(5)尿胆原等化学物质可因光分解或氧化而减弱。

(6)对不能及时送检的尿标本应适当进行防腐处理,常用甲醛 5 mL/L 尿(用于管型和细胞防腐),甲苯 5 mL/L 尿(用于尿糖、尿蛋白等防腐),或保存于 4 ℃ 冰箱内,6 h 内检查完毕。

二、粪便

(1)可用不吸水(涂蜡)的纸盒或一次性塑料容器作为留取标本的容器,要求清洁干燥。

(2)标本务求新鲜且不可混入尿液。送检标本量通常为指头大小(约 5 g)。

(3)标本应选择脓血黏液等病理成分,并应在 1 h 内完成检验,否则可受 pH 及消化酶等影响,而使粪便中的细胞成分被破坏分解。

(4)做隐血试验应嘱患者在收集标本前 3 天禁食肉类、铁剂及大量绿色蔬菜。

(5)检查蛲虫应于清晨排便前用棉拭子在肛门四周拭取,立即送检。

三、痰液

(1)一般检验收集新鲜痰,患者起床后刷牙、漱口(用 3 ﹪过氧化氢及清水漱口 3 次),用力咳出气管深处真正呼吸道分泌物(勿混入唾液及鼻咽分泌物),盛于洁净容器内。

(2)幼儿痰液收集困难时,可用消毒拭子刺激喉部以引起咳嗽反射,用棉拭子采取标本。

四、血液

(1)早晨空腹抽取静脉血标本,适宜做血糖、血脂、肝功能等检验。

(2)血液激素测定标本,可不空腹,但必须在每天上午 8～9 时采取。

(3)反映急性心肌梗死的酶类天门冬氨酸氨基转换酶(aspartate transaminase,AST)、肌酸激酶(creatine kinase,CK)的峰值通常在梗死后 16～24 h;乳酸脱氢酶(lactate dehydrogenase, LDH)活性需要 30～60 h 方达到高峰,维持 3～6 d。请掌握采血时间。

(4)急性胰腺炎患者的血清淀粉酶水平一般在发病后 2～12 h 开始上升,12～72 h 到高峰,4 天左右恢复正常。

(5)采取血钾测定标本,勿用碘酒消毒皮肤,仅用乙醇消毒皮肤后采血,因碘酒内碘化钾含量较高,对血清钾测定结果的干扰显著。

(6)盛血用试管或瓶均应干燥洁净,若需要抗凝血则应将血液注入有抗凝剂的试管或瓶内,并立即轻轻旋转摇匀,防止凝固。

(7)输液同侧不宜采血样检验,另一侧要看具体项目及输液成分来决定。例如:静脉滴注葡萄糖时验血糖要在输液完毕后 2 h 取血;检验电解质时不宜在输液同侧采样等。

(8)采血后应将针头取下,再沿管壁将血液徐徐注入试管内。

(9)采集血液标本时应防止溶血。

五、体液及排泄物

(一)脑脊液

(1)标本送检必须及时,收到标本后应立即检验,久置可致细胞破坏,影响细胞计数及分类检查,并导致葡萄糖分解使含量降低,病原菌破坏或溶解。

(2)细胞计数管应避免标本凝固,遇高蛋白标本时,可用乙二胺四乙酸(ethylenediaminete-traacetic acid,EDTA)钠盐抗凝。

(二)浆膜腔积液

(1)穿刺取得的标本,为防止细胞变性出现凝块或细菌破坏溶解,送检及检查必须及时。

(2)为防止凝固,最好加入 100 g/L EDTA 钠盐抗凝,每 0.1 mL EDTA 钠盐可抗凝 6 mL 浆膜腔积液,及时完成细胞涂片检查。

(三)精液

(1)用清洁干燥小瓶收集精液,不宜采用避孕套内的精液。

(2)收集精液前避免性生活 3~7 d,收集精液标本后应在 1 h 内检验,冬季应注意保温。

(3)出现一次异常结果,应隔 1 周后复查,反复查 2~3 次方能得出比较正确的结果。

(四)前列腺液

临床医生行前列腺按摩术后,采集标本于清洁玻片上,立即送检。

(五)阴道分泌物

临床医生用棉拭子采取阴道后穹隆分泌物后可直接涂片,也可置生理盐水试管内送检,然后涂片镜检。

第二节　细菌培养标本采集

一、一般原则

(1)所用器具必须经严格的灭菌处理。

(2)采集足量标本以便够用。

(3)尽可能在患者服药前或手术切口局部用药前采集。

(4)采集标本过程中要严格遵守无菌操作原则,采集的部位要准确。

二、标本采集

(一)静脉血

(1)静脉穿刺前要充分消毒皮肤,避免皮肤细菌污染。

（2）取静脉血 5 mL 以无菌操作法立即注入专用血培养瓶（含 50 mL 培养液），轻轻摇匀送往微生物室。

（二）尿液

（1）中段尿：先用 1 g/L 苯扎溴铵彻底清洗外阴，用无菌试管收集中间一段尿液 1～2 mL。

（2）膀胱导尿：用于昏迷及自然排尿困难者，但导尿易引起逆行细菌感染。

（3）耻骨弓上膀胱穿刺尿：偶用于婴幼儿。

（三）粪便

（1）粪培养的容器必须清洁，量可为胡桃大小（取有黏液或脓液部分）。

（2）疑是霍乱患者的粪便应取液样部分，并立即送检，不能延误。

（四）痰液

痰培养之前，临床医生指导患者配合，时间以清晨最好，咳痰前先漱口，以减少口腔唾液的污染。

（五）脑脊液、胸腹水及脓液

应采取无菌操作，盛于无菌瓶中，送检量不少于 1 mL。伤口取标本尽量避免皮肤表面细菌的污染，并在脓腔的基底部取样，用无菌注射器抽取或用消毒棉签取样后，立即置于无菌试管内送检。

第三节　特殊项目标本采集

一、血气分析

（一）动脉血取血法

（1）用 2 mL 或 5 mL 消毒注射器，按无菌操作抽取肝素（1 mL＝1 000 U，用生理盐水配制）0.5 mL，然后将肝素来回抽动，使针管全部湿润，将多余肝素全部排出。

（2）皮肤消毒后，穿刺股动脉、肱动脉或桡动脉，取 2 mL 动脉血，不能有气泡。抽出后用小橡皮封针头，隔绝空气。将注射器放在手中，双手来回搓动，立即送检。

（3）填写申请单时要求写出诊断、抽血时的体温和血红蛋白量，以及是否用氧及其流量，以便分析。

（4）如不能及时送检，应放在冰水中保存（勿用冰块，以免细胞破坏而溶血），但放置时间不超过 2 h。

（二）毛细血管血采取法

（1）采血部位常为耳垂或手指，婴儿取足跟或大趾，局部先用热毛巾敷或轻轻按摩，使毛细血管血充分动脉化。

（2）在毛细管一端装上塑料帽（红色）。将小铁针插入毛细管并让它滑到有塑料帽的一端。

（3）将采血部位消毒，然后穿刺皮肤，以血液自然流出为宜，把毛细管插入血滴中部采血，以防空气进入毛细管。

（4）套紧毛细管塑料帽，然后在毛细管的另一端套上塑料帽。

（5）用磁铁在毛细管外来回移动，使毛细管内铁针来回 20 次，达到血液与肝素混合的目的。

(6)如不能及时送检,标本可水平位贮放在冰水中(不能超过 2 h)。

二、血液黏度检测

(1)生理活动昼夜节律和饮食对血细胞比容、血浆蛋白成分、血浆黏度和血液黏度都有影响,故应当注意采取血标本的时间和饮食的关系。一般头天晚上素食,检测当天空腹,晨 8 时采血。

(2)采取时肘前静脉抽血,止血带压迫的时间应尽可能缩短,针头插入后,应在止血带松开 5 s 后开始采血,抽血时用力不宜过猛。

(3)抗凝剂以用肝素(10～20 U/mL 血)或 EDTA-2Na(1.5 g/L 血)为宜,为防止抗凝剂对血液的稀释作用,应采用固体抗凝剂。

三、骨髓穿刺及涂片要求

(1)穿刺部位首选髂后上棘,次选髂前上棘、胸骨。

(2)采取骨髓液时,应严格遵守无菌技术,抽取动作要缓慢,吸取骨髓量勿超过 0.3 mL,以免混入稀释,使所吸标本不能代表骨髓。

(3)玻片要求清洁,涂片薄而均匀,应涂片 10 张左右,并同时制备 2 张外周血片以做对照。

(4)如需要同时做细菌培养和病理检查的病例,应先吸少量骨髓液做涂片,再吸取所需骨髓液和骨髓组织。

第四节　标本采集的质量保证

一、饮食因素对检验结果的影响

大多数生化检查均要求空腹采血,禁食 12 h,或者晚餐后次日早上采血。因为饮食后可使血液某些化学成分改变,影响测定结果。例如,高脂肪饮食后甘油三酯测定可高达空腹时 10 倍;高糖饮食后血糖可迅速升高,3 h 后才恢复正常。但是过度空腹,以至饥饿,血液或器官中的某些成分分解、释放,又可导致某些检验结果异常,如血糖、转铁蛋白、C_3 等可因空腹时间过长而降低,甘油三酯、游离脂肪酸反而升高。而血总蛋白、A/G 比值、胆固醇等在空腹前空腹后测定无改变。因此,应注意区分选择送检。

食物可影响某些检验项目的测定结果:咖啡、茶、巧克力、香蕉等可影响儿茶酚胺的测定;高蛋白饮食,尤其是进食动物肝脏、肾及贝类等富含嘌呤的食物可使血尿酸测定增高;进食动物血可使隐血试验假阳性;饮酒可使乳酸、尿酸盐等增加,长期饮酒还可使高密度脂蛋白、胆固醇等增高。上述种种情况说明,为保证检验质量的可靠性,患者在做检验前,对食物也要有一定的控制。

二、药物因素对检验结果的影响

很多药物对检验有干扰作用,据报道有 15 000 多种。药物在体内主要是改变某些物质在体内的代谢作用和干扰测定过程中的化学反应,使结果增加或降低。例如:阿司匹林可以通过增加葡萄糖的吸收、释放类固醇并抑制三羧酸循环,使血糖升高;而输液补钾时,氯化物可将糖由细胞外带到细胞内,造成血清糖测定结果降低。所以临床医生应充分了解各种药物对有关检验项目测定结果的影响,或者需要为了某个项目的测定而使检验者停服某一药物。

三、运动因素对检验结果的影响

运动也能影响很多检验项目的测定结果,如运动后血糖、乳酸、丙氨酸等可升高。与肌肉有关的血清酶,如 CK、LDH、AST 在运动后测定均有不同程度的升高,有人做过实验,其中最明显的是 CK,而且恢复较慢,停止运动 1 h 后测定,其结果可升高 50 %。

四、采集标本时体位对检验结果的影响

人体体位姿势改变影响血液循环,某些生理现象可因此而发生变化,比如血浆与组织液因体位不同导致平衡改变,血液与组织液中的某些成分也随着发生变化,可使某些测定结果发生改变,如卧位改为站位,总蛋白、清蛋白、胆固醇、血清铁等的水平有不同程度的改变。有的检验项目采血部位不同,而检验结果也有较大的差别,如白细胞计数取微量血,有人做过试验,耳垂采血较手指血高 30 %。因此,应建立各检验项目的参考值,采集血标本应规范一种姿势。

五、止血带加压对检验结果的影响

止血带压迫可使局部血管扩张、淤血,激活血液中的某些物质,引起某些检验项目测定结果升高或降低。如凝血酶原时间测定,血管受压迫使局部血液回流受阻,造成局部缺氧,甚至损伤毛细血管,凝血起动因子激活后,凝血过程形成,即消耗一些凝血因子,使测定结果偏低。在测定其他一些化学成分时,由于血管被压迫处的组织液从扩张血管处漏出而影响被测定成分的含量,且影响的程度随止血带压迫的时间增加而上升。所以抽血时应尽量缩短止血带压迫时间,最好不用止血带。

六、标本采集的时间对检验结果的影响

机体血液的某些成分在一天内可发生周期性的变化,且有的变化较大,如白细胞计数上下午之间可有成倍变化,一般上午低下午高。其他化学成分如胆红素、血清铁,上午较其他时间高;血清钙中午低;生长激素夜里高,白天低。在一般情况下,为减少由采血时间不同引起的测定误差,要求每次检测最好在一天的同一时间进行。

七、抗凝剂对检验结果的影响

检验的标本根据检验项目的要求不同,有需要抗凝和不需要抗凝 2 种。需要抗凝的预先加入抗凝剂。常用的抗凝剂有柠檬酸盐、草酸盐、EDTA、肝素等,而抗凝剂也要根据检验的项目进行选择,否则会影响测定结果。如含有钾、钠的抗凝剂(草酸钾、草酸钠、柠檬酸钾、柠檬酸钠等)不能用于测定血钾或血钠的抗凝。因为草酸盐、氟化钠等抗凝剂,具有激活酶或有抑制酶的活性的作用,如草酸盐有抑制淀粉酶、乳酸脱氢酶、酸性磷酸酶的作用,氟化钠有激活尿素酶和抑制乳酸脱氢酶的作用,故不宜用于酶活性的测定或某些项目酶法测定。

八、溶血标本对检验结果的影响

血液中的很多化学成分在细胞内和细胞外的含量是不同的,如红细胞内钾的含量是血清(浆)钾的 20 倍,红细胞内乳酸脱氢酶的含量是血清的 200 倍。标本溶血后对检验的结果影响较大,细胞内含量高的物质进入血清后造成测定结果偏高。细胞内含量低的物质进入血清后,血清被稀释,测定结果偏低。

第二章 临床常用检验技术

第一节 电解质检测技术

一、电解质检测技术的发展概况

临床实验室电解质检测范围主要是 K^+、Na^+、Cl^-、Ca^{2+}、P^{5+}、Mg^{2+} 等离子,个别时候也需要检测铜、锌等微量元素。更多人接受的说法是,电解质就是指 K^+、Na^+、Cl^- 和 HCO_3^- 这些在体液中含量大且对电解质紊乱及酸碱平衡失调起决定作用的离子。

最早的是化学法:钾钠比浊法、钠比色法。除 K、Na 外,常规检测多采用化学法,如测 Cl 的硫氰酸汞比色法,测 Ca 的 MTB、OCPC、偶氮胂等。化学法也在发展,如冠醚化合物比色测定 K、Na。

原子吸收分光光度法是 20 世纪 50 年代发展起来的技术,在临床实验室曾被广泛应用于金属阳离子的检测。其原理是被测物质在火焰原子化器中热解离为原子蒸气,即基态原子蒸气,被测物质阴极灯发射的特征光谱线被基态原子蒸气吸收,光吸收量与该物质的浓度成正比。本方法准确度、精密度极高,常作为检测 K、Na、Ca、Mg、Cu、Zn 等的决定性方法或参考方法。但因仪器复杂,技术要求高,故做常规试验有困难。

同位素稀释质谱法在 20 世纪 60 年代以后才开始在临床上应用,它是指在样品中加入已知量被测物质的同位素,分离后通过质谱仪检测这两种物质的比率,计算出其浓度。由于仪器复杂,技术要求更高,一般只用于某些参考实验室,作为检测 Cl、Ca、Mg 等物质的决定性方法。

火焰原子发射光谱法(flame atomic emission spectrometry,FAES)简称火焰光度法,出现于 20 世纪 60 年代,至今仍在普遍应用。这是 K、Na 测定的参考方法,其原理是溶液经汽化后在火焰中获得电子生成基态原子 K、Na,基态原子在火焰中继续吸收能量生成激发态原子 K^+ 和 Na^+。激发态原子瞬间衰变成基态原子,同时发射出特征性光谱,其光谱强度与 K、Na 浓度成正比。钾发射光谱在 766 nm,钠在 589 nm。火焰光度法又分非内标法和内标法两种。后者以锂或铯作为内标,类似于分光光度法的双波长比色,由于被测物质与参比物质的比例不变,故可避免因空气压力和燃料压力发生变化时引起的检测误差。锂的发射光谱为671 nm,而铯为 852 nm。

恒电流库仑法,即库仑滴定法,用于氯的测定。本法是指在恒定电流下,以银丝为阳极产生的 Ag^+,与标本中的 Cl^- 生成不溶性 AgCl 沉淀,当达到滴定终点时,溶液中出现游离的 Ag^+ 而使电流增大。根据电化学原理,每消耗 96 487 C 的电量,便从阳极放出 1mol 的 Ag^+,因此在恒定电流下,电极通电时间与产生 Ag^+ 的摩尔数成正比,亦与标本中 Cl^- 浓度成正比。实际测定无须测量电流大小,只需与标准液比较便可换算出标本的 Cl^- 浓度。此法高度精密、准确而又不受光学干扰,是美国国家标准局(National Bureau of Standards,NBS)指定的参考方法。

离子选择电极(ion specific electrode,ISE)是 20 世纪 70 年代发展起来的技术,至今仍在发展,新的电极不断出现。这是一类化学传感器,其电位与溶液中给定的离子活度的对数呈线性关系。核心在于其敏感膜,如缬氨霉素中性载体膜对 K^+ 有专一性,对 K^+ 的响应速度比 Na^+ 快 1 000 倍;而硅酸锂铝玻璃膜对 Na^+ 的响应速度比 K^+ 快 300 倍,具有高度的选择性。现可检测大部分电解质的离子,如 K^+、Na^+、Cl^-、Ca^{2+} 等。离子选择电极法又分直接法和间接法。前者是指血清不经稀释,直接由电极测量;后者是血清经一定离子强度缓冲液稀释后,由电极测量。但两者测定的都是溶液中的离子活度。间接 ISE 法测定的结果与 FAES 相同。

酶法是 20 世纪 80 年代末发展起来的新技术,它是精心设计的一个酶联反应系统,被测离子作为其中的激活剂或成分,反应速度与被测离子浓度成正比。如 Cl^- 的酶学方法测定原理是无活性 α-淀粉酶(加入高浓度的 EDTA 络合 Ca^{2+} 以使酶失活)在 Cl^- 作用下恢复活性,酶活力大小与 Cl^- 浓度在一定范围内成正比,测定淀粉酶活力便可计算出 Cl^- 浓度。使用酶法测定离子,特异性、精密度、准确度均高,可以在自动生化分析仪上进行,但因对技术要求较高、成本高、试剂有效期短等因素,其推广应用有一定困难。

二、电解质分析仪的主要型号

无机磷、镁一般采用化学法在全自动生化分析仪上检测,不在本文叙述范围,通常我们所说的电解质分析仪检测的离子为 K^+、Na^+、Cl^-,部分还可检测 Ca^{2+}。

目前检测电解质的仪器很多,主要分为以下三种。

(一)火焰光度计

火焰光度计通常由雾化燃烧系统、气路系统、光学系统、信号处理系统、点火装置、光控装置等部分组成。工作原理如下:雾化器将样品变成雾状,然后经混合器燃烧嘴送入火焰中。样品中的碱金属元素受火焰能量激发,发出自身特有的光谱。利用光学系统将待测元素的光谱分离出来,由光电检测器转换成电信号,经放大、处理后在显示装置上显示出测量结果。早期的仪器采用直接测定法;20 世纪 80 年代以后生产的机型多采用内标准法,即以锂或铯作为内标准。

现在国内主要应用的机型有国产的 HG3 型、HG4 型、6400 型等,美国康宁公司的 480 型,日本分光医疗的 FLAME-30C 型,丹麦的 FLM3 型等。这些仪器都具有结构紧凑、操作简单、灵敏度高、样品耗量少等优点,一般都有电子打火装置、火焰监视装置和先进的信号处理系统,技术上比较成熟。更先进的型号具备自动进样、自动稀释、微机控制和处理等功能。

(二)离子选择电极

离子选择电极可自成体系,组成电解质分析仪,或作为血气分析仪、自动生化分析仪的配套组件,其中前者又称离子计。两者都利用离子选择电极测定样品溶液中的离子含量。与其他方法相比,它具有设备简单、操作方便、灵敏度和选择性高、成本低,以及快速、准确、重复性好等优点,特别是它可以做到微量测定,并且可以连续自动测定,因而在现代临床实验室中,基本取代火焰光度计等成为电解质检测的主要仪器。不过,离子计取代火焰光度计,并不是因为后者方法落后,更重要的是出于实验室的安全性考虑,而且离子选择电极还可以安装在大型生化分析仪上进行联合检测。离子计的关键部件是检测电极,当今生产检测电极的厂家为数不多,如 CIBA-CORNING、AVL 等,各种仪器多使用电极制造。前面提到离子选择电极法有两种,即直接法和间接法,但工作原理都是一样的。

直接法:常与血气分析仪配套,或组成专用电解质分析仪。典型的有 AVL995 型、NOVA SP12 型等。

间接法:多数装备在大、中型自动生化分析仪上。典型的有 BECKMAN-COULTER 的 CX7、ABBOT 的 AEROSET。部分生化分析仪如 HITACHI 的 7170A,则作为选件,由用户决定是否安装。

(三)自动生化分析仪

20 世纪 80 年代以来,任选分立式自动生化分析仪日趋成熟,精密度、准确度相当高,形成几大系列,如 HITACHI 的 717 系列、BECKMAN-COULTER 的 CX 系列、OLYMPUS 的 U 系列等。而近几年推出的产品速度更高、功能更强,如 HITACHI 的 7600 系列、BECKMAN-COULTER 的 LX、ABBOT 的 AEROSET、BAYER 的 ADVIA1650 等。此外,还有许多小型自动生化分析仪,如法国的猎豹等,功能很强,性能也不俗。而酶法、冠醚比色法等方法的发展,使没有配备离子选择电极的自动生化分析仪检测电解质成为现实。

三、电解质分析技术的临床应用

体液平衡是内环境稳定的重要因素,其主要是由水、电解质、酸碱平衡决定的。水和电解质的代谢不是独立的,往往继发于其他生理过程紊乱,即水和电解质的正常调节机制被疾病过程打乱,或在疾病过程中水和电解质的丢失或增加超过了调节机制的限度。值得注意的是,临床观察电解质紊乱,还得分别从影响其代谢及其平衡失调后代谢变化的多方面进行检查,如肾功能指标、血浆醛固酮及肾素水平、酸碱平衡指标,以及尿酸碱度和电解质浓度,以便综合分析紊乱的原因及对机体代谢失调的影响程度。

(一)钠异常的临床意义

1.低钠血症

(1)胃肠道失:钠幽门梗阻,呕吐,腹泻,胃肠道、胆道、胰腺手术后造瘘、引流等都可造成大量消化液丢失而发生缺钠。

(2)尿钠排出增多:见于严重肾盂肾炎、肾小管严重损害、肾上腺皮质功能不全、糖尿病、应用利尿剂治疗等。

(3)皮肤失钠:大量出汗时,如只补充水分而不补充钠;大面积烧伤、创伤,体液及钠从创口大量丢失,亦可引起低血钠。

2.高钠血症

(1)肾上腺皮质功能亢进如库欣综合征、原发性醛固酮增多症,由于皮质激素的排钾保钠作用,肾小管对钠的重吸收作用增强,出现高血钠。

(2)严重脱水体内水分丢失比钠丢失多时发生高渗性脱水。

(3)中枢性尿崩症抗利尿激素(antidiuretic hormone,ADH)分泌量减少,尿量大增,如供水不足,血钠升高。

(二)钾异常的临床意义

(1)血清钾增高:肾上腺皮质功能减退症、急性或慢性肾衰竭、休克、组织挤压伤、重度溶血、口服或注射含钾液过多等。

(2)血清钾降低:严重腹泻、呕吐、肾上腺皮质功能亢进、服用利尿剂、应用胰岛素、钡盐与棉籽油中毒。家族性周期性麻痹发作时血清钾下降,可低至 2.5 mmol/L 左右,但在发作间歇期血清钾正常。大剂量注射青霉素钠盐时,肾小管会大量失钾。

(三)氯异常的临床意义

(1)血清氯化物增高:常见于高钠血症、失水大于失盐、氯化物相对浓度增高、高氯血性代谢性酸中毒、过量注射生理盐水等。

(2)血清氯化物减低:临床上常见低氯血症。原因有氯化钠的异常丢失或摄入减少,如严重呕吐、腹泻、胃液、胰液或胆汁大量丢失,长期限制氯化钠的摄入,艾迪生病,抗利尿激素分泌增多的稀释性低钠、低氯血症。

四、电解质分析技术的应用展望

最近 10 年电解质检测技术日趋成熟,但研究基本集中在 ISE 法和酶法。从目前的趋势看,ISE 法仍是各专业厂商的重点发展对象,不断有新电极问世,其技术特点如下。

(一)传统电极的改良及微型化

传统电极指的是玻璃膜电极、离子交换液膜电极、中性载体(液膜)电极、晶膜电极等。经过20多年的改进,产品已非常成熟,特别是 K^+、Na^+、Cl^- 电极,一般寿命可在半年以上,测试样品在1.5 万以上,并且对样品的需求量很小,仅需数十微升,有些间接 ISE 法仅需 15 μL 就能同时检测 K^+、Na^+、Cl^- 三种离子。于传统电极而言,最重要的是延长使用寿命,减少保养步骤,甚至做到"免保养"。有的技术将各电极封装在一起,如 ABBOT 的 Aeroset 采用的复合式电解质电极晶片技术(ICT)。

(二)非传统电极的发展

非传统电极与传统电极的区别在于其原理、结构或者电极本身不同,主要有离子敏感场效应管(ion sensitive field effect transistor,ISFET)、生物敏感场效应管(bio-sensitive field effect transistor,BSFET)、涂丝电极(coated wire electrode,CWE)、涂膜电极(CME)、聚合物基质电极(PVC 膜电极)微电极、薄膜电极(thin film electronics,TFE)等。这些电极各有特性,如敏感场效应管具有完全固态、结构小型化、仿生等特点;聚合物基质电极简单易制、寿命长;微电极尽管与传统电极作用机制相同,但高度微型化,其敏感元件部分直径可小至0.5 μm,能很容易插入生物体甚至细胞膜,测定其中的离子浓度;而薄膜电极则是由多层电极材料叠合成的薄膜式电极,全固态,干式操作、干式保存。

目前已有部分产品推向市场,以美国 i-STAT 公司的手掌式血气+电解质分析仪为例,大致能够了解电解质检测技术的最新进展及发展趋势。该仪器使用微流体和生物传感器芯片技术设计的微型传感器,与定标液一起封装在一次性试剂片中,在测试过程中,分析仪自动按试剂片的前方,将一个倒钩插入定标袋中,定标液就流入测量传感器阵列。当定标完成后,分析仪再按一下试剂片的气囊,将定标液推入贮液池,然后将血液样本送入测量传感器阵列。测试完成后,所有的血液和定标液都贮存在试剂片里,可做安全的生物处理。这种独特的技术使仪器做到手掌大小,真正实现自动定标、免维护、便携,可以通过 IR 红外传输装置将结果传送至打印机或中心数据处理器中保存。这种一次性试剂片有不同规格,每种规格测试的项目不同,可以根据需要选择。标本需要量少,仅需全血 2～3 滴,非常适合各种监护室(尤其是新生儿监护室)手术室及急诊室的床边测试,很有发展前景。

其他检测方法也在继续发展,如化学方法的采取冠醚结合后比色测定、酶法测定等,并有相应的产品问世。

第二节　血气酸碱分析技术

一、血气酸碱分析技术发展概况

该技术最早可追溯到亨德森(Henderson,1908 年)和哈塞尔巴尔赫(Hasselbalch,1916年)对于碳酸离解的研究。有人在临床上应用化学方法对血气酸碱进行分析,即 Van Slyke-Neill 法、Scholander-Roughton 法和 Riley 法,但这些化学分析方法操作麻烦,测定时间长,准确性差,已基本被淘汰。

20 世纪 50 年代中期,丹麦哥本哈根传染病院检验科主任阿斯楚普(Astrup)与 Radiometer 公司的工程师合作研制出酸碱平衡仪,其后血气分析仪发展非常迅速,其发展过程大致分三个阶段。

第一阶段:血液 pH 平衡仪。采用毛细管 pH 电极,分别测量样品及样品与两种含不同浓度 CO_2 气体平衡后的 pH,通过计算或查诺模图得到 PCO_2、SB、BE、BB 等四个参数。代表性产品为 Radiometer 公司的 AME-1 型酸碱平衡仪。

第二阶段:酸碱血气分析仪。1956 年克拉克(Clark)发明覆膜极谱电极,1957 年 Siggard Anderson 等改进毛细管 pH 电极,1967 年 Severinghous 研制出测量 PCO_2 的气敏电极,奠定了目前所有血气分析仪传感器的基础。随后,采用电极直接测定血液中 pH、PCO_2、PO_2 的仪器大量涌现,经查表或用特殊计算尺除可获得 SB、BE、BB 外,还可换算出 AB、TCO_2、SBE、Sat、O_2 等。

第三阶段:全自动酸碱血气分析仪。20 世纪 70 年代以来计算机技术的发展,微机和集成电路制造技术的提高,使血气分析仪向自动化和智能化方向迈进,仪器可自动校正、自动进样、自动清洗、自动计算并发送报告、自动检测故障和报警,甚至可提供临床诊断参考意见。

近年来电极没有突破性进展,虽然出现了点状电极和溶液标定等新技术,但因其寿命短、稳定性欠佳而影响了应用,不过血气分析仪产品在系列化、功能提高、增加电解质测量等方面还是取得了很大进步。

值得一提的是,在过去的几年里,"接近患者"或"床边检测"的观念引起了临床医疗服务机构的极大兴趣,相应的血气电解质分析仪应运而生。这些设备快速提供符合检验标准的结果,有效、可靠和精确,卓有成效地促进了临床医疗服务工作。

二、血气酸碱分析仪的工作原理、基本结构与主要机型

(一)血气酸碱分析仪的工作原理与基本结构

测量管的管壁上开有 4 个孔,孔里面插有 pH、PCO_2、PO_2 三支测量电极和一支参比电

极。待测样品在管路系统的抽吸下,入样品室的测量管,同时被四个电极所感测。电极产生对应 pH、PCO_2 和 PO_2 的电信号。这些电信号分别经放大处理后送到微处理机,微处理机再进行显示和打印。测量系统的所有部件包括温度控制、管道系统动作等均由微机或计算机芯片控制。

血气分析仪虽然种类、型号很多,但基本结构可分电极、管路和电路三大部分。实际上,血气分析仪的发展与分析电极的发展和进步息息相关,新的生物传感器技术的发明和改进带动了血气分析仪的发展。因此,了解分析电极的原理和基本结构对更好地使用血气分析仪有帮助。下面简单介绍 pH 电极、PCO_2 电极、PO_2 电极的基本结构。

1.电极的基本结构

(1)pH 电极与 pH 计类似,但精度较高,由玻璃电极和参比电极组成。参比电极为甘汞电极或Ag/AgCl电极。玻璃电极的毛细管由钠玻璃或锂玻璃吹制而成,与内电极 Ag/AgCl 一起被封装在充满磷酸盐氯化钾缓冲液的铅玻璃电极支持管中。整个电极与测量室均保持恒温 37 ℃。当样品进入测量室时,玻璃电极和参比电极形成一个原电池,其电极电位仅随样品 pH 的变化而变化。

(2)PCO_2 电极是一种气敏电极。玻璃电极和参比电极被封装在充满碳酸氢钠、蒸馏水和氯化钠的外电极壳里。前端为半透膜(CO_2 膜),多用聚四氟乙烯、硅橡胶或聚乙烯等材料。远端具有一薄层对 pH 敏感的玻璃膜,电极内溶液是含有氯化钾(KCl)的磷酸盐缓冲液,其中浸有Ag/AgCl电极。参比电极也是 Ag/AgCl 电极,通常为环状,位于玻璃电极管的近侧端。玻璃电极膜与其有机玻璃外端的 CO_2 膜之间放一片尼龙网,保证两者之间有一层碳酸氢钠溶液间隔。CO_2 膜将测量室的血液与玻璃电极及外面的碳酸氢钠溶液分隔开,它可以让血中的 CO_2 和 O_2 通过,但不让 H^+ 和其他离子进入膜内。测量室体积可小至$50\sim70$ μL,现代仪器中与 PO_2 电极共用。整个电极与测量室均控制恒温 37 ℃。当血液中的 CO_2 透过 CO_2 膜引起玻璃电极外碳酸氢钠溶液的 pH 改变时,根据 Henderson-Hassebalch 方程式,可知 pH 改变为 PCO_2 的负对数函数。所以,测得 pH 后,只要接一反对数放大电路,便可求出样品的 PCO_2。

(3)PO_2 电极是一种 Clark 极化电极,O_2 半透膜为聚丙烯、聚乙烯或聚四氟乙烯。由铂阴极与Ag/AgCl阳极组成,铂丝封装在玻璃柱中,暴露的一端为阴极,Ag/AgCl 电极围绕玻璃柱近侧端,将此玻璃柱装在一有机玻璃套内,套的远端覆盖着 O_2 膜,套内充满磷酸盐氯化钾缓冲液。玻璃柱远端磨砂,使铂阴极与 O_2 膜间保持一薄层缓冲液。膜外为测量室。电极与测量室保持恒温 37 ℃。血液中的 O_2 借膜内外的 PO_2 梯度而进入电极,铂阴极和 Ag/AgCl 阳极间加有稳定的极化电压(0.6~0.8 V,一般选0.65 V),使 O_2 在阴极表面被还原,产生电流。其电流大小取决于渗透到阴极表面的 O_2 的多少,后者又取决于膜外的 PO_2。

无论是哪种电极,它们对温度都非常敏感。为了保证电极的转换精度,温度的变化应控制在±0.1 ℃。各种血气分析仪的恒温器结构不尽相同,恒温介质和恒温精度也不一样。恒温介质有水、空气、金属块等,其中水介质以循环泵、空气、风扇、金属块、加热片来保证各处温度均衡,以热敏电阻做感温元件,通过控制电路精细调节温度。

2.体表 PO_2 与 PCO_2 测定原理

(1)经皮 PO_2(PtO_2)测定用极谱法的 Clark 电极测量。皮肤加温装置使皮肤组织的毛细血管充分动脉化,变化角质与颗粒层的气体通透性,在皮肤表面测定推算动脉血的气体分压。结果比动脉 O_2 低,原因是皮肤组织和电极本身需要消耗 O_2。

(2)经皮 PCO_2($PtCO_2$)测定电极是 Stowe-Severinghaus 型传感元件。同样也是通过皮肤加温装置来测定向皮肤表面弥散的 CO_2 分压。结果一般比动脉 CO_2 高,皮肤组织产生 CO_2、循环有障碍组织内有 CO_2 蓄积、CO_2 解离曲线因温度上升而向下方移位等因素比因温度升高造成测量结果偏低的作用更大。

(3)结膜 $PcjO_2$($PcjCO_2$)电极微小的 Clark 电极装在眼睑结膜进行监测,毛细血管在眼睑结膜数层细胞的表浅结膜上皮下走行,不用加温就能测定上皮表面气体。$PcjO_2$ 能反映脑的 O_2 分压状况。

当前,绝大多数仪器可自动吸样,从而减少手工加样造成的误差,也不必过于考虑样品体积。现在大家的注意力集中在怎样才能不再需要采集血标本的技术上,如使用无损伤仪器测 PO_2 和 PCO_2。经皮测定血气,在低血压、灌注问题(如在休克、水肿、感染、烧伤及药物)不理想的电极放置、血气标本吸取方面问题(如患者焦虑),以及出生不足 24 h 的婴儿等情况下可能与离体仪器测定的相关性不够理想。但不管怎样,减少患者痛苦,能获得连续的动态信息还是相当吸引人的。

为了把局部血流对测定的影响减至最小,血管扩张是必要的。由于每个人对血管扩张药物如尼古丁和咖啡因等的反应不同,很难将其作为常规方法使用,因此加热扩散几乎是目前唯一使用的方法。通常加热的温度为 $42\sim45$ ℃,高于 45 ℃的温度偶尔可能造成Ⅱ度烫伤。实际测定时,每 4 小时应将电极移开一次:一方面,可以避免烫伤;另一方面,仪器存在一定的漂移,需要校正以减小误差。

(二)血气酸碱分析仪应用的主要机型

1.ABL 系列

丹麦 Radiometer 公司制造的血气分析仪,在 20 世纪 70 年代独领风骚,随后才有其他厂家的产品。该系列血气分析仪在国内使用广泛,其中 ABL3 是国内使用较多的型号,可认为是代表性产品。近年该公司推出的 ABL400 和 ABL500 系列带有电解质(K、Na、Cl、Ca)测定功能。

2.AVL 系列

瑞士 AVL 公司从 20 世纪 60 年代起就开始研制生产血气分析仪,多年来形成自己的系列产品,其中有 939 型、995 型等,以及 20 世纪 90 年代初推出 COMPACT 型。代表性产品为995 型,有以下特点。

(1)样品用量少,仅需 $25\sim40$ μL。

(2)试剂消耗量少,电极、试剂等消耗品均可互换,电极寿命长。

(3)管路系统较简单,进样口和转换盘系统可与测量室分开,方便维修、保养。

3.CIBA-CORNING 系列

美国汽巴-康宁公司在 1973 年推出第一台自动血气分析仪。早期产品有 165、168、170、

175、178 等型号。近年来生产的 200 系列,包括 238、278、280、288 等型号。该公司现被 BAYER 公司收购,最新的型号是 800 系列血气分析系统。

4.IL 系列

美国实验仪器公司(Instrumentation Laboratory)是世界上生产血气分析仪的主要厂家,早期产品有 413、613、813 等手工操作仪器。20 世纪 70 年代末开始研制的 IL-1300 系列血气分析仪,因设计灵活,性能良好、可靠而广受欢迎。BG3 实际上也属于 IL-1300 系列。该公司推出的新型血气分析仪有 BGE145、BGE1400 等,性能上的改进主要是增加了电解质测定,这是大多数血气分析仪的发展趋势。

IL-1300 系列血气分析仪特点如下。

(1)固体恒温装置 IL-1300 系列以金属块为电极的恒温介质,没有运动部件(空气恒温需要风扇循环,水恒温需要搅拌或循环),结构紧凑,升温快。同时片式加热器和比例积分(proportional integral,PI)温控电路可以确保较好的恒温精度(0.1 ℃)。

(2)微型切换阀 特殊设计的微型切换阀在测量管道的中间,在校正时将 pH 测量电极(pH、Ref)和气体电极(PCO_2、PO_2)分成两个通道,同时用 H 标准缓冲液(7.384、6.840)和标准气体(Cal1、Cal2)分别校正。这使管路系统大大被简化,减少了许多泵阀等控制部件,易于维护检修。

(3)测量结果 可溯源至国家标准 IL-1300 系列采用的两种 pH 缓冲液和两种标准混合气,均符合标准法规定,可由上一级计量部门逐级检定。经此校正,pH 电极和气体电极的结果具有溯源性,即测定结果符合标准传递。

(4)人造血质控液 IL 公司生产的人造血质控液(abe)在理化和生物特性上与血液样品非常接近,三种水平(偏酸、中性、偏碱)的 ABC 可以更好地检测仪器的测量系统,甚至可反映出样品污染、冲洗效果对测量的影响。

5.NOVA 系列

NOVA 系列血气分析仪是美国 NOVA BIOMEDICAL 公司的产品。该公司 1981 年在中国登记注册为美中互利公司。20 世纪 70 年代以来该公司积极开发急诊分析仪系列产品,就血气分析仪而论,有 SPPI-12 等型号,多数型号还能随机组合葡萄糖、乳酸、尿素氮、钾、钠、氯、钙等项目,可在一台仪器上利用全血测定所有急诊生化项目。

其代表产品为 NOVA SP-5,仪器特点如下。

(1)管道系统 以一个旋转泵来提供动力,可同时完成正反两个方向的吸液和充液动作;用止流阀和试剂分隔器代替传统的液体电磁阀;所有管路暴露在外。这不仅大大降低了故障率,还容易查明故障原因和利于维修。

(2)测量单元 采用微型离子选择电极,各种电极均应用表面接触技术,拆卸方便,节约样品,并且这些电极安装在特制的有机玻璃流动槽上,可直接观察整个测试过程中的气体、液体交替的流动过程;其采用特殊设计的自动恒温测量单元。

(3)血细胞比容(hematocrit,Hct)测定 电极在 S 形通道内设有两个电极作为 Hct 的测定电极,同时还可作为空气探测器电极。它根据红细胞和离子都能阻碍电流通过,其阻值大小与红细胞的百分比减去由离子浓度所得到的阻值成正比,从而达到测定 Hct 的目的。电极内有温度调节热敏电阻,使样品通过该电极时,能迅速达到 37 ℃并恒定,以减小测定误差。

(4)仪器校正　由仪器本身根据运行状态自动进行校正,间隔时间可设置。

6.DH 系列

DH 系列由南京分析仪器厂研制。其技术性能基本与 ABL 系列相近。该厂的最新型号为 DH-1332 型,具有强大的数据处理功能,可将指定患者的多次报告进行动态图分析。尤其是其特有的专家诊断系统,可在每次测定后的测试报告上标出测量结果的酸碱平衡区域图,并根据国际通用的临床应用分析得到参考诊断意见。这样,临床医生可不用再对测量数据进行分析,从而可以迅速、有效地进行治疗。

7.医疗点检测用的仪器

医疗点检测(point-of-care testing,POCT)或床边检测用的仪器,以便携、小型化为特点。这类仪器分两类:一为手提式、便携的单一用途电极仪器,提供各种检测用途的便携式电极,包括 I-STAT 型(I-STAT公司)和 IRMA 型(Diametrics 公司,St.Paul,MN)仪器。二为手提式、含有所有必需电极的液体试剂包的仪器,包括 GEM 系列分析仪(Mallinckrodt Medical 公司)和 NOVA 系列分析仪(NOVA Biomedical公司)。这类利用便携式微电极的仪器能检测电解质、PCO_2、PO_2、pH、葡萄糖、尿素氮和 Hct,仅用少量的未稀释全血样品即可,能为临床提供有效、可靠、精密、准确的结果。其最明显的优点是能快速地从少量的全血中提供生化试验结果。

三、血气酸碱分析技术的临床应用

血液酸碱度的相对恒定是机体进行正常生理活动的基本条件之一。正常人血液中的 pH 极为稳定,其变化范围很小,即使在疾病过程中,也始终维持在 7.35～7.45。这是因为机体有一整套调节酸碱平衡的机制,能通过体液中的缓冲体系及肺、肾等脏器的调节作用来保证体内酸碱度保持相对平衡。疾病严重时,机体内产生或丢失的酸碱超过机体调节能力,或机体酸碱调节机制出现障碍时,容易发生酸碱平衡失调。酸碱平衡紊乱是临床常见的一种症状,各种疾患均有可能出现。

(一)低氧血症

其可分为动脉低氧血症与静脉低氧血症,这里只讨论前者。

(1)呼吸中枢功能减退。特发性肺泡低通气综合征、脑炎、脑出血、脑外伤、甲状腺功能减退、CO_2 麻醉、麻醉和镇静药过量或中毒。

(2)神经肌肉疾患。颈椎损伤、急性感染性多发性神经根炎、多发性硬化症、脊髓灰质炎、重症肌无力、肌萎缩、药物及毒物中毒。

(3)胸廓及横膈疾患。

(4)通气血流比例失调。

(5)肺内分流。

(6)弥散障碍。

(二)低二氧化碳血症

(1)中枢神经系统疾患。

(2)某些肺部疾患。间质性肺纤维化或肺炎、肺梗死,以及哮喘、左心衰竭时肺部淤血、肺水肿等。

（3）代谢性酸中毒。

（4）特发性过度通气综合征。

（5）高热。

（6）机械过度通气。

（7）其他，如甲亢、严重贫血、肝昏迷、水杨酸盐中毒、缺氧、疼痛刺激等。

(三)高二氧化碳血症

（1）上呼吸道阻塞。气管异物、喉头痉挛或水肿、溺水窒息通气受阻、羊水或其他分泌物堵塞气管、肿瘤压迫等。

（2）肺部疾患。慢性阻塞性肺病、广泛肺结核、大面积肺不张、严重哮喘发作、肺泡肺水肿等。

（3）胸廓、胸膜疾患。严重胸部畸形、胸廓成形术、张力性气胸、大量液气胸等。

（4）神经肌肉疾病。脊髓灰质炎、感染性多发性神经根炎、重症肌无力、进行性肌萎缩等。

（5）呼吸中枢抑制。应用呼吸抑制剂如麻醉剂、止痛剂，中枢神经系统缺血、损伤，特别是脑干伤等病变。

（6）原因不明的高 CO_2 血症。心肺性肥厚综合征、原发性肺泡通气不足等。

（7）代谢性碱中毒。

（8）呼吸机使用不当。

(四)代谢性酸中毒

（1）分解性代谢亢进（高热、感染、休克等）酮症酸中毒、乳酸性酸中毒。

（2）急慢性肾衰竭、肾小管性酸中毒、高钾饮食。

（3）服用氯化氨、水杨酸盐、磷酸盐等酸性药物过多。

（4）重度腹泻、肠吸引术、肠胆胰瘘、大面积灼伤、大量血浆渗出。

(五)代谢性碱中毒

（1）易引起 Cl^- 反应的代谢性碱中毒（尿 $Cl^- < 10$ mmol/L），包括挛缩性代谢性碱中毒，如长期呕吐或鼻胃吸引、幽门或上十二指肠梗阻、长期或滥用利尿剂及绒毛腺瘤等引起 Posthypercapnic状态、囊性纤维化（系统性 Cl^- 重吸收无效）。

（2）Cl^- 恒定性的代谢性碱中毒，包括盐皮质醇过量，如原发性高醛固酮血症（肾上腺瘤或罕见的肾上腺癌）双侧肾上腺增生、继发性高醛固酮血症、高血压性蛋白原酶性高醛固酮血症、先天性肾上腺增生等；糖皮质醇过量，如原发性肾上腺瘤（库欣综合征）、垂体瘤分泌促肾上腺皮质激素（adrenocorticotropic hormone，ACTH）（库欣综合征）、外源性可的松治疗等；巴特综合征。

（3）外源性代谢性碱中毒，包括医源性碱中毒，如含碳酸盐性的静脉补液，大量输血（柠檬酸钠过量），透析患者使用抗酸剂和阳离子交换树脂，用大剂量的青霉素等；乳类综合征。

四、血气酸碱分析技术应用展望

经过 50 年的发展，血气分析仪已经非常成熟，能满足精确、快速、微量的要求，并且已达到较高的自动化程度。从发展趋势来看，其在大体上有以下几方面。

（1）发展系列产品，满足不同级别医疗单位的要求，大量采用通用部件，如电极、测量室、电路板、控制软件,生产厂家只需对某一部件或某项功能进行小的改进就可以推出新的型号,如IL-1300系列。也有的厂家采用积木式结构,将不同的部件组合起来成为不同型号,如NOVA SP系列。同一系列的产品功能不同,价格有时相去甚远。因此,用户应根据本单位的实际情况选择合适的型号,不能盲目追求新的型号,造成不必要的浪费。

(2)功能不断增强。这些功能的拓展是与计算机技术的发展分不开的,主要体现在两个方面。①自动化程度越来越高,向智能化方向发展当今的血气分析仪都能自动校正、自动测量、自动清洗、自动计算并输出打印,有的可以自动进样。多数具备自动监测功能(电极监测、故障报警等)。有些仪器在设定时间内无标本测定时会自动转入节省方式运行。②数据处理功能加强,除存储大量的检验报告外,还可将某一患者的多次结果做出动态图并进行连续监测。专家诊断系统已在部分仪器上采用,避免了误诊,特别是对于血气分析技术不熟悉的临床医生。数据发送,使联网的计算机迅速获取检查报告。

(3)增加检验项目,形成"急诊室系统"。具备电解质检测功能的血气分析仪是今后发展的主流,临床医生可以通过一次检查掌握全面的数据。此外,葡萄糖、尿素氮、肌酐、乳酸、Hct、血氧含量测定也在发展,有的已装备仪器。

(4)免保养技术的广泛使用,使目前的血气分析仪基本上采用敏感玻璃膜电极,由于测量室结构复杂,电极需要大量日常维护工作。据估计,电检故障约占仪器总故障的80%。块状电极在寿命期内基本不用维护,成为"免维护"或准确说来是"少维护"电极,这是今后血气电极发展的主流。更新的技术是点状电极,即在一块印刷电路板上的一个个金属点上,滴上电极液并覆盖不同的电极膜而形成电极,由沟槽状测量管通道相连,插入仪器后与仪器的管道、电路相接成为完整的检测系统。这是真正意义上的"免维护"电极,有广阔的发展前景。

(5)为实现小型化、便携式的目的,目前有几种发展趋势:①密闭含气标准液将广泛使用,从而摆脱笨重的钢瓶,仪器可以真正做到小型化,能随时在床边、手术室进行检查。②把测量室、管路系统高度集成,构成一次性使用的测量块,测量后,测量块即作废,免除了排液、清洗等烦琐的工作,简化了机械结构,减小了仪器体积。③彻底抛弃电极法测量原理,采用光电法测量,使其成为真正免维护保养、操作简便可靠的仪器。发光二极管发出的光经透镜和激发滤光片后,照射到半透半反镜上,反射光再经一个透镜照射到测量小室的传感片上,测量参数不同(如pH大小不同),激发出来的光强度也不同,发射光经透镜及发射滤光片,到达光电二极管,完成光信号到电信号的转换。由于这一改革采用了光电法测量,不需要外部试剂(只需测量块即可),大大降低了对外部工作环境的要求,同时也使操作变得简单易行。如AVL公司生产的AVL OPTI,采用后两种技术,总重量仅为5 kg,可以在任何情况和环境下运送,提高了仪器的便携性,使其成为面向医生、护士,而不是面向工程技术人员和实验技术人员的免维护仪器。该仪器十分适合各种紧急情况下快速、准确地对患者进行检查,指导医生进行治疗。

(6)非损伤性检查血气分析仪已经做到经皮测定血液PO_2、PCO_2,尽管结果与动脉血的结果有一定差异,但基本能满足病情监测的需要。从理论上说,测定pH、实行非损伤性检查是不可能的。现在研究的方向是如何在微小损伤的情况下,用毛细管电极插入血管来测定血液pH,甚至进行连续监测。由于其不会造成出血,患者没有什么痛苦,故适合危重患者特别是血气酸碱平衡紊乱患者的诊断抢救。

第三节 自动化酶免疫分析技术

抗原抗体特异性反应的特性引入临床实验诊断技术上,已有很长的历史并发挥了重要的作用。除利用抗原抗体特异性反应的原理进行某种未知物质的定性了解(定性方法)外,应用这一原理进行物质的定量分析在临床应用上已越来越广泛和深入。标记免疫化学分析技术就是一类很重要的免疫定量分析技术,酶联免疫吸附剂测定(enzyme-linked immune sorbent assay,ELISA)技术的问世是免疫学定量分析方法的重要标志之一。从 ELISA 引申出来的一系列标记酶免疫化学分析(enzyme-linked immunoassay,EIA,以下简称"酶免疫分析")技术,使标记免疫化学分析技术得以丰富和完善,并得到广泛应用。本节着重介绍 ELISA 技术的自动化及应用。

一、免疫分析技术的发展

酶免疫分析是利用酶催化反应的特性来进行检测和定量分析免疫反应的。在实践上,首先要让酶标记的抗体或抗原与相应的配体(抗原或抗体)发生反应,然后再加入酶底物。酶催化反应发生后,可通过检测下降的酶底物浓度或升高的酶催化产物浓度来达到检测或定量分析抗原抗体反应的目的。

1971 年恩瓦尔(Engvall)和帕尔曼(Perlman)发表了酶联免疫吸附剂测定用于免疫球蛋白 G(immunoglobulin G,IgG)定量测定的文章,从此临床开始普遍应用这种方法。在标记酶的研究上,学者做了大量工作,包括酶的种类开发、酶催化底物的应用、酶促反应的扩大效应研究,以及底物检测手段等。

(一)酶联免疫吸附剂分析

这是一项广泛应用于临床分析的 EIA 技术。在这一方法中,一种反应组分非特异性地吸附或以共价键形式结合于固体物的表面,像微量反应板孔的表面、磁颗粒表面或塑料球珠表面。吸附的组分有利于分离结合和游离的标记反应物。ELISA 技术可分为双抗体夹心法、间接法和竞争法三类。双抗体夹心法多用于检测抗原,是最广泛应用的 ELISA 技术,但此法检测的抗原,应至少有两个结合位点,故此法不能用于检测半抗原物质。间接法是检测抗体最常用的方法,只要更换不同的固相抗原,用一种酶标抗抗体就可检测出各种相应的抗体。竞争法可用于检测抗原和抗体。

(二)酶倍增性免疫分析技术

酶倍增性免疫分析技术(enzyme multiplied immunoassay technique,EMIT),也是一种广泛应用于临床分析的 EIA 技术。由于 EMIT 不需要"分离"这一步骤,易于操作,现用于分析各种药物、激素及代谢产物。EMIT 易于实现自动化操作。在这一技术中,抗体药物、激素或代谢产物的抗体与底物一起加入被检的患者标本中,让抗原抗体发生结合反应,再加入一定量的酶标记的相应药物、激素或代谢产物作为第二试剂;酶标志物与相应的过量抗体结合,形成抗原抗体复合物,这一结合封闭了酶触底物的活性位点或改变酶的分子构象,从而影响酶的活性。抗原抗体复合物形成引起酶活性的相应改变与患者标本中待测成分的浓度成比例关系。

根据校准品曲线即可算出待测成分的浓度。

(三)隆酶供体免疫分析

隆酶供体免疫分析,这一分析技术是一项利用基因工程技术设计和发展起来的 EIA 技术。通过巧妙地操作大肠杆菌 E.Colir 的 lac 操纵子的 Z 基因,制备出 β-岩藻糖苷酶的无活性片段(酶供体和受体)。这两种片段可自然地装配重组,形成有活性的酶,即使是供体片段结合到抗原上也不受影响。但是,当抗体结合到酶供体-抗原胶连体时,则会抑制这种装配重组,使有活性的酶不能形成。因此,在酶受体存在的情况下,被检抗原与酶供体-抗原胶连体对相应一定量的抗体的竞争便决定了有活性的酶的多少,被检抗原浓度高时,有活性酶形成的抑制便减少,反之便增多。测定酶活性可反映出被检抗原的量。

EIA 所用的酶主要有碱性磷酸酶、辣根过氧化物酶、葡萄糖-6-磷酸脱氢酶及 β-岩藻糖苷酶。抗体的酶标记和抗原的酶胶连是通过双功能制剂的共价键联合技术来制备的,重组的胶连物是利用基因融合技术来制备的。

EIA 技术中,有各种各样的酶促反应检测体系。光学比色测定就是一种很普遍的检测。目前使用的比色计,像酶标仪,结构紧密,性能较高,且以多用途、可靠、易于操作及价廉等特点得到用户的青睐。然而,用荧光剂或化学发光剂标记底物或产物的 EIA 相比用光学比色的在灵敏度上更具优势。磷酸伞形花酮是一种不发荧光的底物,在碱性磷酸酶的催化下可转变成强荧光性的伞形花酮,这一酶促反应可用于以碱性磷酸酶做标记酶的 EIA 定量分析。用碱性磷酸酶做标记酶做化学发光免疫分析时,选择一种名叫 Adamantyl1, 2-dioxetanearyl phosphate 的化学发光剂作为底物可获得很好的灵敏度效果。在酶的浓度为 $10 \sim 21$ mol 时也可检出。酶级联反应也已用于 EIA 技术,其优点是结合了两种酶——标记酶碱性磷酸酶和试剂酶乙酰脱氢酶的放大效应,使检测的灵敏度大大提高。

化学发光 ELISA 技术作为常用的 EIA 技术,其自动化的发展已在临床应用上受到重视。目前,国外已有许多公司发展了从样品加样、洗板到最终比色过程全自动化的仪器,以满足临床检验的各种需要。国内已用的仪器主要型号有:意大利 STB 公司生产的 AMP 型及 BRIO 型全自动酶免分析系统、Grifols 公司的 TRITURUS 型(变色龙)全自动酶免分析系统、BioRad 公司的 Coda 型全自动酶免分析系统。另外,还有将加样和酶免分析分开处理的系统,如瑞士的 AT 型全自动标本处理系统和 FAME 型酶免分析系统。

二、ELISA 技术与自动化

(一)ELISA 技术的基本原理

1.双抗体夹心法

双抗体夹心法是检测抗原最常用的方法,可检测患者体液中各种微量抗原物质及与病原体有关的抗原,应用较广。其操作步骤是将特异性抗体包被载体,形成固相抗体,洗去未结合的抗体和杂质后,加入待测样品,使其中相应抗原与固相抗体呈特异性结合,形成固相抗原抗体复合物,再洗涤除去未结合的物质,继加酶标记抗体,使其与固相上的抗原呈特异性结合,经充分洗涤除去未结合的游离酶标记抗体,最后加入相应酶的底物化,固相的酶催化底物变成有色产物,颜色反应的程度与固相上抗原的量有关。

用此法检测的抗原应至少有两个结合位点,故不能用来检测半抗原物质。

2.间接法

间接法是检测抗体最常用的方法。其操作步骤是将特异性抗原包被载体,形成固相抗原,洗涤去除未结合的物质后,加待测样品,使其中待测的特异性抗体与固相抗原结合形成固相抗原抗体复合物,再经洗涤后,固相上仅留下特异性抗体,继加酶标记的抗人球蛋白(酶标抗抗体),使其与固相复合物中的抗体结合,从而使待测抗体间接地标记上酶。洗涤去除多余的酶标抗抗体后,固相上结合的酶量就代表待测抗体的量。最后加底物显色,其颜色深度可代表待测定抗体量。

本法只需要更换不同的固相抗原,用一种酶标抗抗体就可检测出各种相应的抗体。

3.竞争法

竞争法也可用以测定抗原和抗体。以测定抗原为例,受检抗原和酶标记抗原共同竞争结合固相抗体,因此与固相结合的酶标记抗原量与受检抗原量成反比,其操作步骤是将特异性抗体包被载体,形成固相抗体,洗涤去除杂质后,待测孔中同时加待测标本和酶标记抗原,使之与固相抗体反应。如待测标本中含有抗原,则与酶标记抗原共同竞争结合固相抗体。凡待测标本中抗原量较多,酶标记抗原结合的量就越少,洗涤去除游离酶标志物后,加底物显色。结果是不含受检抗原的对照孔,其结合的酶标记抗原最多,颜色最深。对照孔与待测颜色深度之差,代表受检标本中的抗原量。待测孔越淡,标本中抗原量越多。

(二)自动化

在一般的概念里,ELISA技术的可操作性强,不需要复杂设备,甚至完全手工加样、洗板和肉眼判读结果,便可完成技术操作。近年来,人们的质量控制意识不断加强,要求尽可能做到最大限度地减小系统误差,降低劳动强度,这就需要解决ELISA技术中加样、温育、洗板及判读结果过程的系统误差问题及高效率运作问题,自动化技术应运而生。将ELISA技术的加样、温育、洗板及判读结果过程科学地、有机地、系统地结合,尽可能地减少各环节人为因素的影响,便成为自动化ELISA技术的理论基础。

在自动化ELISA技术中,可以将整个体系分成加样系统、温育系统、洗板系统、判读系统、机械臂系统、液路动力系统及软件控制系统等几种结构,这些系统既相互独立又紧密联系。加样系统包括加样针、条码阅读器、样品盘、试剂架及加样台等构件。加样针有两种,一种为有TEFLON涂层的金属针,另一种为可更换的一次性加样头(Tip)。有些仪器的加样针只配金属针,无一次性加样头,有些是两种针都配备。加样针的功能主要是加样品及试剂,它靠液路动力系统提供动力,通过注射器样的分配器进行精确加样。加样针的数量在各型号仪器上是不同的,有一根的、两根的或多根的。条码阅读器是帮助识别标本的重要装置,目前的仪器均配有此装置。样品盘除放置标本外,还能放置稀释标本用的稀释管,供不同检测目的使用。试剂架是供放置酶标记试剂、显色液、终止液等试剂用的,有些型号的仪器这一部分是独立的,有些是并在样品盘上。加样台是酶标板放置的平台,有些仪器在台上设置温育装置,让温育在台上进行。整个加样系统由控制软件进行"按部就班"的协调操作。

温育系统主要由加温器及易导热的金属材料板架构成。有些是盒式的,有些是台式的。一般控制温度可在室温至50℃之间。温育时间及温度设置是由控制软件精确调控的。

洗板系统是整个体系的重要组成部分,主要由支持板架、洗液注入针及液体进出管路等组成。洗液注入针一般是 8 头的。每项洗板的洗板残留量一般控制在 5 μL 以内,最好的设备可控制在 2 μL 内。洗板次数可通过软件的控制实现并可更改。

读板系统由光源、激光片、光导纤维、镜片和光电倍增管组成,是对酶促反应最终结果做客观判读的设备。各型号仪器的比色探头配置不一样,有单头的,也有 8 头的。控制软件通过机械臂和输送轨道将酶标板送入读板器进行自动比色,再将光信号转变成数据信号并回送到软件系统进行分析,最终得出结果。

酶标板的移动靠机械臂或轨道运输系统来完成。机械臂的另一重要功能是移动加样针。机械系统的运动受控于控制软件,其运动非常精确和到位。

为了更易于理解自动化 ELISA 技术的操作,在此列举 AMP 型全自动酶免分析系统的操作过程。

(三)主要型号的全自动酶免分析仪的性能及特点

1.AMP 型全自动酶免分析仪

该型仪器适用于各样项目的 ELISA 检测,可随机设置检测模式,每块上可同时检测相关条件的 8 个项目。加标本的速度为 700 个/时;标本加样体积为 7～300 μL,进度为 1 μL 可调;加样精度为 10 μL 时 CV<2.5 %,100 μL 时 CV<1 %。试剂加样速度为 1 400 孔/时;加样体积为 10～300 μL;进度为 1 μL 可调,加样精度为 100 μL 时 CV<2 %。有液面感应装置。样品架为 6 个可移动模块,一次可放置 180 个标本和稀释管,有标本识别的条码阅读器。温育系统中有可检温度在 20～45 ℃ 的平式加热器,温度设置误差在 0.5 ℃ 内,真正工作时需要预热 5 min;孵育架有 8 个板位,每个板位温度设置是一样的,不能独立。洗板机配有 8 头洗液注入头,无交叉吸液,每洗液残留体积小于 5 μL。读板器光源为 20 W 钨光灯,有 8 光纤的光度计,检测器有 8 个硅管,滤光片架可同时装 8 个滤光片,一般配装 405 nm、450 nm、492 nm、550 nm、620 nm 波长的滤光片。吸光度范围为 0～3.000 OD,分辨率为 0.001 OD;精度在 OD=0.15 时,CV<2.5 %;OD=0.8 时,CV<1.5 %;OD=1.5 时,CV<1.5 %。

2.Triturus 型全自动酶免分析仪

该型仪器适用于各种项目的 ELISA 检测。随机安排项目检测,每板上可同时做 8 个相同条件的项目检测。可用加样针或 Tip 头加样;加样速度为 700 个/时;加样体积为用针时 2～300 μL,用 Tip 头时 10～300 μL,进度均为 1 μL 可调;加样精度为用针时 CV<1 %,用 Tip 头时 CV<2 %。试剂加样速度为 2 760 孔/时;加样体积 2～300 μL,进度为 1 μL 可调;加样精度为 100 μL 时,CV<2 %。有液面感应装置。标本架为一圆形可移动架,可同时放置 92 管标本和 96 个稀释管。标本架中心为 12 个可移动的试剂架,并有 8 个稀释液架。有标本识别的条码阅读器,温育系统有可控温在 20～40 ℃ 的平台加热器,温度设置误差在 0.5 ℃ 内,工作时需要预热 10 min;有 4 个加热孵育板位,轨道式振荡,每个板位独立控温,互不干扰。洗板机配有 8 头洗液注入头,液残量控制在 2 μL 以内。读板器有重复性读的单光纤光度计,光源为 20 W 钨光灯,检测器有 1 个硅光管,滤光片架可同时装 7 个滤光片,一般配装 405 nm、450 nm、492 nm、550 nm、600 nm、620 nm 波长的滤光片,吸光度范围为 0～3.000 OD,分辨率为 0.001 OD,精度为 CV<1 %。软件平台为 Windows95/98。

3.CODA 型全自动开放式酶免系统

本系统配用开放的 ELISA 药盖。整个酶免分析过程都在一个组合式的系统内完成：加样、孵育、洗板、结果判读、打印报告。也可以自动操作酶免反应过程中个别的功能。一次操作中最高可设置 5 种分析项目。可同时做 3 块酶标板的分析，测试量可大可小。可以贮存标准曲线，并为下次的测试做校正调节。能将测出的资料进行曲线拟合的积分计算。在大量筛选样品时，可用阈值测定的方法，筛查大批定性分析的样品。酶标板的孔底为平底或"U"形底、"V"形底；样品管 5 mL 或 1.5 mL 均可放置。温育温度可控制在 35～47 ℃。检测光谱的波长范围为 400～700 nm。载板架有振板功能。软件平台为 Windows 95。

4.FAME 型酶免分析处理系统

该系统为除标本加样外的温育、加试剂、洗板、读板的自动化酶免分析装置。每项可同时处理9块酶标板。加样针为一次性，为回头加样探头，加样速度较快。酶试剂的混合必须在机外进行。每板只能同时检测一个项目，但对于大样品、项目一致性强的工作，该系统应为上佳选择的机型。一般配上 AT 型标本处理系统，其全自动化的概念更可体现出来。

三、自动化 ELISA 技术的临床应用

ELISA 技术由于具有无污染性、操作简便、项目易于开发等优点，加上已实现自动化，已受到临床实验室的重视。在骨代谢状况、糖尿病、药物浓度监测、内分泌学、生殖内分泌学、免疫血液学、肿瘤、感染性疾病、自身免疫病的诊断或监测上，ELISA 技术已占据了较优势的地位。但其与发光免疫技术比较起来，在灵敏度上稍逊色了些，重点介绍以下内容。

(1)骨代谢中骨重吸收的指标(Crosslaps)：Ⅰ型胶原连素中的 C 端肽交连区的商品名，是最近发展起来的一项反映骨形成和骨重吸收的重要指标。已有报道，在骨质疏松、佩吉特病、代谢性骨病等的患者中，尿中的 Crasslaps 升高。抑制骨重吸收的药物可导致 Crosslaps 水平降低。停经后妇女或骨质疏松患者雌激素等治疗可引起这一标志物降低。停经前妇女尿中 Crosslaps 的浓度一般在5～65 nmol BCE/mmol Cr，正常男性为86 nmol BCE/mmol Cr。

(2)与糖尿病有关的自身抗体：主要有抗谷氨酸脱羧酶抗体(抗 GAD 抗体)、吲哚乙酸(indole-3-acetic aeid,IAA)、胰岛细胞抗体(islet cell antibody,ICA)。

(3)细胞因子的检测：干扰素(IFN-α、γ、β)、白介素 1～10(IL-1～10)、TGFβ1、TGFβ2、TNFα 等。

(4)肝炎标志物及其他感染指标：甲、乙、丙、丁、戊型肝炎的血清学标志物，艾滋病病毒抗体，EB 病毒，巨细胞病毒，风疹病毒，弓形体等。

(5)自身免疫抗体 ENA、TGAb、TPOAb 等。

四、自动化 ELISA 技术应用展望

ELISA 技术在临床实验室里已是一项重要的应用技术，在病毒性肝炎血清学标志物的检测方面应用得最广泛，肿瘤标志物的检测也经常用到该技术。但大多数的实验室仍停留在手工操作上，甚至连最基本的酶标仪都没有配备，这势必影响到该技术的质量保证。

有人认为 ELISA 技术已逐步走向退化，可能会逐步退出临床实验室。笔者认为，这是一种不全面的看法。ELISA 技术除其自身的优点外，自动化的发展更应当为临床实验室提供可靠的质量保障，以及提高工作效率和减轻工作强度等。自动化的发展是 ELISA 技术更有生命

力的象征。

应当提倡和推广自动化的 ELISA 技术。笔者在这些年的应用中体会到的很重要的一点是,自动化技术大大减少了手工操作中造成的系统误差。比如,有些标本,尤其是低浓度的,反复手工测定时经常会出现忽阴忽阳的情况,受很多主观因素的影响。当然,应用自动化设备会增加测试的成本,但这种成本的增加带来的是检测质量的保证。另外,我们应当看到,随着用户和产品的增加,设备的成本价格会逐渐下调。

第四节　特殊蛋白免疫分析技术

随着实验技术的发展,血浆蛋白分析技术由最初的试管沉淀反应、琼脂凝胶的扩散试验,发展到现代免疫分析技术。特种蛋白免疫分析技术方法逐步完善,其灵敏度逐步提高,检测水平由微克(μg)发展到纳克(ng),甚至皮克(pg)水平。

一、概述

免疫技术是利用抗原-抗体反应进行的检测法,即应用制备好的特异性抗原或抗体作为试剂,以检测标本中的相应抗体或抗原,它的特点是具有高度的特异性和敏感性。特种蛋白免疫分析技术随着自动化程度的不断提高,其检测方法主要为透射比浊法和散射比浊法。免疫比浊法的发展史,1959 年舒尔策(Schultze)和施维克(Schwick)提出用抗原和抗体结合后形成的复合物,使溶液浊度改变,用普通比浊计测定免疫球蛋白的含量,由于其敏感性太差,未引起人们广泛注意。

1965 年曼奇尼(Mancini)提出利用单向辐射免疫扩散(single radial immunodiffusion, SRID)原理使可溶性抗原和相应的抗体在凝胶中扩散,形成浓度梯度,在抗原、抗体浓度比例恰当的位置形成肉眼可见的沉淀线或沉淀环,即可确定该抗原的浓度。1966 年,德国 Behringwerke 公司根据此法生产出 Panigen 平板,可测定 40 多种血清蛋白。这种系统被认为是现代实验室的一种革新。但此法适用于大分子抗原,反应时间长,不能满足临床快速诊断的需要。

1967 年里奇(Ritchie)提出,分别利用补体 C_3 和结合珠蛋白与相应的抗体形成抗原抗体复合物,定量测定悬浮的免疫复合物颗粒与射入光束成一定角度时产生光散射的强度来评估补体 C_3 和结合球蛋白的含量,并称为激光散射比浊法(nephelometry),这使经典的凝胶内沉淀法的测定由数十小时一下子缩短为数小时,给蛋白免疫分析开创了一个新纪录。1970 年 Technicon 公司根据此原理很快制造出蛋白免疫分析的自动检测系统,称为 AIP(automated immuno preciptin)。

1977 年,贝林(Behring)公司制造出了一种新的测定特种蛋白分析的激光浊度分析仪(Behring laser nephelometer,BLN),使这种新的检测技术付诸实际应用。其后,随着计算机技术的高速发展,该公司又相继推出贝林浊度计分析仪(Behring nephelometer analyzers, BNA)、图尔比时间系统(Turbi time system,TTS)和贝林浊度计(Behring nephelometer 100, BN-100)激光散射比浊分析仪。最近该公司又推出了更先进的 BN-Ⅱ(Behring Nephelometer

Ⅱ)激光散射比浊分析仪。

然而,激光散射比浊法是终点比浊,即抗原抗体复合物完全形成后才能检测,其间必须温育 2～3 h(或 1～2 h),这仍不能满足临床快速诊断的需要。1970 年海尔辛·哈林顿(Hellsing Harrington)等提出,在抗原抗体反应中加入聚合物,可使反应时间明显缩短。另外,用激光作为光源,其波长固定(氦氖激光 633 nm,氦镉激光 442 nm),散射夹角小,也降低了蛋白免疫检测的敏感度。1977 年斯腾伯格(Sternberg)提出了更快速的测定方法,即测定抗原与抗体反应的最高峰时其复合物形成的量,称为速率散射比浊法(Rate nephelometry),这样可使抗原结合的反应在几十秒内得出检测结果。美国 Beckman 公司根据上述原理大批量制成了免疫化学分析系统(Immunochemistry systems,ICS),用计算机程序分析处理抗原抗体反应的动态数据,直接显示受检抗原的浓度电位。此种仪器已发展为自动控制的仪器,最近又推出了带条码的全自动特种蛋白免疫分析系统 ARRAY 360CE。

二、免疫比浊法的特点

由于自动化免疫浊度分析克服了以前免疫测定法操作烦琐、敏感度低(10～100 ng/L)、时间长和不能自动化四个缺点,自动化免疫分析一出现就受到普遍重视。其主要优势在于以下几点。

(1)自动化免疫分析稳定性好,敏感性高(达 ng/L 水平),精确度高(CV<5 %),干扰因素少,结果判断更加客观、准确,也便于进行室内及室间质量控制。

(2)自动化免疫分析快速、简便,标本回报时间短,便于及时将各种信息向临床反馈,又可节约大量人力、物力,利于大批量样品的处理。

(3)自动化免疫分析能更好地避免标本之间的污染及标本对人的污染。

(4)自动化免疫分析可利用多道计数器、测光仪,同一份样品可同时测定几十种和临床有关的分析物,血清用量少,具有明显的应用优势。

三、特种蛋白免疫浊度分析测定法

免疫测定(immunoassay,IA)是利用抗原抗体反应来检测标本中微量物质的分析方法。这种方法最大的特点是特异性好,即某一特定抗原只与其相应的抗体反应。蛋白质是一种良好的抗原,它能刺激人或动物机体的免疫系统产生特异性抗体。以此抗体作为试剂,可以在不需分离的条件下,定量检测存在于复杂蛋白质混合物中的此种特定蛋白质。因此,免疫测定将血浆蛋白质的测定大大推进了一步,使血清中数十种具有临床意义的微量蛋白质可以简便地进行单个定量测定。免疫测定的另一特点是敏感性高,可测出纳克(ng)水平的量。将反应物进行标记而做的免疫测定,如放射免疫测定和酶免疫测定,其敏感度可达皮克(pg)水平。但具有临床意义的多种血浆蛋白质,其含量一般均高于纳克(ng)水平,用简便、快速的浊度法已可达到检测目的。

特种蛋白自动化免疫浊度测定仪根据检测角度的不同,可分为免疫透射浊度分析仪和免疫散射浊度分析仪。

(一)免疫透射浊度测定

免疫透射浊度测定(turbidimetry)可分为沉淀反应免疫透射浊度测定法和免疫胶乳浊度测定法。

1.沉淀反应免疫透射浊度测定法

沉淀反应免疫比浊测定法的基本原理是：抗原抗体在特殊缓冲液中快速形成抗原抗体复合物，使反应液出现浊度。当反应液中保持抗体过剩时，形成的复合物随抗原增加而增加，反应液的浊度亦随之增加，与一系列的标准品对照，即可计算出未知蛋白质的含量。

免疫复合物的形成有时限变化，即当抗原抗体相遇后立即结合成小复合物（<19 s），几分钟到数小时才形成可见的复合物（>19 s）。作为快速比浊，这种速度太慢，加入聚合剂（或促聚剂），大的免疫复合物会立即形成。目前促聚剂用得最多的是聚乙二醇（MW6 000~8 000），浓度约为 4 %。

浊度测定亦有其弱点：一是抗原或抗体量大大过剩，出现可溶性复合物，造成误差。对于单克隆蛋白的测定，这种误差更易出现。二是应维持反应管中抗体蛋白量始终过剩，这个值要预先测定，使仪器的测定范围在低于生理正常值到高于正常值范围之间。三是受到血脂浓度的影响，尤其是在低稀释时，脂蛋白的小颗粒可形成浊度，造成假性升高。

2.免疫胶乳浊度测定法

免疫胶乳浊度测定法为一种带载体的免疫比浊法，其敏感度大大高于比浊法，操作也极为简便。少量小抗原抗体复合物极难形成浊度，除非放置较长时间。如需要形成较大的复合物，抗原和抗体量应较大，这显然不符合微量化的要求。鉴于这点，免疫胶乳浊度测定应运而生。

免疫胶乳浊度的基本原理是：选择一种大小适中、均匀一致的胶乳颗粒，吸附抗体后，当遇到相应抗原时，则发生凝集。单个胶乳颗粒在入射光波长之内，光线可透过。当两个胶乳颗粒凝集时，则透过光减少，这种减少的程度与胶乳凝聚成正比，当然也与抗原量成正比。

该技术的关键在于两个方面：一是选择适用的胶乳，其大小（直径）要稍小于波长。经研究，用500 nm波长者，选择 0.1 μm 胶乳较适合；用 585 nm 波长者，选择 0.1~0.2 μm 胶乳为好。目前多用0.2 μm胶乳。二是胶乳与抗体结合，用化学交联虽好，但失活也较大。目前一般应用吸附法。

（二）激光散射浊度测定

激光散射浊度测定（nephelometry）按测试的方式不同分两种比浊法：终点散射比浊法（end nephelometry）和速率散射比浊法（rate nephelometry）。

激光散射浊度的基本原理是：激光散射光沿水平轴照射，通过溶液时碰到小颗粒的抗原-抗体免疫复合物时，光线被折射，发生偏转。偏转角度可以为 0°~9°，这种偏转的角度可因光线波长和离子大小不同而有所区别。散射光的强度与抗原-抗体复合物的含量成正比，同时也和散射夹角成正比，和波长成反比。

1.终点散射比浊法

在抗原-抗体反应达到平衡时，即复合物形成后作用一定时间，通常为30~60 min，复合物浊度不再受时间的影响，但又必须在聚合产生絮状沉淀之前进行浊度测定。因此，散射比浊法在抗原与抗体结合完成后测定其复合物的量。

2.速率散射比浊法

速率法是一种先进的动力学测定法。所谓速率，是指抗原-抗体结合反应过程中，在单位时间内两者结合的速度。因此，速率散射比浊法是指在抗原与抗体反应的最高峰（在 1 min

内)测定其复合物形成的量。该法具有快速、准确的特点。

四、免疫浊度测定法

在清澈的水中添加各种不溶性的粉末如面粉或泥沙等,水便呈混浊状,而且混浊程度与加入粉末的粗细及量相关;澄明的液体经化学、生物学或免疫学等反应变为混浊等。这些现象早已为人们所认识,并发展出相关的分析手段。浊度测试方法也早已用于医学检验中,并占有一席之地。近年来的发展更为迅速,原因在于混浊或浊度这种自然现象有着深刻的科学基础,即胶体化学、免疫化学和光学等领域的理论和分析技术,更得益于仪器制造,计算机和自动化领域的技术进步,以及对许多具有临床意义物质的标准品、抗血清的产生和标准化等研究所取得的成果。因此,浊度分析尤其是免疫浊度分析,已从长期探索的阶段进入广泛应用的阶段。在医学领域,浊度法几乎已成为免疫浊度法的代名词。

(一)浊度分析的科学基础——胶体化学及其特性

1.胶体溶液

各种分析最常用的样品是溶液。即便是固体标本,也常要在溶解后才可作为样品进行分析,医学检验中也是如此。溶液是各式各样的,根据其性状大致可分为真溶液和胶体溶液或悬浮液,俗称溶胶。胶体溶液也是多样的,外观上可表现为无色或色彩纷呈的各种澄明液体或浊度不等的各种悬浮液。但它们的基本特征都是粒径不同的溶质均匀地分散或悬浮于溶剂。由于溶质粒径和性质的差别,这种分散状态的均匀性和稳定性不尽相同,溶胶微粒的表面电荷也与这些性质密切相关。

2.胶体溶液的分类和性质

从溶质与溶剂的关系上看,溶胶可分为疏液溶胶和亲液溶胶两类,前者为不溶性固体物质在液体中高度分散的一种多相态的不均匀体,常需要依靠稳定剂维持单分散性;后者是大分子物质溶解后形成的溶液,依其与溶剂的极强亲和力而保持胶体的稳定性或分散性。因此,亲液溶胶又表现为真溶液,即单相态,如各种蛋白质溶液。但疏液与亲液溶胶间并无绝对的界限。任何胶体溶液的本质都是粒子在溶剂中形成的单分散体系,这是它们的共性。但粒子大小或直径的不同可使这种单分散体系显示不同的特性,并对溶胶分类。第一类为直径大于 100 nm 的粒子分散体系构成的溶胶,肉眼便隐约可见其所显示的浊度,一般不能通过滤纸,如红细胞和细菌等;第二类为直径在 1～100 nm 的分散粒子,在普通显微镜下看不见,能通过滤纸,但不能通过半透膜,如胶体金、微小合成胶乳、免疫球蛋白等生物大分子、病毒颗粒和脂肪微粒等;第三类为粒径在 0.1～1.0 nm 的胶体溶液,可透过半透膜,如溶于水的氧分子等。胶体的高度分散和不均匀态(多相性)使之具有独特的光学性质,这由分散粒子对光的反射、折射、散射(衍射)和吸收等作用所致。此外,布朗运动、电泳和电渗,在超离心力作用下沉降等特性,均可作为分析胶体的手段,但基于光学特性的浊度分析最为简便和实用。

3.朗伯-比尔(Lambert-Beer)光透射理论

带有微小粒子的悬浮液和胶体溶液都具有散射入射光的性质。一束光线通过此种溶液时受到光散射和光吸收两个因素的影响,可使光的强度减弱。

平行光线通过带有微小粒子的悬浮液和胶体溶液后,光吸收和光散射使入射光强度减弱。根据朗伯-比尔定律,该现象可用以下公式表示。

$$E = \lg I_0 \quad I = Kc$$

式中:E——吸收光变化率;I_0——入射光;I——透光度;c——溶液的浓度;K——常数。

4.雷莱(Rayleigh)光散射理论

粒子被光照射后而发光。这一现象主要取决于粒子的大小,即当粒子直径大于入射光波波长的一半(半波长)时就发生散射现象。散射作用是指入射光作用于粒子后向各个方向发射的光,即可绕过粒子发射光线,故称散射或衍射光。由于入射光不一定是单色的,即便为单色光也不纯,因此当光照射到胶体溶液后,粒子发生的光学现象是复杂的,包含复杂的光学理论。但当阳光通过孔隙射入黑暗的房内,在光束中可看到飞舞的尘埃粒子则是常见的现象,这是它们对入射光的反射作用所致的,即各个粒子起着微型反光镜的作用,科学上称为丁达尔(Tyndall)效应。浊度法中检测的光信号成分虽主要为散射光或透射光,但在原理和理论上是和这种现象相通的。

雷莱对小粒子溶胶系统进行研究后,于1871年总结出反应粒子对入射光散射作用的有关因素相关的公式,即 $I_\theta = 24\pi 3\lambda 4\gamma \upsilon I_0 [n^2 - n_0^2 n^2 + 2n_0^2](1 + \cos 2\theta)$。

式中:λ——入射光的波长;I_0——入射光强度;I_θ——与入射光束成 θ 角度处散射光的强度;γ——单位容积内粒子的数目;υ——单个粒子的容积或大小;n——粒子的折射率;n_0——溶剂的折射率;θ——光信号检测器与入射光之间的夹角。从该公式可做出如下推论。

(1)I_θ 与 λ 成反比,即入射光波长越短,粒子对它产生的散射光越强。

(2)I_θ 与 $[n^2 - n_0^2 n^2 + 2n_0^2]$ 成正比,即粒子溶剂的折射率相差越大,散射光越强。

(3)I_θ 与粒子容积的 2 次方成正比,但这一规律只适用于粒子直径在 5~100 nm 的范围。当粒子大于 100 nm 时,散射光渐弱,主要是反射和折射等现象。

(4)I_θ 和检测器与入射光夹角之间的关系在 90°处最小,在 0°处最强。

因雷莱研究的是小粒子系统,只有当粒子直径小于可见光波长(如 500 nm)的 1/10 时,散射光强度在各个方向上才是一致的,即对称的或各向同性,此时公式中散射光强度与入射光波长间的上述关系才能成立。当粒径与入射光波长比例大于该比值时,各方向上散射光的强度不尽相同,即变为不对称或各向异性的了,正向散射光强度趋于增强。这种情况实际上偏离了雷莱原来提出的公式(公式中括号项及其前边部分),为此三重(Mie)及德拜(Debye)先后对雷莱公式加以修正,即公式后面小括号中所示的部分,表示检测器的位置与被测光信号的性质及强度之间的关系。这些修正反映了散射光的不对称性与粒子大小及入射光波长之间的相关性变化,即德拜所做的修正适合于粒径略小于入射光波长的情况,三重所做的修正更适合于粒径等于或大于入射光波长的场合。在免疫化学反应过程中,可溶性抗体(antibody,Ab)与可溶性抗原(antigen,Ag)反应,形成免疫复合物(immunologic complex,IC)粒子,混合物系统中的粒子由小变大,并不恪守某一固定公式,实际上随着反应的进行,由雷莱公式的关系逐渐向三重和德拜的修正公式过渡和转移。

根据检测器的位置及其接收光信号的性质,浊度分析可分为透射比浊法和散射比浊法两大类,前者可用分光光度计及比色计进行测定,后者则需要专用的浊度计。透射浊度法测定的信号主要是溶液的光吸收及其变化,即溶液的光吸收因散射作用造成的总损失之和。因此,本方法测定的光信号中包含了透射、散射甚至折射光等因素,难以区别。散射浊度法检测的是与入射光成某一角度的散射光强度。因此,有人认为透射浊度法测定的信号成分较杂,其灵敏度和特异性不如散射浊度法好。但长期以来的实践经验表明,情况并非如此。

上述公式所示信号测定的光路,构成了浊度分析方法学、试剂制备和检测仪器研究及设计的基础,各项因素达到最佳标准时,方法的灵敏度也最佳。在其他条件都相同时,散射光强度与粒子大小及数量的关系如下。

$$I = k\gamma v^2$$

式中:k——常数。

(二)免疫浊度测定

胶体溶液中存在的粒子及其大小和数量,经比浊测定便可达到测定的目的。但临床医学中更重要的是鉴别样品中粒子的性质,这样才能对疾病做出诊断。抗原与抗体的反应具有很高的特异性,且随反应的进行,形成的免疫复合物的分子和大小不断发生变化,反应系统的浊度也相应变化。此外,随抗体制备技术的进步,对小分子物质,即半抗原的甾体激素、治疗药物及毒物等也可产生特异的抗体,对它们也可用浊度法检测。因此,免疫浊度分析在医学检验中占有独特的地位。以下叙述免疫浊度分析的基本方法和试剂。

1.免疫化学反应的基本特点

抗原(Ag)与抗体(Ab)反应,形成免疫复合物(IC)是个可逆的过程,但反应的可逆程度主要取决于抗体的亲和力及亲合力。当抗体的亲和力很高,尤其是亲和力及亲合力都很强时,Ag 和 Ab 的比例又较适当,形成的 IC 实际上并不解离,即反应为不可逆的。若在定量的抗体中加入一定量(未过量)的抗原,经一定时间后,便基本全部形成 IC,此时反应达到了平稳或"终点",一般为 10~30 min。这一过程并非以匀速进行。Ag 与 Ab 混合的瞬间便引起反应,开始至少有数秒钟的滞后时间,随后反应速度加速,即单位时间内形成较多的 IC,被测信号变化也相应较大。在此动态变化过程中选取反应速率相对最大且与被测物浓度呈线性关系的瞬间(一般在反应开始后 5~15 min),对信号进行监测的方法,即速率测定法(rate measurement);检测反应终点与起始点之间信号变化的方法为终点测定法(end-point measurement)。当反应接近终点时,信号不一定为最大,因为形成的 IC 粒子间相互碰撞而形成较大的凝聚物,发生沉淀,悬浮的粒子数开始减少,被测信号也减弱。这两种方法都可通过手工和自动化操作进行。

速率法的灵敏度和特异性都比终点法好,前者的灵敏度可比后者高三个数量级。自动化速率法的精密度也较好,但这与仪器的质量和性能关系密切,对定时精确性及混匀速度要求很高。浊度法与离心式自动生化分析仪通用,虽可达到快速混匀的目的,但 IC 很可能在离心力作用下沉淀,引起误差。速率法的校正结果也较稳定,故可贮存并使用一定时间。

在定量抗体中加入的抗原量达到与之成当量关系时,形成的 IC 量最大,反应速度最快。若继续加抗原,形成 IC 的量不但不再增加,反而减少,这是海德博格(Heideberger)在 1929 年的重大研究发现。反之,在定量抗原中加抗体,在抗体过量时也会产生同样的现象,分别称为后带(postzone)和前带现象(prozone),统称钩状效应(hook effect),表示同一信号也许表现为两个不同的分析物浓度。钩状效应可产生假象的弱阳性或假阴性结果,这是免疫学测定的一个缺陷。若在被测抗原或抗体中添加抗原或抗体,反应信号不再增加甚至减小,揭示存在钩状效应。在方法学研究及试剂制备时,往往只能照顾一般,不能顾及全面,钩状效应是难免的。

2.免疫浊度法的试剂

(1)抗血清的基本要求:免疫浊度法最重要的试剂是抗体或抗血清,抗血清的要求是其特异性、亲和力、亲合力及效价都应尽可能地高。虽然单克隆抗体在一定条件下也可使用,但最常用的是由兔产生的多抗血清(R 型)。

(2)高分子物质加强剂:有些高分子物质尤其是聚乙二醇(polyethylene glycol,PEG)可促进 IC 的形成,提高方法的灵敏度。其作用较复杂,与它的分子量及浓度等关系密切。PEG 的作用机制不详,也许因它们对水分子的空间排斥作用,可以有效地提高 Ag 和 Ab 的浓度;也许促使 IC 分子疏水区的暴露,利于水不溶性粒子的形成。以前多用 PEG6000,现多用 PEG8000。若 PEG 浓度过低,则不能达到促进 IC 粒子形成的目的;浓度过高则促使非特异性蛋白质大分子的凝聚。终浓度为 10 %的 PEG6000 可使反应系统散射光强度增加 2～3 倍,使反应时间缩短 1/15～1/10。应对 PEG 的浓度和质量加以严格选择,以便达到最佳效果(常在 4 %左右)。

(3)电解质(稀释缓冲液):性质和强度影响 IC 的形成和稳定性,以下阴离子按促进 IC 形成的递增次序排列:SCN^-、ClO_4^-、NO_3^-、Br^-、Cl^-、I^-、SO_4^{2-}、HPO_3^{2-}、PO_4^{3-},阳离子中钠离子有利于 IC 的形成和稳定。

(4)校正品(calibrator):应参照世界卫生组织等权威机构认定的原始标准品校正第二标准品,以此制备校准品。

(5)混浊样品澄清剂:消除因脂肪微粒及蛋白质等凝聚产生的样品伪浊度。为避免试剂中粒子伪浊度的影响,以上试剂都必须经 0.22 μm 滤膜过滤。

(三)免疫浊度法的应用

免疫浊度法的原理和传统的凝胶沉淀试验、血凝试验及胶乳凝集试验一样,均是基于可溶性抗原-抗体反应,形成不溶性 IC 的过程。因此,后三类方法可做的检测均可用免疫浊度法替代,但灵敏度有突破,可与放射免疫测定法(radioimmunoassay,RIA)媲美。其从定性及半定量的分析,进入了精确的定量分析。这些技术进步对于肿瘤标志和病毒等的定量分析及疗效监测和预后分析等极有帮助。

(四)免疫浊度法测定中应注意的问题

免疫浊度分析作为一种非放射性同位素和非酶标记的均相免疫测定技术,因其独特的优点而在实践中不断发展、提高和推广应用,并具广阔的发展前景。但任何技术都不可能是完美无瑕的,即便是很好的方法也只有在正确使用时才可取得最佳效果。因此,对以下问题应予注意。

1.伪浊度的影响

产生伪浊度的因素很复杂,主要是:①抗血清的质量,其含有非特异的交叉反应性抗体成分及污染和变质等;②增浊剂浓度和反应时间等掌握不当;③样品本身浊度及处理不当;④试剂污染和变质;⑤器材(包括比色杯)清洁度等。

2.钩状效应的影响

现在许多仪器虽已具有检查钩状效应的功能,一经发现便可对样品稀释后复测,但对它们还应保持警惕。当患者症状与检验结果明显不符时,应怀疑其存在。

3.结果报告中的计量问题

推行国际单位制(système international,SI)以来,常有可否把现常用的国际单位(IU 或 U)换算成 ng 或 mol 的问题。回答是在理论上可以,但一般不提倡做这种换算。所用校正品用何计量单位,患者报告便用相同主量为妥。医学检验中针对的许多物质是生物大分子,其 IU 计量与其纯度及活性等因素间的关系极为复杂,仍是免疫学测定标准化中的一个重要研究课题。

因此,对免疫浊度测定实施严密的实验室内部质控极为重要,可参照现行的质控措施进行。至少应对器材进行严格的清洗,并遵守对测试系统的校正措施。

五、特种蛋白分析系统

(一)ARRAY 特种蛋白分析测定系统

1.仪器组成

ARRAY 系统是美国贝克曼(Beckman)仪器公司出品的速率散射法免疫浊度测定系统,有 360 和 360CE 两种类型。这是由微电脑控制的,可以定量检测体液中各种物质的全自动组合仪器,由分析仪、计算机(主机、CRT、显示屏和键盘,用于数据输入和程序运行的操作,并可在显示屏上显示出来)、打印机(21.6～28 cm高速打印机,可将测定结果及有关信息打印出来)三部分组成。分析仪是该系统的主要部分,包括散射测浊仪、加液系统、20 孔试剂转盘、40 孔样品转盘、卡片阅读器、软盘驱动器等。

(1)散射测浊仪:光源采用双光源碘化硅晶灯泡(400～620 nm)。自动温度控制装置可将仪器温度恒定在(26±1)℃。化学反应在一次性流式塑料杯中进行,由固体硅探头监测反应过程。

(2)加液系统:自动稀释加液器,具有稀释标本,将标本和试剂加到流动式反应杯中的功能。另外,还有标本、抗体智能探针,具有液体感知装置以控制加液体积的准确性。在运行过程中,探针如果发现标本量不足,即可中止该标本的检测,并报告"标本体积不足"的结果。如果抗体或标记结合物量不足,即可取消需要该试剂进行检测的所有项目,并鸣铃提示,结果报告为"抗体体积不足"或"标记结合物体积不足"。

(3)试剂和样品:转盘 20 孔试剂转盘可放置 20 种不同的化学试剂,或 20 种不同的抗体(包括抗原过剩试剂)。40 孔样品转盘可放置待测标本和质控液。

(4)阅读器:可读取卡片内贮存的、对某一测定项目有用的参数,包括检测项目的名称、批号、标准曲线信息和所需的稀释倍数等。这些参数值随检测项目和批号的不同而不同。因此每批抗体试剂和标准血清都会附有新的卡片。软盘驱动器阅读软盘中的操作指令,如数据输入、仪器功能运行等。

2.测定方法

ARRAY360 系统用于检测悬浮于缓冲液中的抗原-抗体免疫复合物颗粒。在抗体过量的前提下,通过光束时,悬浮颗粒所产生的散射光速率变化强弱与抗原浓度成正比。速率峰值经微电脑处理转换成抗原浓度。测定方法具有敏感、精确、快速和简便的特点。全自动操作,一次可对 40 份标本进行 20 种免疫特定蛋白项目的检测。数分钟内可出结果并打印报告。现将该系统测定方法的一些特点概述如下。

(1)速率信号的获取:应用散射测浊法检测标本时,散射光信号的变化,第一部分的散射光信号是由反应缓冲液产生的。加入适当稀释的抗原后,出现第二部分略微增强的信号,其强弱程度取决于标本的性质和稀释液的成分。最后加入抗体,出现第三部分的信号变化,逐渐增强,直至抗原抗体反应到达终点。在 ARRAY 360 系统中,上述由反应缓冲液、标本和抗体产生的散射信号(本底)不会影响检测结果。因为仪器在抗体加入反应混合液后,已在抗体卡片规定的时限内将这些本底信号调成速率值等于 0。然后,随着抗原-抗体结合反应的进行,速率信号的增强逐渐加快,最后到峰值。仪器将此速率峰值获取并确证后,即由电脑转换成相应的抗原浓度单位。

在测定过程中,如果仪器在反应开始前检测出超过规定阈值的速率峰值,抗体智能探针将推迟加入抗体这一步骤,待速率信号回到基线并保持平稳状态后,重新开始加入抗体。如果干扰速率峰持续存在,机器将给出"标本不稳定"的信号,需要调换标本。如果加入抗体后,仪器检测到强的瞬时信号改变,或给出"反应不稳定"的信号,需要调换标本。

一旦测到所需的速率峰值,仪器还会通过峰值鉴定程序再对此峰值进行确证,以排除因污染颗粒、气泡及非特异性沉淀物引起的干扰性散射光信号。

(2)抗原过剩的监测 ARRAY360 系统备有鉴别抗原过剩自检功能,这是根据抗原-抗体沉淀反应的动力学变化规律设计的。在抗体量一定的情况下,免疫复合物生成量随着抗原量的增加而增多,但抗原量超过一定阈值后,免疫复合物的量却随之减少。速率散射浊度法利用免疫复合物产生的散射光变化信号达到检测抗原的目的,因此受此变化规律的影响,即在抗体量一定的前提下,速率峰值随抗原量增加而增大,直到抗原量过剩后速率峰值又随之减小。因此,两份抗原含量显著不同的标本,测定的结果可能相同。为了避免发生这种错误,ARRAY 360 系统设置有检查抗原过剩的程序。其工作原理如下:如果混合反应液中有游离抗体存在,再次加入抗原可出现新的速率峰值信号。如果没有游离的抗体存在,也即抗原过剩时,就不会有或者只有很小的速率信号出现。在抗体过剩的情况下,仪器将确认第一次出现的速率峰有效,并将结果打印出来。在抗原过剩的情况下,仪器重新对标本进行更高稀释,然后测定结果。ARRAY 360 系统可对标本进行 1∶6、1∶36、1∶216 及 1∶1 296 等稀释度的稀释。也可根据测定需要临时设置稀释度。

(3)抗体、标准血清、抗体卡片和校正卡片的使用:为了使抗体浓度与待测标本中抗原的浓度的比例适合,ARRAY 360 蛋白质测定系统提供的抗体,其浓度都已经做过调整,以取得最佳检测范围。每一种抗体卡片均提供最高检测限、最低检测限的信息。如果标本测出的速率值高于或低于上述极限值,仪器将自动更换合适的标本稀释度,然后重新进行检测。校正卡片储存有标准曲线信息,其是一条浓度对速率峰值的曲线。根据此曲线,仪器可将速率峰值单位转移成浓度单位。标准血清用于对仪器进行单点校准,以保证测定结果的准确性和精密度。仪器校正后稳定时间达 14 天。

3.分析范围

ARRAY 360 系统提供 20 余种试剂,主要是抗血清及标准血清。抗血清大多是多克隆抗体,含有0.1 %叠氮钠作为防腐剂。标准血清为校准过的人血清,含有 0.1 %叠氮钠作为防腐剂,其含量已贮存在校正卡片中。

(1)免疫功能监测:免疫球蛋白 A、免疫球蛋白 G、免疫球蛋白 M、免疫球蛋白轻链 κ、免疫球蛋白轻链 λ、补体 C_3、补体 C_4、C-反应蛋白等。

(2)心血管疾病检测:载脂蛋白 A1、载脂蛋白 B、脂蛋白 α、C-反应蛋白等。

(3)炎症状况监测:C-反应蛋白、$α_1$-酸性糖蛋白、触珠蛋白、铜蓝蛋白等。

(4)类风湿性关节炎的检测:类风湿因子、C-反应蛋白、抗链 O 等。

(5)肾脏功能监测:微量清蛋白、$α_1$-微球蛋白、$β_2$-微球蛋白、转铁蛋白、免疫球蛋白 G 等。

(6)营养状态监测:清蛋白、前清蛋白、转铁蛋白等。

(7)新生儿体检:C-反应蛋白、免疫球蛋白 A、前清蛋白、免疫球蛋白 G 等。

(8)凝血及出血性疾病的检测:抗凝血酶Ⅲ、转铁蛋白、触珠蛋白等。

(9)贫血监测:触珠蛋白、转铁蛋白等。

(10)血脑屏障监测:脑脊液清蛋白、免疫球蛋白 A、免疫球蛋白 G、免疫球蛋白 M。

(二)BN100 特种蛋白分析测定系统

1.仪器组成

BN100 特种蛋白分析测定系统(Behring Nephelometer 100)是德国 Behring 公司生产的特种蛋白免疫浊度分析仪,由分析仪、计算机(主机、CRT、显示屏和键盘,用于数据输入和程序运行的操作,并可在显示屏上显示出来)、打印机、条码读取器四部分组成。分析仪是该系统的主要部分,包括散射测浊仪、自动加液系统、支架运输装置和比色杯装置。

(1)散射测浊仪光源采用发光二极管[(840±25)nm],化学反应在塑料杯中进行,由固体硅探头监测反应过程,在前向角 13°～24°由硅化光电二极管接收散射光信号。

(2)加液系统包括自动稀释加液器,具有稀释标本,将标本和试剂加到反应杯中的功能。另外,还有标本、抗体智能探针,具有液体感知装置,可控制加液体积的准确性。如果缺少任何一种试剂,仪器则停止工作。

(3)支架运输装置支架运输装置包括可放 30 个标准血清的试剂架,可放 75 个待测血清的试剂架,双排75孔用于血清标本稀释的支架和可放 14 个抗血清的试剂架。在测试过程中,必须盖好支架运输装置,以避免试剂蒸发。支架运输装置的运动由光感器进行监测。

(4)比色杯装置比色杯装置由 9 组类圆形比色杯(每组为 5 个比色杯)组成。这种奇数的比色杯装置,在连续两次旋转后回到原始位置,保证转动比色杯的连续充液、测定和吸出废液。这种装置由光感器监测、计算机控制整个运动过程。在分析器开机之后,仪器自动对比色杯本底透光度进行检测,如果比色杯有 5 个超过规定的范围,则应清洗比色杯或更换新的比色杯。

2.测定方法

BN100 特种蛋白分析测定系统应用的测定方法实质上是透射比浊的一种改良,利用发光二极管(840 nm)作为光源,检测在前向角 13°～24°的散射光,由硅化光电二极管接收散射光信号,这种散射光的强度与免疫复合物浓度成正比。散射光电信号与贮存在计算机内的标准曲线进行比较,然后转换成检测物的浓度单位。

(1)固定时间测定法:BN100 分析仪可以通过固定时间来检测血清特种蛋白浓度。固定时间法是指利用两个时间光散射检测之间的差异,首先在免疫反应混合物预备 10 s 测定第一次光散射的值,然后在反应 6 min 后测定第二次光散射的值。在这两点光散射强度的差异通过贮存在计算机内的校准曲线进行比较,即可得出该物质的浓度。

此种分析仪通过 4～8 个标准浓度对校准曲线进行校正。校准曲线可以贮存在计算机终端记忆器中 7 天,超过 7 天可通过直接激活或单点校准来进行激活。

BN100 分析仪不需要抗原过量检测,制造商使用了较宽的检测范围,以保证检测血清最大的可行性范围。

(2)终点检测法:BN100 分析仪通过终点法来检测用胶乳反应的血清特种蛋白浓度,终点法是指检测预温 30 min 后光散射的值。因为胶乳颗粒具有较高的试剂空白值,所以测定空白值没有必要。通过终点光散射强度与贮存在计算机内的校准曲线进行比较,即可得出该物质的浓度。

免疫胶乳浊度测定法为一种带载体的免疫比浊法,其敏感度大大高于比浊法,操作也极为简便。选择一种大小适中、均匀一致的胶乳颗粒,吸附抗体(IgG)后,当遇到相应抗原时则发生凝集。单个胶乳颗粒在入射光波长之内,光线可透过。两个胶乳颗粒凝集,则使透过光减少,这种减少的程度与胶乳凝聚成正比,当然也与抗原量成正比。利用此类方法检测的特种蛋白有 CRF、RF、ASO 和 CIC。

3.分析范围

BN100 分析仪分析范围与 ARRAY360 系统相比,除不能进行血清药物检测外,增加了免疫球蛋白 E(immunoglobulin E,IgE)、IgG、免疫球蛋白 M(immunoglobulin M,IgM)亚型和循环免疫复合物(circulating immune complex,CIC)测定功能。

(三)KeySys 特种蛋白分析仪

KeySys 特种蛋白分析仪是德国宝灵曼公司生产的最新产品,是集全自动生化、免疫、药物浓度监测于一体的多通道、多功能免疫透射分析系统。该分析仪采用卤素钨丝灯作为光源,有 8 种选择滤光片(340 nm、415 nm、450 nm、505 nm、540 nm、570 nm、666 nm 和 750 nm),可用单波长、双波长直接检测反应杯吸光度。测量不需要校正或相对的校准,有多达 47 种试剂位置,并且可以冷藏保存(8～15 ℃),具有双试剂加样探针(避免交叉污染)和智能液面感应器,处理标本自动化程度高。

(四)IMMAGE 免疫分析测定系统

IMMAGE 免疫分析测定仪是美国贝克曼-库尔特(Beckman-Coulter)公司继 ARRAY 360CE 特种蛋白分析测定系统之后,推出的新一代全自动,集特种蛋白分析、药物浓度监测于一身的免疫分析系统。

IMMAGE 免疫分析测定仪使用 760 nm 和近红外 940 nm 波长作为光源,采用速率散射比浊法(Rate Nephelometry)、速率抑制散射比浊法(Rate Inhibition Nephelometry)、速率近红外颗粒透射法(Rate Near Infrared Particle Immunoassay)、速率抑制近红外颗粒透射法(Rate Inhibition Near Infrared Particle Immunoassay)四种检测技术,并采用不同的散射角度测量发散的散射光强度,90°角度的散射法测定小颗粒(直接反应产物),0°角度的透射度检测大颗粒(抗体颗粒结合物),扩大了免疫项目的检测范围,增强了检测敏感度和精度,减少了非特异性颗粒的干扰。

IMMAGE 免疫分析测定仪加大抗原过量检测范围以区分非特异性反应,使检测结果更加准确可靠,其添加了试剂冷藏系统,增加了试剂的稳定性,采用全方位的条形码系统可以自动检测试剂及试剂的批号、校正的状态、试剂过期的日期、试剂的体积及质控、标准和样品标本,具有双试剂加样探针(避免交叉污染)和智能液面感应器,处理标本自动化程度高(75～180测试/时)。

(五)BN Prospec 特种蛋白免疫分析仪

BN Prospec 特种蛋白免疫分析仪是 2000 年美国德灵(Dade Behring)公司继 BN100 特种蛋白分析测定系统之后推出的新一代全自动特种蛋白免疫分析系统,仪器由主机、计算机、显示器和打印机组成。

BN Prospec 特种蛋白免疫分析仪使用远红外发光二极管作为光源,采用固定时间散射比浊(Fixedtime Nephelometry)、终点散射比浊(Final Measurement Nephelometry)和 Vlin-Integral 散射比浊法三种检测技术,部分试剂采用乳胶增强剂,提高了反应灵敏度,大大增加了检测范围,检测项目多达 60 多项。

BN Prospec 特种蛋白免疫分析仪主机由样品盘、冷藏试剂盘、稀释盘、反应盘、探针和注射器组成。

1.样品盘(sample rotor)

样品盘同时可放置 45 个样品,样品杯可采用不同样式的试管。如果采用条码识别系统,可自动读取患者资料,减少人为误差。

2.冷藏试剂盘(refrigerated reagent rotor)

冷藏试剂盘冷藏温度为 10 ℃,保证试剂在仪器内稳定 6 周;同时可放置 30 种不同试剂;采用条码识别系统,可自动识别试剂资料,减少人为放置错位而引起的误差;所有试剂采用独特的防蒸发盖,在测定过程中自动开盖,减少试剂的蒸发。

3.稀释盘(dilution rack)

稀释盘使用一次性稀释杯 90 个,具有较宽的稀释范围,在 1∶1～1∶32 000 倍。

4.反应盘(cuvettte rotor)

反应盘使用一次性反应杯 90 个,自动检测反应杯的空白值。

5.探针(Probe/Transfer Ann)

探针具有试剂恒温、取样、振荡搅拌、超声波探测液面和防碰撞功能。

6.缓冲池/冲洗装置(buffer reservoir/washing device)和注射器(syringe)

该分析仪由于测定范围宽,优化了反应过程,因而不需要抗原过量检测。

六、特种蛋白仪器检测参数的临床意义

(一)清蛋白(albumin,Alb)

清蛋白由肝实质细胞合成,在血浆中的半衰期为 15～19 d,是血浆中含量最多的蛋白质,占血浆总蛋白的 40 %～60 %。其合成率虽然受食物中蛋白质含量的影响,但主要受血浆中清蛋白的水平调节,在肝细胞中没有储存。在所有细胞外液中都含有微量的清蛋白。关于清蛋白在肾小球中的滤过情况,一般认为在正常情况下其量甚微,约为血浆中清蛋白浓度的 0.04 %,按此计算每天从肾小球滤过液中排出的清蛋白即可达 3.6 g,为终尿中蛋白质排出量的

30~40倍,可见滤过液中多数的清蛋白是可被肾小管重吸收的。有实验证实,清蛋白在近曲小管中吸收,在小管细胞中被溶酶体中的水解酶降解为小分子片段而进入血循环。清蛋白可以在不同组织中被细胞内吞噬而摄取,其氨基酸可被用于组织修补。

清蛋白的分子结构已于1975年被阐明,清蛋白为含585个氨基酸残基的单链多肽,分子量为66 458,分子中含17个二硫键,不含有糖的组分。在体液pH为7.4的环境中,清蛋白带负电荷。

1.人血清蛋白的临床意义

(1)人血清蛋白浓度可以受饮食中蛋白质摄入量的影响,在一定程度上可以作为个体营养状态的评价指标。

(2)在血清蛋白浓度明显下降的情况下,其可以影响许多配体在血循环中的存在形式——内源性的代谢物(Ca^{2+}、脂肪酸)激素和外源性的药物。在同样血浓度下,由于清蛋白的含量降低,其结合形式减少,而相对游离形式增加,这些游离状态的配体一方面更易作用于细胞受体而发挥其活性作用,另一方面也更易被代谢分解,或由于其分子小而经肾排泄。

(3)人血清蛋白的增高较少见,在严重失水时,对监测血浓缩有诊断意义。

(4)低清蛋白症在不少疾病中常见,可有以下几方面的原因。①清蛋白的合成降低:常见于急性或慢性肝疾病,但清蛋白的半衰期较长,因此在部分急性肝病患者,血清蛋白的浓度降低可以表现不明显。②营养不良或吸收不良:蛋白质营养不良患者,可出现血清蛋白水平降低,重症者血清蛋白浓度可低于25 g/L。③遗传性缺陷:无清蛋白血症是极少见的一种代谢性缺损,血清蛋白含量常低于1 g/L。但可以没有症状(如水肿),可能是因为血液中球蛋白含量代偿性升高。④组织损伤(外科手术或创伤)或炎症(感染性疾病)引起的清蛋白分解代谢增加。⑤清蛋白的异常丢失:由于肾病综合征、慢性肾小球肾炎、糖尿病、系统性红斑狼疮等而有清蛋白由尿中损失,有时每天可以由尿中排出蛋白在5 g以上,超过肝的代偿能力。溃疡性结肠炎等其他肠道炎症或肿瘤患者也可由肠道损失一定量的蛋白质。烧伤及渗出性皮炎患者可从皮肤丧失大量蛋白质。⑥清蛋白的分布异常:由门静脉高压引起的腹水中有大量蛋白质,可以从血管内漏入腹腔。

(5)已发现有20种以上清蛋白的遗传性变异。这些个体可以不表现病症,在电泳分析时血清蛋白质的清蛋白区带可以出现二条带或一条宽带,有人称之为双清蛋白血症。当某些药物大量应用(如青霉素大剂量注射使血药浓度增高)而与清蛋白结合时,也可使清蛋白出现异常区带。

2.尿中清蛋白的临床意义

尿清蛋白测定是近年来发展较快的项目之一,根据应用评价,其敏感性明显优于尿总蛋白测定,可用于早期肾损伤的监测。在1982年以尿微量清蛋白(microalbumin,Malb)作为胰岛素依赖型糖尿病肾病并发症的预测和观察适应证,提出"微量清蛋白尿"(microalbuminuria)的概念并沿用至今。微量清蛋白尿是指尿中清蛋白含量超过健康人参考范围,但常规尿蛋白试验为阴性的低浓度清蛋白(尿清蛋白排泄率为20~200 $\mu g/min$)。测定结果报告方式根据标本留取方法不同也不尽相同。①晨尿法:可用"mg/L"报告方式表示。②随机留尿法:可用"mg/g Cr"或"mg/mmol Cr"报告方式表示。③定时留尿法:可用"$\mu g/min$"或"mg/24 h"报告方式表示。晨尿和随机尿受饮水量的影响,结果波动大,所以结果多以"mg/g Cr"或"mg/mmol Cr"方式进行报告,但尿肌酐浓度也受肉类食物的影响,故常采用"$\mu g/min$"的方式进行报告。

正常健康人尿清蛋白的参考值为晨尿(6.5 ± 5.1)mg/L;随机尿(4.8 ± 2.6)mg/g Cr。12 h 排泌量:男 $0\sim11.6$ $\mu g/min$,女 $0\sim15.9$ $\mu g/min$。为了满足标准化和临床实践的需要,国际上一致以尿清蛋白排泄率>20 $\mu g/min$或 24 h 尿总清蛋白$>30mg$ 作为微量清蛋白的临界值。

尿微量清蛋白测定的临床意义。①区分肾小球和肾小管损伤:肾小管损伤时,尿中清蛋白仅轻度升高,同时伴有 β_2-微球蛋白的明显增加;肾小球损伤时,尿中清蛋白排出量明显升高,其升高程度与肾小球损伤的程度相关。②可对糖尿病性肾病、重金属及药物中毒等肾病的早期发现、诊断和疗效观察提供参考依据。控制不良的糖尿病,常发生肾脏损害,尿中清蛋白排出量增加是最早出现的指标。还可通过检测尿清蛋白浓度对糖尿病性肾病分期及预后做出判断。

(二)免疫球蛋白及轻链免疫球蛋白(immunoglobin,Ig)

其是指具有抗体活性或化学结构上与抗体相似的球蛋白,这类蛋白质过去曾被称为 γ 球蛋白。免疫球蛋白普遍存在于血液、组织液及外分泌液中,它具有蛋白质的通性,即不耐热,在 $60\sim70$ ℃即被破坏,能被多种蛋白水解酶破坏,凡是使蛋白质凝固变性之物也均破坏抗体活性。正常健康人血清中免疫球蛋白及轻链的参考值为:IgA $0.69\sim3.82$ g/L,IgG $7.23\sim16.85$ g/L,IgM $0.63\sim2.77$ g/L,IgE $0\sim150$ IU/mL,IgD $0\sim100$ IU/mL,轻链 KAP $5.98\sim13.90$ g/L,轻链 LAM $2.80\sim6.65$ g/L。尿液中免疫球蛋白及轻链的参考值为:IgA(0.7 ± 0.3) mg/L,IgG(0.3 ± 0.2) mg/L,IgM(0.03 ± 0.01) mg/L,轻链 KAP<5 mg/L,轻链 LAM<5 mg/L;正常脑脊液中免疫球蛋白各实验室稍有差异,一般情况下能够测定到的是 IgG 和 IgA,IgG(31.0 ± 12.0) mg/L,IgA(4.30 ± 5.50)mg/L,其余三种含量甚微。

1.血、尿液中的免疫球蛋白

血清免疫球蛋白不正常可分成三类:①几种不同的免疫球蛋白水平增加,可见于感染、自身免疫病——系统性红斑狼疮(systemic lupus erythematosus,SLE)及慢性活动性肝炎等。②单一的免疫球蛋白水平增加,又称 M-蛋白病,可见于多发性骨髓瘤、自发的冷球蛋白血症、重链病、轻链病。③一种或多种免疫球蛋白水平下降,分原发性或继发性。前者属于遗传性,如性联丙种球蛋白缺乏症及选择性 IgM、IgA 缺乏症等。继发性缺损与网状淋巴系统的恶性疾病如免疫抑制性药物射线、蛋白质丢失或营养不良有关。

B 细胞克隆过度增生性疾病,如多发性骨髓瘤、Waldenstrom 巨球蛋白血症、淋巴瘤、慢性淋巴细胞增生性疾病或所谓良性单克隆 γ 球蛋白病合并肾小球疾病或肾病综合征时,血清单克隆免疫球蛋白浓度升高。这种单克隆或"M"成分可以是 IgM、IgG、IgA、IgD 或 IgE,或是免疫球蛋白片段,重链或轻链。淀粉样变(伴或不伴多发性骨髓瘤)轻链性肾小球肾病及其他淋巴系新生物,尿中可排出超过正常量的单克隆轻链,λ 或 κ 轻链。大量蛋白尿尤其伴肾小管功能损伤者尿中可检测到多克隆轻链。狼疮性肾炎患者尿中多克隆轻链增多。

肾小球疾病时,B 淋巴细胞及辅助性 T 淋巴细胞功能失常,故免疫球蛋白浓度可改变。大部分原发性肾小球肾炎血 IgG 浓度变化不显著。原发性肾病综合征患者,无论病理类型如何,血 IgG 浓度往往低于正常。半数左右 IgA 肾病患者的血清 IgA 浓度显著高于正常。血清总 IgA 浓度(包括单体及多体)正常者,多聚 IgA 浓度也显著高出正常。IgM 升高可见于 IgM 肾病,少数肾病综合征患者血 IgM 也高于正常。

轻链病患者尿中可测得本周蛋白,但其分子量较小,易迅速自肾脏排出,故血中可呈正常或轻度增加,检测时应加以注意。另外尿中本周蛋白也可在多发性骨髓瘤或其他疾病中出现:①轻链病与多发性骨髓瘤的关系最密切。约 20% 的骨髓瘤患者只分泌游离轻链,约50% 的骨髓瘤患者既有单克隆血清免疫球蛋白,又有单克隆尿轻链,前者预后较差。轻链以 λ 型为多,其预后比 κ 链型差。血和尿中轻链浓度与产生轻链的单克隆细胞数、合成率和肾功能状况有关。但对同一患者,分泌轻链细胞的蛋白质合成率通常不变。在肾功能正常的情况下,尿轻链的定量对骨髓瘤的诊断、分期、预后判断无参考价值。②慢性淋巴细胞白血病、巨球蛋白血症、淀粉样变性、恶性肿瘤和少数潜伏疾病患者尿中也可查到轻链。③大量免疫轻链从尿中排出可引起肾中毒,因此该蛋白质的存在增加了肾功能障碍的风险,预后不良。④尿中存在轻链不一定表明患恶性疾病,有少数病例是良性轻链病。但轻链的出现是浆细胞肿瘤化的一种表现,应做长期追踪观察。

M 蛋白 Ig 类型的鉴别,以及尿轻链的检测,对单克隆丙球蛋白病的诊断、分类和预后都有一定参考价值。例如,IgG 型骨髓瘤常较 IgA 型或轻链型预后好。IgD 型骨髓瘤的预后最差,其发病年龄往往较其他类型小,且 λ 型占多数(约占 90%,而 IgG、IgA 骨髓瘤中 λ 型仅占 30%),其 M 蛋白含量一般不太高,但病情复杂、严重,血及尿中常有游离轻链,患者的平均存活期约为 14 个月(一般骨髓瘤患者平均存活期大于 30 个月)。

2.脑脊液中的免疫球蛋白

脑脊液中的免疫球蛋白来源主要有两种。①血中免疫球蛋白进入脑脊液:血脑屏障改变,脑毛细血管通透性增加,使血中免疫球蛋白以极高的浓度进入脑脊液中;②局部合成免疫球蛋白:中枢神经系统感染时激活免疫细胞,产生免疫球蛋白。

脑脊液免疫球蛋白检测的临床意义:正常人脑脊液中未见 IgM,若脑脊液中出现 IgM,常提示有中枢神经系统感染,此外在多发性硬化症、肿瘤、血管通透性改变时,脑脊液中亦可出现 IgM。锥虫病患者脑脊液 IgM 也增高。IgG 正常少于 100 mg/L,而增至 110~160 mg/L 为轻度增高,超过170 mg/L为显著增高。IgG 显著增高,见于亚急性硬化性全脑炎、多发性硬化症等。IgG 增高还见于种痘后脑炎、麻疹脑炎、神经梅毒、急性病毒性脑膜炎、脊髓腔梗阻、系统性红斑狼疮、巨人症、阿诺德-基亚里畸形。IgG 减少见于癫痫、X 线照射、服类固醇药物。IgA 增高见于脑血管病、变性疾患、Jacob-Greutzfeldt 病。IgA 减少见于支原体脊髓膜炎、小脑性共济失调、癫痫。

脑脊液免疫球蛋白增高的数量可用来鉴别脑膜炎的性质:①IgM 浓度明显增高是急性化脓性脑膜炎的特点,可达(43.0±58.0)mg/L。②IgM 仅轻度增高是急性病毒性脑膜炎的特征。IgM 一般为(5.0±5.8)mg/L,若 IgM 超过 30 mg/L,可排除病毒感染的可能。③化脓性脑膜炎时 IgM 增高比病毒性脑膜炎明显。④各种类型的急性脑膜炎 IgA 和 IgG 水平均增高,而病毒性脑膜炎不如细菌性脑膜炎增高明显。⑤IgG 的增高,结核性脑膜炎较化脓性脑膜炎显著。⑥细菌性脑膜炎在开始化学治疗后 14 天内 IgA 一直下降。

（三）补体（complement，C）

补体是新鲜血清中正常蛋白质的一部分，它包括 9 种成分（$C_1 \sim C_9$）、11 种蛋白质组分，连同衍生物等补体系统共含 20 多种蛋白组分，其总含量占血清总蛋白的 3 %～4 %。补体和其他体液因子或免疫细胞共同完成机体的免疫反应。当机体受到病原微生物侵袭时，在抗体存在的情况下，它参与灭活病毒或杀死细菌的活动，故补体对抗感染也具有重要意义。但当机体自稳机制失调产生免疫反应时，补体也能参与破坏自身组织或细胞而造成免疫病理性损害。血清中补体活性特别是 C_3、C_4、C_9 含量的变化对疾病的诊断和疗效观察都有重要意义。血清中补体参考值为 C_3 0.850～1.93 g/L，C_4 0.12～0.36 g/L。

补体异常分先天性和获得性两类。先天性补体异常包括补体成分缺陷与遗传性血管性水肿（hereditary angioneurotic edema，HANE）。获得性补体异常有两种。一种是补体含量升高，见于急性炎症和组织损伤，如风湿热急性期、结节性动脉周围炎、皮肌炎、心肌梗死、伤寒、痛风、莱特尔综合征和各种类型的多关节炎。另一种是补体含量减低，见于：①肝脏严重疾患，使补体合成减少；②循环内抗原-抗体复合物形成，使补体活化，如膜增生性慢性肾小球肾炎（membranopro-liferative glomerulonephritis，MPGN）、急性链球菌感染后肾小球肾炎（acute glomerulonephritis，AGN）、狼疮性肾炎、分流性肾炎等。偶尔溶血性尿毒症综合征及动脉栓塞性肾病也可出现 C_3 血浓度下降。

肾小球疾病中，补体以白细胞依赖性及膜攻击性补体（membrane aggressive complement，MAC）的直接攻击作用两种途径引起肾组织破坏。与此同时，血清中补体组成成分发生相应改变。测定补体成分可帮助确定肾小球疾病的性质、病理类型、损伤严重程度及疾病的活动性。临床常检测 C_3、C_4、CH50、C_{1q}、B 因子等，近来也用来测定 C_3 肾炎因子（C_3NeF）血及尿中 C_9 新抗原。

测定血清补体水平对膜性增生性肾炎在诊断与鉴别诊断方面有一定意义。Ⅰ 型 MPGN 发病时 30 %～50 %患者血 C_3、CH50 水平低于正常，随病情进展发生率渐增，血 C_{1q}、C_4 也同时下降，发生率下降程度与 C_3 大致相同。Ⅱ 型 MPGN，血 C_3、CH50 水平持续低于正常，一般不足正常值的 20 %；而血 C_{1q}、C_4 水平大多数正常，只有个别病例下降。MPGN Ⅱ 型可出现 C_3NeF 阳性。C_3 肾炎因子（C_3 nephritic factor，C_3NeF）是 1969 年斯皮策（Spitzer）从 MPGN 患者血清中分离出来的，属 7S 的 IgG，分子量为 170 000，是旁路途径激活中 C_3 转换酶 C_3bBb 的自身抗体，能与 C_3bBb 反应，增强 C_3bBb 的活性，促进补体激活。C_3NeF 阳性见于低补体性肾炎，主要是 MPGN。有作者报告，在检测到 C_3NeF 的同时也可检测到 C_4NeF。C_4NeF 是传统途径激活中 C_3 转换酶 C_4b2a 的自身抗体，与 C_4b2a 结合可使其活性增强。

狼疮性肾炎患者，50 %～70 %有血 C_3 水平下降。血 C_3 水平下降与狼疮性肾炎的病理学类型及免疫复合物沉积的范围有关。WHO 肾组病理学分型Ⅰ型及Ⅱ型狼疮性肾炎，血清 C_3 水平往往正常，增生性狼疮性肾炎则血 C_3 水平明显下降。Ⅳ型狼疮性肾炎，无论伴或不伴新月体形成，血清 C_3 水平都显著低于正常，血 C_3 水平高低与有无新月体形成无关。无肾脏病临床改变，组织学显示增生性改变者，血 C_3 水平也低于正常。膜性狼疮性肾炎可有正常水平的 C_3，尤其是以肾病综合征为首发症状而无肾外表现的膜性狼疮性肾炎，血 C_3 往往正常。但若伴增生性改变，血 C_3 水平往往低于正常。狼疮性肾炎，血 C_3 下降的同时可伴血 C_4、C_9 及

CH50 下降,下降程度也与组织学类型有关。CH50 表示造成 50 ％兔致敏的绵羊红细胞裂解时所需的血清稀释度,它反映了终末期补体依次激活的程度。

90 ％的链球菌感染后肾炎患者在疾病发生初期血 C_3、CH50 水平下降;8～12 周恢复正常。血 C_3 水平持续低于正常是疾病预后不良的象征,往往预示疾病呈慢性持续性进展过程。个别病例血 C_3 水平正常,但疾病呈慢性进展过程。

分流性肾病者约 85 ％血 C_3 水平低于正常,同时伴血 C_4 下降。大部分患者可检测到循环免疫复合物及血清冷球蛋白。随着 CIC 水平降至正常,冷球蛋白消失后,血 C_3、C_4 水平亦可恢复到正常。感染性心内膜炎肾损害,也有血 C_3、C_4 水平下降;其血清水平也与 CIC 相关,当 CIC 为峰值时,血 C_3、CH50 则为峰值水平。血 C_3、C_4 下降与临床及病理学表现有关,临床为血尿、蛋白尿,病理学为局灶性改变者,只有 40 ％的患者血清 C_3 低于正常。肾病综合征,病理学为弥漫增生性改变者,则 80 ％以上患者出现血清 C_3 下降。有效控制感染性心内膜炎后,CIC、C_3、C_4 水平可恢复正常。持续性低补体、高 CIC 表明疾病难以控制,有进展性肾脏疾病。

尿中补体测定对肾病的诊断、鉴别诊断颇有意义。各种原发性肾小球肾病及大多数急性肾炎,尿中补体 C_3 往往呈阴性;而膜性增生性肾小球肾炎、膜性肾病、狼疮性肾炎活动期等慢性肾病,尿中补体 C_3 大多为阳性。因此,测定尿中 C_3 可对此类肾病作鉴别诊断。

尿中补体测定可用于估计激素疗效和预后。尿中补体 C_3 的排泄主要与肾小球基底膜通透性有关。尿 C_3 阳性的肾小球疾病患者较阴性患者病情重,含量越高病情越重。如肾病综合征患者尿中 C_3 测定为阴性,对激素治疗则敏感。尿 C_3 测定对肾小球疾病的预后也有一定参考价值,它与尿内溶菌酶测定的关系相当密切,C_3 阳性者溶菌酶基本为阳性。肾小球疾患溶菌酶增加,表明间质已有损害,是预后不良的表现。临床上所见 C_3 阳性的肾小球疾患,其病理变化也多较重。

(四)C 反应蛋白(C-reactive protein,CRP)

C 反应蛋白首先是由蒂耶(Tillet)和弗朗西斯(Francis)于 1930 年用肺炎球菌的各种提取物进行血清学反应时发现的。他们发现有一种非特异的菌体多糖成分可与急性肺炎患者血清发生沉淀反应,该细菌成分被称为 C 成分,因此与 C 成分反应的患者血清物质自然被称为 CRP。

CRP 是由 5～6 个分子量 20 000～25 000 的多肽链亚单位组成的,沉淀系数 6.5～7.5 S,分子量118 000～144 000。CRP 主要在肝脏合成,不耐热,65 ℃下 30 min 即被破坏。它可激活补体和促进粒细胞及巨噬细胞的吞噬作用。在急性创伤和感染时,血液中 CRP 浓度会急剧升高,可达正常水平的 2 000 倍,是目前临床上最有用的急性时相反应指标。

1.CRP 对疾病的早期诊断和鉴别诊断

组织的物理或化学损伤、感染、肿瘤和一系列急慢性炎症性疾病,均有 CRP 明显升高。妊娠时血清 CRP 也会升高。CRP 连续升高比单次升高有意义,尤其对慢性炎症患者。某些炎症性疾病,包括系统性红斑狼疮、多肌炎、混合结缔组织病和溃疡性结肠炎等,CRP 仅轻度升高或不升高,这在鉴别诊断方面有重要价值。另外,急性白血病患者死亡的常见原因是感染,其早期诊断很困难,易被中性白细胞减少掩盖,但血清 CRP 浓度大于 100 mg/L 时,可以作为白血病患者的感染适应证。

2.CRP 对手术患者并发症的预测

各种手术后患者 CRP 升高,术后 7~10 d CRP 水平下降。CRP 不降低或再次升高,提示可能并发感染或血栓栓塞等并发症。

3.CRP 对冠心病和心肌梗死危险性的预测

虽然 CRP 是一种急性相反应蛋白,但是现代研究发现,用超敏 CRP 水平监测冠心病和心肌梗死患者,可以很好地诊断预后。1994 年,柳佐(Liuzzo)首先报道了用入院前测定 CRP 3 mg/L 为区分低危患者(无急性心梗征兆,无死亡可能性)和高危患者(急需进行血管再通/成形术的比率很高,25 %患急性心梗,10 %在医院治疗过程中死亡)的最佳临界值。

(五)类风湿因子(rhumatoid factor,RF)

其首先由罗斯(Rose)在类风湿关节炎(rheumatoid arthritis,RA)患者血清中发现,证实该血清能被兔抗羊红细胞抗体致敏的羊红细胞凝集,故称这种血清所含的抗体为 RF。RF 是一种巨球蛋白的自身抗体,可与变性或凝集 IgG 分子的 Fc 片段抗原决定簇反应。RF 常见于类风湿性关节炎患者的血清和滑液中,在其他结缔组织病中,如系统性红斑狼疮、非结缔组织病、病毒性肝炎患者,甚至健康人,尤其是老年人血液中也可存在。现知类风湿性关节炎患者其关节腔的滑膜可能因受病毒或支原体的感染而变性,使自身组织具有抗原性,从而产生自身抗体。B 细胞又以此变性的 IgG 为抗原,产生抗 IgG 抗体,即 IgG-RF。此外,RF 也产生于肝、脾、骨髓和淋巴结。外周血的淋巴细胞很少自发产生 RF。RF 有 IgG、IgA、IgM、IgD 和 IgE 五类,用凝集法检测 80 %为 IgM,20 %为 IgG。IgM 型 RF 在血中通常是五聚体。80 %的 IgM-RF 与血清中 IgG 结合成复合物。IgM-RF 能固定补体并与各种吞噬细胞的 Fc 受体结合,促进吞噬功能溶酶体的释放,造成炎症。

(1)正常人血清中 RF<30 IU/mL,随年龄增长而阳性率增高,老年人阳性率可达 5 %。因此,在类风湿性关节炎的诊断上,一般认为 RF 只有参考价值而无特异性诊断价值。

(2)IgM-RF 出现于 60 %~85 %的类风湿性关节炎病例,一般在得病半年后才出现 RF 阳性。因此,早期患者 RF 可以呈阴性。

(3)IgM-RF 阳性,尤其是高滴度的类风湿性关节炎患者,其关节肿痛、关节活动受限的平均人数明显增加,预后较差,常有血管炎、类风湿结节等关节外病变。

(4)各种细菌、病毒和寄生虫感染,以及部分支原体感染的患者皆可出现 RF 阳性。干燥综合征者,RF 阳性率在 90 %~100 %。

(5)在类风湿性关节炎药物疗效评价上,RF 是否阴转或降低,被作为评价药物是否为致缓解性药物的一个指标。

(六)β_2-微球蛋白(β_2-microglobulin,β_2-M)

β_2-微球蛋白是一种低分子量(11 800)蛋白质,含 100 个氨基酸和一个二硫键,因电泳时位于 β_2-区带而得名。β_2-M 为细胞膜上完整组织相容性抗原(HIA)的一部分,除成熟的红细胞和胎盘滋养层细胞外,其他细胞均含有 β_2-M,存在于有核细胞的表面。由于代谢和 HLA 的降解,β_2-M 分离后,以游离形式存在于细胞外液,包括血清、尿、唾液、脑脊液和胸、腹腔积液。正常人血清内 β_2-M 浓度相当恒定,为 0.8~2.0 mg/L(平均为1.8 mg/L),临界范围是 2.0~2.4 mg/L,2.5 mg/L 以上为异常。β_2-M 容易通过肾小球滤过膜,但几乎全部由近曲小管以胞饮形式摄取,在局部被代谢降解为氨基酸。正常人每天从肾小球滤过的 β_2-M 约为 340 mg,但尿中每天最大排泄量只有 370 μg,仅占滤过总量的0.1 %。尿中正常健康人 β_2-M 的浓度为 0.03～0.37 mg/L(也可为 0.30 mg/L 或<0.20 mg/gCr)。

尿液中的 β_2-M 不太稳定,在酸性尿情况下,尤其是 pH 在 5.2 以下时极易分解。测定尿液 β_2-M 的标本,取得后及时测定或调节 pH 在 6.5～7.0,放冰箱保存。β_2-M 测定的临床意义如下。

1.评价肾小球疾病

(1)对肾小球滤过功能,其敏感度显著高于目前常规应用的血肌酐测定,部分患者的肾小球功能虽已受损,当血肌酐还不能反映异常时,血 β_2-M 已显示肾功能的异常。因此,对血肌酐测定处于盲区而肾小球滤过功能已受损害的患者,测定其尿中 β_2-M 有利于早期发现肾小球滤过功能异常。

(2)对 IgA 肾病,尤其是肾小球硬化者,即使肾功能正常,β_2-M 也增高,可能由于该类疾病的患者体内免疫反应较强,淋巴细胞被激活,从 T 和 B 淋巴细胞中释放的 β_2-M 增加之故。

2.评价肾小管疾病

(1)可早期识别氨基糖甙类抗生素或镉等重金属的肾中毒。药物主要集中在近端小管,当局部浓度高出血清 50 倍时,往往在血肌酐升高前 4～6 d 尿中 β_2-M 即可增加 2 倍以上。对于重金属中毒肾损害的流行病学调查,尿 β_2-M 可作为筛选试验。

(2)β_2-M 水平可作为小管间质性疾病的灵敏指标,如巴特尔综合征、万可尼综合征、威尔逊氏症,以及原发性间质性肾炎等,尿中 β_2-M 均升高。

3.鉴别上尿路与下尿路感染

上尿路感染时累及肾小管,而下尿路感染则无肾小管损伤。因此,测定尿中 β_2-M 可确定感染部位。动态观察有助于疗效观察及早期发现复发者。

4.监测肾移植后排异反应

肾移植刚完成时,血清 β_2-M 有时比血肌酐下降得更早。因为肾移植后存活的肾小管细胞分解了从原尿或肾小管周围毛细血管重吸收的 β_2-M。发生排斥反应时,肾功能下降,加上排斥引起的炎症刺激宿主的淋巴细胞而使 β_2-M 合成增加,血清 β_2-M 升高往往比血肌酐升高要早几天。因此,血、尿 β_2-M 的变化对早期识别排斥反应提供了一项有价值的辅助诊断指标。无排斥或偶有轻度排斥反应的肾移植患者尿 β_2-M 不高;有排斥反应者,在排斥期前 1～7 d 就可以见到尿 β_2-M 明显升高。在没有肾功衰竭时,尿 β_2-M 增高一般表示移植后免疫损伤引起的肾小管功能障碍。由于免疫抑制剂可影响 β_2-M 的合成,在采用此类制剂控制急性排斥反应时,对 β_2-M 变化的意义就难以评价了。

5.某些恶性疾病和免疫性疾病

β_2-M 合成加快,导致血 β_2-M 升高,但尿液 β_2-M 并不随之升高。如多发性骨髓瘤、系统性红斑狼疮、类风湿性关节炎、霍奇金病、干燥综合征、淋巴瘤、白血病、艾滋病、肝炎等,在无肾功能损害的情况下,血 β_2-M 也升高。判断这些疾病患者 β_2-M 增高的意义时,必须除去肾外因素。

血 β_2-M 水平升高,由肾小球滤过率(glomerular filtrationrate,GFR)降低造成者,主要见

于肾衰竭。长期血液透析患者,血清 β_2-M 浓度明显升高,其水平与血液透析的疗程长短呈正相关。长期血液透析,可出现淀粉样变,其原纤维(fibrils)的主要构成部分为 β_2-M,腹膜透析不出现上述情况。

(七)转铁蛋白(transferrin,TRF)

转铁蛋白转铁蛋白是血浆中主要的含铁蛋白质,负责运载由消化管吸收的铁和由红细胞降解释放的铁,以 TRF-Fe^{3+} 的复合物形式进入到骨髓中,供成熟红细胞生成。转铁蛋白分子量约为77 000,为单链糖蛋白,含糖量约 6 %。转铁蛋白可逆地结合多价离子,包括铁、铜、锌、钴等。每一分子转铁蛋白可结合两个三价铁原子。转铁蛋白主要在肝细胞合成,半衰期为 7天。健康人血浆中转铁蛋白参考值范围为1.87～3.12 g/L(20.8～34.7 μmol/L)。血浆中转铁蛋白的浓度受铁供应的调节,在缺铁状态时,血浆转铁蛋白浓度上升,经铁有效治疗后恢复到正常水平。

血浆中转铁蛋白水平可用于贫血的诊断和对治疗的监测。在缺铁性低血色素贫血中转铁蛋白的水平增高(由于合成增加),但铁的饱和度很低(正常值在 30 %～38 %)。相反,如果贫血是由红细胞对铁利用障碍(如再生障碍性贫血)引起的,则血浆中转铁蛋白正常或低下,但铁的饱和度增高;在铁负荷过量时,转铁蛋白水平正常,但饱和度可超过 50 %,甚至达 90 %。

转铁蛋白在急性时相反应中往往降低,因此在炎症、恶性病变时常随着清蛋白、前清蛋白同时下降,在慢性肝病及营养不良时亦下降,因此可以作为判断营养状态的一项指标。

在蛋白质丢失增加的疾病,如肾病综合征、慢性肾衰竭、严重烧伤和蛋白质丢失性胃肠病时,血浆中转铁蛋白降低。妊娠及口服避孕药或雌激素注射,可使血浆转铁蛋白升高。

尿中转铁蛋白检测有助于肾小球病变的分析,由于转铁蛋白的分子量为 77 000,当尿中发现转铁蛋白而未检出大量大分子蛋白时,显示选择性蛋白尿的可能。

(八)α_1-微球蛋白(α_1-microglobulin,α_1-M)

α_1-微球蛋白属糖蛋白,分子量 27 000,由 167 个氨基酸组成,与人类白细胞抗原 HLA-A11、HLA-B20 和 HLA-BM51 等抗原决定簇有交叉反应。α_1-微球蛋白主要在淋巴细胞和肝脏中生成,广泛分布于体液及淋巴细胞膜表面。在血液中,α_1-微球蛋白有游离和与 IgA 结合两种形式。正常情况下,血液中游离 α_1-微球蛋白可自由通过肾小球滤过膜,并在近曲小管被重吸收和代谢,与 IgA 结合的 α_1-微球蛋白不能通过滤过膜。健康人 α_1-微球蛋白参考值范围为血清10～30 mg/L,尿<6 mg/d。男性比女性高,小儿及老人比成年人高,妊娠末期比妊娠初期高。

1.血清 α_1-微球蛋白升高

血清 α_1-微球蛋白升高主要由肾小球滤过率下降所致,可见于原发性肾小球肾炎、糖尿病性肾病、狼疮性肾病、间质性肾炎、急慢性肾衰竭、IgA 型多发性骨髓瘤及肝癌等。

2.血清 α_1-微球蛋白降低

血清 α_1-微球蛋白降低见于肝炎或肝硬化等肝实质性病变。

3.尿 α_1-微球蛋白升高

肾小球、肾小管发生病变时,尿 α_1-微球蛋白水平升高,与判断肾功能的另外两项指标 β_2-微球蛋白(β_2-M)和肌酐(Cr)呈密切相关。肌酐清除率(Ccr)在 100 mL/min 以下时,α_1-微球蛋白升高；Ccr 为80 mL/min 以下时，β_2-M 开始升高。可见 α_1-微球蛋白比 β_2-M 敏感，而且患恶性肿瘤时不升高。因此，与 β_2-M 相比，α_1-微球蛋白在早期鉴别诊断肾功能方面更具有临床价值。

一般认为血清或尿液标本在 pH 4～8，4 ℃保存 1 周，α_1-微球蛋白仍可保持稳定。

（九）α_1-抗胰蛋白酶（α_1-antitrypsin，α_1-AT 或 AAT）

AAT 是具有蛋白酶抑制作用的一种急性时相反应蛋白，分子量为 55 000，pH 为 4.8，含有10 %～12 %糖。其在醋酸纤维薄膜或琼脂糖电泳中泳动于 α_1 区带，是这一区带的主要组分。区带中的另两个主要组分 α_1-酸性糖蛋白含糖量及 α_1-脂蛋白含脂类特别高，因此蛋白质的染色都很浅。作为蛋白酶的抑制物，它不仅作用于胰蛋白酶，同时也作用于糜蛋白酶、尿激酶、肾素、胶原酶、弹性蛋白酶、纤溶酶和凝血酶等。AAT 占血清中抑制蛋白酶活力的 90 %左右。AAT 的抑制作用有明显的 pH 依赖性，最大活力处于中性和弱碱性，当 pH 为 4.5 时，其活性基本丧失，这一特点具有重要的生理意义。

低血浆 AAT 可见于胎儿呼吸窘迫症。AAT 缺陷（ZZ 型、SS 型，甚至 MS 表现型）常伴有早年（20～30 岁）出现肺气肿，由吸入尘埃和细菌引起肺部多形核白细胞的吞噬活跃，引起溶酶体弹性蛋白酶释放。当 AAT 型蛋白缺乏时，蛋白水解酶过分地作用于肺泡壁的弹力纤维而导致肺气肿。AAT 的缺陷，特别是 ZZ 表现型可引起肝细胞的损害而致肝硬化，机制未明。对于原因不明的肝硬化和无肝炎病毒感染证据的慢性活动性肝炎患者，检测 AAT，对诊断及处理有一定价值。另外，妊娠、雌激素治疗，以及炎症、肿瘤等疾病时，AAT 会成倍增加。当肾小球病变较轻，尿中未出现大分子量蛋白，而有 α_1-抗胰蛋白酶时，意味着此时的蛋白尿可能为选择性蛋白尿。

（十）循环免疫复合物（circulating immune complex，CIC）

测定各种病原体所致的传染病及自身免疫疾病患者常存在免疫复合物，它是机体内抗体与其抗原相结合的产物。免疫复合物有三种形式：一是大的免疫复合物（＞19 S），可被吞噬细胞吞噬去除；二是中等的免疫复合物（≈19 S），存在于局部，如肾脏基膜、肝脏间质、血管内膜和关节滑膜等，此种复合物激活补体引起炎性细胞浸润和组织损伤；三是小的复合物（＜9 S），游离于血液、体液中，为一种可溶性的复合物，又称循环免疫复合物。循环免疫复合物的测定对免疫复合物疾病的诊断、疗效观察均有重要意义。

循环免疫复合物与肾小球疾病有关，测定 CIC 可帮助明确疾病的性质及活动性。临床测定 CIC 已有几十年的历史，有不同的测定方法。这些方法各有优点，也都有一定的局限性，故临床使用时应根据疾病性质选用不同的测定方法。

C_{1q} 结合法是最常用的方法，以放射标记的 C_{1q} 为指示剂。液相 C_{1q} 结合法（$FC_{1q}BA$）及固相 C_{1q} 结合法（$sC_{1q}BA$）常用以检测含 IgG 的 CIC，对含 IgM、IgA 的 CIC 不敏感。血清被灭活时会干扰此试验，使用肝素抗凝可出现假阳性结果。此种方法测定时 CIC 的低限浓度相当于 5 μg 结合的 IgG。第一种方法为胶固素结合试验，是利用小牛血清蛋白胶固素与以非共价键方式连接到免疫复合物上的非激活 C_{3b}（C_{3bi}）相结合的性质，通过测定 C_{3bi} 测定 CIC，因此只有 CIC 含 C_{3bi} 时才能使用此方法。用此法测定时的敏感程度相当于每毫升 5～10 μg 聚合 IgG。第二种方法为抗免疫球蛋白法。这些抗体通常源于 IgM，是从多克隆或单克隆类风湿因子

(monoclonal rheumatoid factor,MRF)中提取出来的,也可从实验动物中提取。这种方法的原理是用竞争性抑制的机制,通过测定 RF 对 IgG-Sephorox 结合的抑制,或是 MRF 抑制乳胶包被颗粒的聚积以测定免疫复合物的含量。这种方法的优点是敏感性强,不需要补体系统参与。被测标本中含高浓度类风湿因子,或高浓度的 IgA、IgG 可干扰此试验。第三种测定方法则需要借助血小板、巨噬细胞或淋巴细胞膜上的 Fc 受体,或 C_{3b} 测定血清中免疫复合物浓度。Fc 受体与免疫复合物反应,则可发生血小板聚集。第四种方法可使用的细胞是从 Burkitt 淋巴瘤分离出的 Ragi 细胞株。Ragi 细胞上有大量 C_{1q}、C_{3b} 及 C_{3d} 受体,只有少数 IgG、Fc 受体。用此法测定时大部分免疫复合物先黏附于 Ragi 细胞上,然后再用免疫标记的抗 IgG、IgA 抗体测定 Ragi 细胞上黏附的 IC 中的 IgG、IgA 含量,从而确定 IC 浓度。该方法敏感(相当于 $6\sim12\ \mu g/mL$ 聚合 IgG),缺点为可出现假阳性结果,尤其是 SLE 者假阳性较多。

CIC 阳性见于多种疾病,如细菌或病毒感染、肿瘤等。肾脏疾病时,尤其是原发性肾小球疾病其阳性率并不高。原发性肾小球肾病(primary glomerulopathy)及原发性肾小球肾炎时 CIC 常呈阴性。这可能与测定方法及 CIC 存在时间较短有关。膜性增生性肾炎 CIC 存在时间较长,50 %～70 %患者在病程中可检测到 CIC,Ⅰ型患者阳性率高于Ⅱ型。较长时间观察发现 CIC 阳性与 C_3 下降及疾病严重程度无关。半数左右的 IgA 肾病患者可检测到含 IgA 的 CIC。

继发性肾脏病,如全身性血管炎及结缔组织病合并肾脏损害时,CIC 阳性率远高于原发性肾小球肾炎患者。以 C_{1q} 结合法测定紫癜性肾炎患者阳性率为 50 %,主要是含 IgA 的 CIC。狼疮性肾炎,CIC 阳性率与疾病活动性无关,但与肾脏病理类型有关。膜性、局灶增生及弥漫性增生性狼疮性肾炎,CIC 往往呈阳性。测定方法对阳性率有影响,以 C_{1q} 结合法测定阳性率最高,长期持续阳性者为 50 %。干燥综合征合并膜性及膜增生性肾炎时,CIC 水平常显著升高。混合性结缔组织病时,若发生膜性或膜增生性肾炎,CIC 阳性率与狼疮性肾炎大体相当。类风湿性关节炎者 CIC 水平常显著升高,但肾炎发生较少,CIC 升高并不预示会发生肾脏损害。

链球菌感染后肾炎 CIC 阳性率较高,以 C_{1q} 结合法测定阳性率在 70 %～80 %。感染性心内膜炎及分流性肾病 CIC 阳性率为 60 %～90 %。

(十一)血清淀粉样物质-A(serum amyloid A,SAA)

血清淀粉样物质-A 来源于肝脏,主要由 IL-1、IL-6T 和 TNF 诱导产生,最高时可达肝脏合成蛋白量的 20 %。SAA 由 104 个氨基酸组成,它是一种小分子的载脂蛋白,与高密度脂蛋白(high desity lipoprotein,HDL)有关,主要是 HDL-3,并可替代 ApoA1 降低 HDL-3 与肝实质细胞的结合能力。SAA 在正常人血清中含量很低,一般<6.4 mg/L,当受到激发,反应极快,8～12 h 即可达到高峰,超过正常值的 2 000 倍;半衰期也极短,只有 50 min。SAA 和 CRP 同时检测可用于老年人感染的检验,两者皆高时预示着有潜在的感染且预后不良。

另外,SAA 作为排异反应的监测指标也非常敏感,比 CRP、肌酐等更早期、更可靠。肝移植 SAA >170 mg/L 活检排异者占 67 %,<170 mg/L 而排异者 33 %,无排异者 96 %。

因此 SAA 可作为炎症性疾病的早期诊断、排异的早期监测和作为自身免疫性疾病的诊断参考。

(十二)γ-痕迹蛋白

γ-痕迹蛋白,又称 Cystatin C,分子量为 13 kD,是胱氨酸蛋白酶抑制剂这一蛋白质大家族的成员之一。所有的有核细胞都能稳定地产生 Cystatin C,它存在于所有的体液中,脑脊液中的浓度最高,尿中的浓度最低。Cystatin C 几乎完全被肾小球滤过,然后被肾小管吸收,紧接着被降解。因此,血浆或血清中的 Cystatin C 的浓度就由肾小球滤过率决定,Cystatin C 也就成为反映肾小球滤过率的一个非常好的标志物。肾衰会导致 Cystatin C 在血浆中的浓度升高10倍;近端肾小管功能失常会阻碍 Cystatin C 从肾小球超滤后的重吸收,同时尿中的 Cystatin C 浓度增加 100 多倍。Cystatin C 的浓度不受炎症反应、恶性肿瘤、肌肉、性别影响,但血清浓度随年龄而变化,同时伴随肾小球滤过率变化。而肾小球滤过率都会受以上这些因素的影响。

目前,临床上常规用肌酐清除率的方法来估计肾小球滤过率。然而,这一方法有几个缺点。首先,测定肌酐清除率需要在很长的一段时间内连续地收集尿样,通常为 24 h。这给护理人员带来了很大的工作量,而且经常由尿样收集不全而造成分析上的偏差。另外,肌酐的产生在很大程度上与肌肉有关,也就是说与性别和年龄有关。除由肾小球滤过外,肾小管也会分泌产生肌酐,这在个体之间的差异是很大的。肾衰竭时,其他途径清除的肌酐增加了,这样由肌酐清除率得到的肾小球滤过率就会偏高。另外,有一些物质会干扰肌酐清除率的测定,如葡萄糖、尿酸、酮类、抗坏血酸和头孢类抗生素等。

还有一种测定肾小球滤过率的方法是测某种放射性同位素标记,如 Cr-EDTA 或 I-碘肽盐(iothalamate)。这种方法虽然可靠,但是价格昂贵,还需要特殊的标本处理和放射显影。

用血清 Cystatirt C 测定肾小球滤过率比用肌酐清除率的方法得到的结果更接近放射性同位素标记这一参考方法。Cystatin C 的分子量较低,生成稳定,由肾小球滤过而被清除,并且不会重新进入循环。这些特点使得它成为精确测定肾小球滤过率的理想标志物。

(十三)血浆蛋白的正常参考值范围

血浆蛋白的正常参考值范围是相对的,检测选用的方法和蛋白质标准品有差异。使得各个实验室之间的参考值范围不易取得一致。因此,各家文献中列出的参考值有较大的变异。此点在建立方法学与质量控制中应予以妥善处理。不同年龄、性别与个体间的参考范围亦存在差异。在分析实验结果时应注意以下几点。

1.年龄组的变异

(1)以新生儿血浆蛋白浓度与成人血浆蛋白浓度相对比值来看,甲胎蛋白、α_2-巨球蛋白、α_1-抗胰蛋白酶浓度在新生儿期显著高于成人,清蛋白、纤维蛋白原、免疫球蛋白 IgG 与正常成人接近,其他各成分特别是免疫球蛋白 IgM、IgA 及补体 C_3、C_4 成分均有偏低。

(2)对 8~95 岁年龄组分布的调查发现以下几点特征:①清蛋白,在 50 岁前保持稳定,50岁以后有下降趋势;②α_1-酸性糖蛋白,男 30 岁,女 40 岁后有下降趋势;③α_1-脂蛋白、α_1-抗胰蛋白酶,40 岁后有上升趋势;④触珠蛋白,随年龄增加而增加;⑤α_2-巨球蛋白,在 40 岁前随年龄增加而下降,到老年时又略有上升;⑥转铁蛋白,男性在 40 岁有随年龄增加而逐步下降的趋势,女性则在 30 岁左右达高峰,以后亦逐步下降;⑦免疫球蛋白 IgA,在出生前逐步上升,中年期达高峰;⑧β_2-微球蛋白,随年龄增加有逐步上升的趋势。

2.性别的差异

(1)清蛋白、α_1-酸性糖蛋白、免疫球蛋白 IgA 等,男性成人略高于女性。

(2)α_1-脂蛋白、铜蓝蛋白、α_2-巨球蛋白,女性略高于男性。在妊娠期,铜蓝蛋白、转铁蛋白等明显增高。

3.不同时期个体的差异及个体间的差异

个人不同时期的变异大大地小于人群间不同个体间的变异,因此用正常健康状态下本身的血浆蛋白值作为正常参考值更有效、更合理。

第五节　发光免疫分析技术

一、发光免疫分析技术发展概况

提供可靠的检测技术和快捷的服务是临床实验室提供高质量服务的关键。这种需求促使临床检验技术不断更新发展。就激素、多种特定蛋白及药物的定量检测而言,被检物质分子量小,体液中含量极微,其检验方法必须具有高度的特异性及灵敏度。20 世纪 60 年代开始发展起来的放射免疫技术在一定程度上解决了上述技术性问题,但因标志物放射性污染、半衰期短影响试剂稳定性,以及分离技术需时较长、无法实现全自动化等缺点,已渐被淘汰。随着单克隆抗体的成功应用和多种标志物及标记技术的发展,现代化免疫检测技术的灵敏度及特异性又有了一个飞跃。上述两种技术的日趋完善及临床对分析技术准确性及速度的要求,又促进了自动化免疫测定仪器的诞生。全自动发光免疫技术集经典方法学和先进技术于一身,问世于 20 世纪 90 年代初,近年来已被国内外的临床实验室及科研单位广泛应用于激素、多种特定蛋白及药物监测的分析。

发光免疫技术依其示踪物检测的不同而分为荧光免疫测定、化学发光免疫测定及电化学发光免疫测定三大类。荧光免疫测定又可分为两种:时间分辨荧光免疫测定(time resolved fluorescence immunoassay, TR-FIA)及荧光偏振免疫测定(fluorescence polarization immunoassay, FPIA)。利用TR-FIA者,以 EG&G 公司的 Auto Delfia 型为代表,FPIA 则以 Abbott 公司的 AxSYM 型、i2000 为代表。化学发光免疫测定分为化学发光酶免疫测定和化学发光标记免疫测定,前者以 Beckman-Coulter 公司的Access型及 DPC 公司的 Immulite 型为代表,后者以 Bayer 公司的 ACS:180SE 为代表。电化学发光免疫测定以 Roche 公司的 Elecsys1010 型、Elecsys2010 型及 Elecsy601 型为代表。

发光免疫技术具有明显的优越性:①敏感度高,超过放射免疫分析法;②精密度和准确性均可与 RIA 相媲美;③试剂稳定,无毒害;④测定耗时短;⑤自动化程度高。

目前,该类技术已能为临床提供许多项目检测。试剂随机配置,至今尚未有开放型的先例。各厂家在检测项目的技术和试剂开发上花尽心思。一般是先发展临床常用、样本量大的检测项目,推出仪器后,再根据市场需要及本身技术特点,逐渐开发技术难度较高的新检测项目。有发展前途的仪器,每年都有新的检测项目推出。归纳起来,目前市面上的仪器所能检测的项目包括以下内容。

(1)甲状腺功能及相关疾病的检测项目:总 T_3(TT_3)、总 T_4(TT_4)、游离 T_3(FT_3)、游离 T_4(FT_4)、促甲状腺素(thyroid stimulating hormone,TSH)、甲状腺球蛋白抗体(TG-Ab)、甲状腺过氧化酶抗体(TPO-Ab)。

(2)生殖内分泌激素:促卵泡生成激素(follicle-stimulating hormone,FSH)、促黄体生成素(lutropin,LH)、孕激素(Prog)、催乳素(prolactin,PRL)、睾酮(Test)、雌激素及胎盘激素,包括滋养叶细胞分泌的人绒毛膜促性腺激素(β-hCG)和胎儿-胎盘单位共同生成的激素(μE3)等。

(3)心肌缺血或梗死的标志物:肌钙蛋白 I(cTnI)、肌钙蛋白 T(cTnT)、肌红蛋白、肌酸激酶同工酶(creatine kinase-MB,CK-MB)。

(4)肿瘤标志物:癌胚抗原(carcinoembryonic antigen,CEA)、甲胎蛋白(α-fetoprotein,AFP)、CA19-9、CA125、CA15-3、角蛋白-18、前列腺特异抗原(prostate-specific antigen,PSA)β-hCG、$β_2$ 微球蛋白($β_2$-MG)铁蛋白等。

(5)糖尿病指标胰岛素、C 肽。

(6)贫血指标:叶酸盐、维生素 B_{12}、铁蛋白。

(7)肾上腺激素皮质醇。

(8)感染性疾病的血清学标志物:HIV 抗体、病毒相关抗原及抗体(如 HBsAg、抗 HBs、HBeAg、抗 HBe、抗 HBc、抗 HAV-IgM、CMV-IgG、CMV-IgM、RUBELLA-IgG、RUBELLA-IgM、Toxo-IgG、Toxo-IgM等)。

(9)药物浓度监测:地高辛、庆大霉素、cAMP、苯妥类、氨甲蝶呤、三硝基苯酚(trinitrophenyl group,TNP)。

二、发光免疫分析技术

化学发光技术(Luminescence Immunoassay,LIA)离不开经典免疫分析法的基本手段,后者包括三大要素:①抗原(Ag)抗体(Ab)反应及其复合物(Ag-Ab)的形成;②结合物和游离物的分离;③示踪物的定量检测。

(一)发光免疫分析的种类

发光免疫分析是一种利用物质的发光特征,即辐射光波长、发光的光子数与产生辐射的物质分子的结构常数、构型、所处的环境、数量等密切相关,通过受激分子发射的光谱、发光衰减常数、发光方向等来判断该分子的属性,以及通过发光强度来判断物质的量的免疫分析技术。

(1)根据标志物的不同,发光免疫分析有下列 5 种分析方法。①化学发光免疫分析其标志物为氨基酰肼类及其衍生物,如鲁米诺等。②化学发光酶免疫分析先用辣根过氧化物酶标记抗原或抗体,在反应终点再用鲁米诺测定发光强度。③微粒子化学发光免疫分析其标志物为二氧乙烷磷酸酯等。④生物发光免疫分析荧光素标记抗原或抗体,使其直接或间接参加发光反应。⑤电化学发光免疫分析所采用的发光试剂标志物为三氯联吡啶钌$[Ru(bpy)_3]^{2+}$ + N 羟基琥珀酰胺酯。此种分类方法较常用。

(2)根据发光反应检测方式的不同,发光免疫分析可分为下列 3 种主要的测定方法。①液相法免疫反应在液相中进行,反应后经离心或分离措施后,再测定发光强度。所用分离方法包括葡聚糖包被的活性炭末、Sephadex G-25 层析柱、第二抗体等。②固相法将抗原抗体复合物结定在固相载体(如聚苯乙烯管)或分离介质上(如磁性微粒球、纤维素、聚丙烯酰胺微球等),再测定发光强度,此法较常用。试验原理与固相 RIA 和 ELISA 方法基本相同。③均相法如均相酶免疫测定一样,在免疫反应后,不需要经过离心或分离步骤,即可直接进行发光强度检测。其原理是某些化学发光标志物(如甾体类激素的发光标志物)与抗体或蛋白结合后,就能增强发光反应的发光强度。在免疫反应系中,标记的抗原越多,光强度增加越大,因而免除了抗原抗体复合物与游离抗原、抗体分离的步骤。

(二)化学发光标志物

在发光免疫分析中所使用的标志物可分为 3 类,即发光反应中消耗掉的标志物、发光反应中起催化作用的标志物,以及酶标志物。这种分类方法在发光免疫分析的应用中,对标志物的选择、检测方案和测定条件的确定,以及分析数据的评价等都有实际意义。

1.直接参与发光反应的标志物

这类标志物在发光免疫分析过程中直接参与发光反应,它们在化学结构上有产生发光的特有基团。一般这类物质没有本底发光,有可能精确地测定低水平的标志物,并且制备标志物的偶联方法对发光的影响不大,因此这类标志物非常类似放射性核素标志物。

(1)氨基苯二酰肼类主要是鲁米诺和异鲁米诺衍生物。鲁米诺是最早合成的发光物质,也是一种发光标志物。但鲁米诺偶联于配体形成结合物后,其发光效率降低。而异鲁米诺及其衍生物(如氨丁基乙基异鲁米诺,氨己基乙基异鲁米诺等)克服了这一缺点,是比较成功的标志物。

(2)吖啶酯类是一类发光效率很高的发光剂,可用于半抗原和蛋白质的标记。用于标记抗体时,可获得高的比活性,有利于双位点免疫化学发光分析的建立,可用于多抗或单抗的标记。

(3)三氯联吡啶钌$[Ru(bpy)_3]^{2+}$是用于电化学发光的新型标志物,经电化学激发而发射电子,但其一定在与抗体或抗原结合成复合物以后才有特异性反应,在标记抗体或抗原之前,必须经化学修饰成为活化的衍生物三氯联吡啶钌$[Ru(bpy)_3]^{2+}$＋N-羟基琥珀酰胺酯(NHS),其为水溶性,可与各种生物分子结合成稳定标志物,分子量很小,不影响免疫活性。

2.不参与发光反应的标志物

这类标志物作为反应的催化剂或者作为一种能量传递过程中的受体,不直接参与化学发光反应。在这类发光体系中,标志物不影响总的光输出,而是加入后起反应的发光物质越多,体系产生的光越强。

(1)过氧化物酶这类标记酶主要是辣根过氧化物酶(horseradish peroxidase,HRP)。它在碱性条件下,对鲁米诺和过氧化氢的反应起催化作用。用 HRP 标记的结合物的量可用过量的 H_2O_2 和鲁米诺来测量,如对皮质醇的测定可达 20 pg。以过氧化物酶作为标志物而建立起来的免疫分析法属于酶免疫分析技术,但是发光酶免疫分析不同于其他酶免疫分析技术。此外,这种催化反应是在较高碱性条件下进行的,所以酶的活性较低,主要是酶结构中的铁卟啉部分起催化作用,蛋白质部分仅提供与其他分子结合的功能基团。

(2)荧光素酶是催化荧光素与腺苷三磷酸(adenosine triphosphate,ATP)的酶。它也可作为一种标记酶使用,如用于氨甲蝶呤和肌钙蛋白 T(T cardiac troponin T,TNT)的测定,其中对 TNT 的检测灵敏度可达 10 fmol/L。

（3）荧光素在 TCPO 发光反应体系中，作为荧光素一种能量传递的受体，在反应中不消耗。在这类发光反应中，体系所发出的光与荧光物质的浓度成正比，所以它可作为标志物用于化学发光免疫测定。

（4）三丙胺（tripropylamine，TPA）类似酶免疫测定（EIA）中的底物，是电化学发光（electrochemiluminescen，ECL）中的电子供体，氧化后生成的中间产物是形成激发态三氯联吡啶钌$[Ru(boy)_3]^{2+}$的化学能来源。

3.酶标志物

利用某些酶作为标志物，然后通过标志物催化生成的产物，再作用于发光物质，以产生化学发光或生物发光，这种方法对分析物的检测极限有赖于形成产物的量。

（1）葡萄糖氧化酶能催化葡萄糖氧化为葡萄糖酸并形成过氧化氢，所形成的过氧化氢可以通过加入鲁米诺和适当的催化剂而加以检测。应用葡萄糖氧化酶做标志物对被标志物进行检测，其检测极限量在 10～17 mol/L，如对 17α-羟基孕酮的测定，检测灵敏度可达 0.5 pg/管，对甲状腺素（T_4）的测定可达 6.4 fmol/L。

（2）葡萄糖-6-磷酸脱氢酶（G-6-PDH）能够催化烟酰胺腺嘌呤二核苷酸（nicotinamide adenine dinucleotide，NAD）形成还原型烟酰胺腺嘌呤二核苷酸（reduced nicotinamicle adenine dinucleotide，NADH），然后利用生物发光反应体系检测 NADH。以 G-6-PDH 作为标志物，运用生物发光体系检测肌钙蛋白 T，其检测灵敏度在 10～17mol/L。

（3）以碱性磷酸酶为标志物，ATP 为底物，运用荧光素酶-ATP 发光体系进行检测，可以建立多种高灵敏度的发光免疫分析方法。

（4）用丙酮酸激酶做标志物，催化形成 ATP，用荧光素酶-ATP 发光体系进行检测，也可建立多种发光免疫分析方法。

三、发光免疫分析原理

（一）化学发光免疫分析

化学发光的发光原理是在一个反应体系中 A、B 两种物质通过化学反应生成一种激发态的产物（C·），在回到基态的过程中，释放出的能量转变成光子（能量 hν）从而产生发光现象，其反应式如下。

$$A+B \rightarrow C \cdot$$
$$C \cdot +D \rightarrow C+C \cdot$$
$$C \cdot \rightarrow D+h\nu$$

式中：h——普朗克常数；ν——发射光子的频率。

化学发光反应可在气相、液相或固相反应体系中发生，其中液相发光对生物学和医学研究最为重要。溶液中的化学发光从机制上讲包括三个步骤：反应生成中间体；化学能转化为电子激发态；激发分子辐射跃迁回到基态。

在化学发光免疫测定中，主要存在两个部分即免疫反应系统和化学系统，其反应如下。

竞争性结合分析法：Ag+Ag-L+Ab→Ag-Ab+Ag-Ab-L（发光物质）。

非竞争性结合分析法：Sp-Ab+Ag↔Sp-Ab-Ag（Sp 为固定物质）。

Sp-Ab-Ag+Ab-L↔Sp-Ab-Ag-Ab-L

(二)化学发光酶免疫分析

从标记免疫测定来看,化学发光酶免疫测定应属酶免疫测定。测定中 2 次抗原抗体反应步骤均与酶免疫测定相同,仅最后的步骤反应所用底物为发光剂,通过化学发光反应发出的光在特定的仪器上进行测定。常用的发光物为鲁米诺及其衍生物。

(三)生物发光免疫分析

生物发光是化学发光的一个特殊类型,它是由生命活性生物体所产生的发光现象,发光所需的激光来自生物体内的酶催化反应,催化此类反应的酶称为荧光素酶。生物发光包括萤火虫生物和细菌生物发光,前者发光反应需要 ATP 的参与,故萤火虫生物发光又称 ATP 依赖性生物发光。ATP 依赖生物发光反应中,萤火虫荧光素和荧光素酶在 ATP、Mg^{2+} 和 O_2 存在下可发光,反应式如下。

$$ATP+荧光素+荧光素酶\ Mg^{2+}\ 腺苷基荧光素$$

$$腺苷基荧光素+O_2\ 腺苷基氧化荧光素+光(\lambda max=562\ nm)$$

整个反应过程中,发出的总光量和荧光素、荧光素酶、O_2 和 ATP 的浓度有关,在所有其他反应产物过量时,发出的总光量和最大光强度与 ATP 的量成正比。最大光强度在测试条件下可立即获取,故实际工作中多以发光光度计所测得的最大光强度作为 ATP 浓度的换算依据。发光细菌具有两种酶,细菌荧光素酶和 NAD(P)H:FMN 氧化还原酶。前者在有 O_2 存在下催化 $FMNH_2$ 和长链脂肪醛氧化,生成黄素单核苷酸(flavin menonucleotid reductase,FMN)和长链脂肪酸并发光;后者能使 FMN 还原成 $FMNH_2$,$FMNH_2$ 再参与上述反应。生物发光免疫分析比较典型的体系有萤火虫荧光素-荧光素酶发光体系和细菌荧光素-荧光素酶发光体系。

(四)微粒子化学发光免疫分析

微粒子化学发光免疫分析技术是采用顺磁性微粒子作为固相载体,以碱性磷酸酶标记抗原或抗体,以 AMPPD(Dioxetanes)作为化学发光剂的一种发光免疫分析技术。

作为微粒子化学技术标志物的二氧乙烷磷酸酯是一种超灵敏的碱性磷酸酶底物(AMP-PD),AMPPD 在碱性磷酸酶的作用下,迅速去磷酸化生成不稳定的中介体 AMPD。AMPD 产生单线激发态产物,发生化学荧光,在这种二级动力学反应的一定时间内,就产生持续稳定的发光,此时动力反应从高能量级的激发态回到低能量级的稳定态,每次稳定的发光可持续数日,发射光所释放的能量以光强度形式被检测。

微粒化学发光以磁性微珠作为载体包被抗体,因其表面积增大,可迅速捕捉抗原,所需标本量极少,反应时间缩短。测定时间减少,同时因其选择性吸附抗原,故可减少污染,降低交叉污染概率。

(五)电化学发光免疫分析

电化学发光免疫分析(eletro-chemiluminescence immunoassay,ECLIA)是继酶免疫、放射免疫、化学发光免疫测定之后的新一代标记免疫测定技术,是电化学发光和免疫测定相结合的产物。

电化学发光与一般化学发光技术的主要区别在于标志物的不同:一般化学发光为标记催化酶(辣根过氧化物酶等)或化学发光分子(鲁米诺等),这样的化学反应一般发光不稳定,为间断的、闪烁性发光,而且在反应过程中易发生裂变,导致反应结果不稳定;检测时必须对结合相与游离相进行分离,操作步骤多。而电化学发光则不同,其为电促发光,采用的发光试剂标记分子是三氯联吡啶钌[Ru(bpy)₃]²⁺,[Ru(bpy)₃]²⁺在三丙胺阳离子自由基(TPA⁺·)的催化及三角形脉冲电压激发下,可产生高效、稳定的连续发光,同时由于[Ru(bpy)₃]²⁺在发光反应中的再循环利用使发光得以增强、稳定,而且检测采用均相免疫测定技术,无须将游离相与结合相分开,从而使检测步骤大大简化,也更易于自动化。

电化学发光是一种在电极表面引发的特异性化学发光反应,参与反应的发光试剂标志物为三氯联吡啶钌[Ru(bpy)3]²⁺,另一种试剂是三丙胺。在阳极表面,以上两种电化学活性物质可同时失去电子,发生氧化反应,2价的[Ru(bpy)3]²⁺标志物被氧化成3价的[Ru(bpy)3]³⁺标志物,TPA被氧化成阳离子自由基TPA⁺·,TPA⁺·很不稳定,可自发地释放一个质子而变成自由基TPA·,其为强还原剂,可将一个电子给3价的[Ru(bpy)₃]³·,使其转变为激发态的[Ru(bpy)₃]²⁺·,而TPA自身被氧化成氧化产物。激发态的[Ru(bpy)₃]²⁺·在衰减的同时,发射一个波长为620 nm的光子,重新形成基态的[Ru(bpy)₃]²⁺。以上发光反应在电极表面周而复始地不断循环进行,产生许多光子,使光信号增强。

电化学发光分析技术和其他免疫技术相比具有十分明显的优点:①三氯联吡啶钌可与蛋白质、半抗原激素、核酸等各种化合物结合,因此检测项目很广泛。②由于磁性微珠包被采用"链霉亲和素-生物素"新型固相包被技术,其检测的灵敏度更高,线性范围更宽,反应时间更短。

四、发光免疫分析仪器

(一)ACS:180SE 全自动化学发光免疫分析系统

ACS全自动化学发光免疫分析系统由拜耳公司生产,采用化学发光技术和磁性微粒子分离技术相结合的免疫分析系统。20世纪90年代初,拜耳公司首次推出全自动化学发光免疫分析系统ACS:180SE,20世纪90年代中期推出第二代产品为ACS:180SE分析系统,最近该公司又推出了ACS:CENTAUR。第二代产品将微机与主机分开,将软件程序加以改进,使操作更灵活,结果准确可靠,试剂贮存时间长,自动化程度高。

1.仪器测定原理

该免疫分析技术有两种方法:一是小分子抗原物质的测定采用竞争法;二是大分子的抗原物质测定采用夹心法。该仪器所用固相磁粉颗粒极微小,其直径仅 1.0 μm。这样大大增加了包被表面积,也增加了抗原或抗体的吸附量,使反应速度加快,也使清洗和分离更简便。其反应基本过程如下。

(1)竞争反应用过量包被磁颗粒的抗体,与待测的抗原和定量的标记吖啶酯抗原同时加入反应杯温育。其免疫反应的结合形式有两种:一是标记抗原与抗体结合成复合物;二是测定抗原与抗体的结合形式。

(2)夹心法标记抗体与被测抗原同时与包被抗体结合成一种反应形式,即包被抗体-测定抗原-发光抗体的复合物。无论上述哪种反应,所结合的免疫复合物被磁铁吸附于反应杯底部,上清液吸出后,再加入碱性试剂;其免疫复合物被氧化激发,发射出 430 nm 波长的光子,再由光电倍增管将光能转变为电能,以数字形式反应光量度,计算测定物的浓度。竞争法是负相关反应;夹心法是正相关反应。

2.仪器组成及特点

该仪器由主机和微机两部分组成。主机部分主要由仪器的运行反应测定部分组成,它包括原材料配备部分、液路部分、机械传动部分及光路检测部分。微机系统是该仪器的核心部分,是指挥控制中心。该机设置的功能有程控操作、自动监测、指示判断、数据处理、故障诊断等,并配有光盘。主机还配有预留接口,可通过外部贮存器自动处理其他数据并遥控操作,以备实验室自动化延伸发展。

ACS:180SE 分析仪为台式,其主要特点如下。①测定速度:每小时完成 180 个测试,从样品放入到报告第一个测试结果仅需 15 min,以后每隔 20 s 报一个结果。②样品盘:可放置 60 个标本,标本管可直接放于标本盘中,急诊标本可随到随做,无须中断正在进行的测试。③试剂盘:可容纳 13 种不同的试剂,因此每个标本可同时测定 13 个项目。④全自动条码识别系统:仪器能自动识别试剂瓶和标本管,加快了实验速度。⑤灵敏度:达到放射免疫分析的水平。

3.测定项目

该系统现有检测项目 47 项,更多的项目还在开发之中。①甲状腺系统:总、游离 T_3,总、游离 T_4,促甲状腺素,超敏促甲状腺素,T_3 摄取量。②性腺系统:绒毛膜促性腺激素、泌乳素、雌二醇、雌三醇、促卵胞成熟素、促黄体生成素、孕酮、睾酮。③血液系统:维生素 B_{12}、叶酸、铁蛋白。④肿瘤标志物:AFP、CEA、CA15-3、CA125、CA19-9、β_2-微球蛋白、PSA。⑤心血管系统:肌红蛋白、肌钙蛋白 T、肌酸激酶-MB。⑥血药浓度:地高辛、苯巴比妥、茶碱、万古霉素、庆大霉素、洋地黄、马可西平。⑦其他:免疫球蛋白 E、血清皮质醇、尿皮质醇、尿游离脱氧吡啶。

(二)ACCESS 全自动微粒子化学发光免疫分析系统

ACCESS 全自动微粒子化学发光免疫分析系统是美国贝克曼-库尔特公司(Beckman Coulter)生产的,它采用微粒子化学发光技术对人体内的微量成分及药物浓度进行定量测定。该系统具有高度的特异性、高度的敏感性和高度的稳定性。全自动操作,一次可以对 60 份标本进行 24 种项目的测定,只需 10~30 min 就可完成第一个测定并打印出结果。

1.分析方法及过程

ACCESS 系统以磁性微粒作为固相载体,以碱性磷酸酶作为发光剂,固相载体的应用扩大了测定的范围。该系统以竞争法、夹心法和抗体检测等免疫测定方法为基础。试剂包装采用特殊的设计,每个试剂包有 5 个小室,分别把不同的试剂分开,减少了交叉污染,保证了检测质量。

(1)抗原抗体结合将包被单克隆抗体的顺磁性微粒和待测标本加入反应管中,标本中的抗原与微粒子表面的抗体结合,再加入碱性磷酸酶标记的抗体,经温育后形成固相包被抗体-抗原-酶标记抗体复合物。

(2)洗涤、分离在电磁场中进行 2~3 次洗涤,很快将未结合的多余抗原和酶标记抗体洗去。

(3)加入底物 AMPPD 发光剂,AMPPD 被结合在磁性粒子表面,在碱性磷酸酶的催化下迅速去磷酸基因,生成不稳定的中介体 AMPD。AMPD 很快分解,从高能激发态回到低能量的稳定态,同时发射出光子,这种化学发光持续而稳定,可达数小时之久。该系统通过光量子阅读系统记录发光强度,并从标准曲线上计算出待测抗原的浓度。

2.仪器组成及特点

ACCESS 是由微电脑控制的,由样品处理系统、实验运行系统、中心供给系统和中心控制系统四部分组成,其仪器特点如下。①测定速度:每小时完成 100 个测试,从放入第一个样品开始,得到测试结果需要15～30 min。②样品盘:可放置 60 个标本,标本管可直接上机,急诊优先,标本可随到随做,无须中断运行。③试剂盘:可容纳 24 种试剂,因此每个标本可同时测定 24 个项目,试剂可随意添加。④全自动条码识别系统:仪器能自动识别试剂盒和标本管条码,加快了实验速度。⑤灵敏度:通过酶放大和化学发光放大,灵敏度达到甚至超过放射免疫分析的水平。

3.分析范围

该系统主要对人体内的微量成分及药物浓度进行定量。①甲状腺功能:游离、总 T_3,游离、总 T_4,TSH,甲状腺素摄取率。②血液系统:铁蛋白、叶酸盐、维生素 B_{12}。③变态反应:总 IgE。④内分泌激素:β-hCG、LH、FSII、E_2、PT、PRL、皮质醇(Cortisol)。⑤药物检测:茶碱、地高辛。⑥肿瘤因子:CEA、AFP、PSA。⑦心血管系统检查:肌钙蛋白Ⅰ、肌红蛋白。⑧糖尿病检查:胰岛素。

(三)Elecsys 全自动电化学发光免疫分析仪

电化学发光免疫分析技术在新一代实验室免疫检测技术中很有特点,它在 20 世纪 90 年代一问世就引起广泛的关注。德国 Roche 公司在链霉亲和素-生物素包被技术的基础上,引用电化学发光免疫分析技术并开发出相应的检测系统。Elecsys 型号的仪器在功能上完全一致,操作也有相同(都是触摸屏操作)之处;细节有差异,有完善的使用说明。

1.测定原理及过程

Elecsys 分析仪集多种技术于一身,应用了免疫学、链霉亲和素生物包被技术及电化学发光标记技术。

(1)将待测标本与包被抗体的顺磁性微粒和发光剂标记的抗体加在反应杯中共同温育,形成磁性微珠包被抗体-抗原-发光剂标记抗体复合物。

(2)将上述复合物吸入流动室,同时用 TPA 缓冲液冲洗。当磁性微粒流经电极表面时,被安装在电极下的磁铁吸引住,而游离的发光剂标记抗体被冲洗走。同时在电极加电压,启动电化学发光反应,使发光试剂标志物三氯联吡啶钌$[Ru(bpy)_3]^{2+}$和 TPA 在电极表面进行电子转移,产生电化学发光。光的强度与待测抗原的浓度成正比。

2.仪器组成及特点

Elecsys 分析仪为台式一次进样(Elecsys 1010)或随机进样(Elecsys 2010)自动化分析仪,主要由样品盘、试剂盒、温育反应盘、电化学检测系统及计算机控制系统组成。仪器特点为:①测定速度,每小时完成 90 个测试,从样品放入到出第一个测试结果需要 9 min 或 18 min,根据测试的项目而定。②样品盘,可放置 75 个或 30 个标本,标本管可直接上机。由于采用急诊通道,急诊标本可随到随做,无须中断运行。③试剂盘,可容纳 6 或 18 种试剂,并带有内置恒温装置,以利于试剂保存。④全自动二维条码识别系统,仪器能自动识别试剂盒、标准品、质控品和标本管条码,并读入测定参数等,减少人工输入的误差。⑤灵敏度,由于采用链霉亲和素-生物素技术和电化学发光技术,灵敏度可达到甚至超过放射免疫分析的水平。

3.应用的免疫学方法原理

有三种抗原抗体反应方法被应用：抑制免疫法（competitive principle），用于小分子量蛋白抗原检测；夹心免疫法（sandwich principle），用于大分子量物质检测；桥联免疫法（bridging principle），用于抗体如 IgG、IgM 检测。还有钌标记用于 DNA/RNA 探针分析。

4.检测项目该仪器

可应用项目有很多，已提供试剂盒的项目如下。①肿瘤标志物：AFP、CEA、PSA、CA15-3、CA19-9、CA72-4、CA125II、CYFRA21-1、β-hCG、NSE。②甲状腺功能：TSH、FT_3、FT_4、FBG、TG、Anti-TG。③内分泌：FSH、LH、PT、hCG；β-hCG、肾上腺皮质醇、胰岛素、前列腺素、PRL。④感染性疾病：Anti-HAV、Anti-HAV-IgM、HBsAg、Anti-HBc、Anti-HBs、Anti-HBe、HBeAg、Anti-HCV、HIV-Ag。⑤心肌标志物：TNT、CK-MB、肌红蛋白、地高辛、洋地黄。⑥维生素类：维生素 B_{12}、叶酸、铁蛋白。

五、发光免疫分析技术的临床应用

(一)甲状腺疾病相关免疫检测与临床应用

常规甲状腺功能血清学检查主要包括甲状腺激素、垂体激素和自身免疫指标的检验。前者包括总 T_3（TT_3）、总 T_4（TT_4）、游离 T_3（FT_3）、游离 T_4（FT_4），以及其相关垂体促甲状腺素甲状腺摄取率（TU）及游离甲状腺素指数（FT_4I）；后者包括甲状腺球蛋白抗体（TgAb）、甲状腺过氧化酶抗体（thyroid peroxidase，TPO）或甲状腺微粒体抗体（TmAb）、促甲状腺受体抗体（TRAb）等。TmAb 和 TRAb 目前仍未采用化学发光法。

(二)生殖内分泌激素检测与临床应用

化学发光免疫分析技术提供传统的生殖内分泌激素检测项目，主要有促卵泡生成激素促黄体生成激素（LH）、孕激素（Prog）、催乳素（Prol）、睾酮（Test），以及胎盘激素，包括滋养叶细胞分泌的人绒毛膜促性腺激素（β-hCG）、胎儿-胎盘单位共同生成的激素、非联合雌三醇（UE3）。现代化检测技术不但提高了这些检测项目的灵敏度、特异性，还从速度上提供了急诊服务的条件，迎合了临床急诊检测的需要，在妇产科临床方面开拓了前所未有的应用前景。

(三)心肌蛋白检测与临床应用

典型心绞痛和心肌梗死（AMI）患者，心肌供血不足，细胞受损破坏，细胞内容物渗出，进入血循环。血清（浆）肌酸激酶（CK）及其同工酶（CK-MB）作为上述病理改变的标志物已被临床应用多年。心肌酶活性的测定需时不长，又较便宜，一般情况下尚能满足临床确诊 AMI、监测疗效和估计梗死范围等的需要。

然而，在某种特殊情况下，上述标志物尚有明显不足之处：一方面，伴有肌肉组织损伤的病例，心肌酶因组织特异性不高而失去其应有的诊断价值；另一方面，酶活性检测法的精确度不足，临床正常参考范围较宽，诊断敏感性不足以辅助确诊微小心肌梗死（Micro-infar）或轻微心肌细胞损伤。目前，化学发光法除提供心肌酶检测技术外，还提供临床应用价值更高的肌钙蛋白 T（cTnIT）、肌钙蛋白 I（cTnI）和肌红蛋白（myoglobin，MYO）检测。

(四)胰岛素和 C 肽测定与临床应用

1.胰岛素

胰岛素由胰岛 β-细胞分泌,主要控制糖代谢,也参与控制蛋白质合成和三酰甘油的储存。血循环中胰岛素包括真胰岛素及其前身胰岛素原,其前身胰岛素原又包括完整胰岛素原和裂环胰岛素原。传统放射免疫法测定免疫活性胰岛素,即笼统测定所有胰岛素原分子及真胰岛素,其临床应用的推广正随着高特异性真胰岛素与胰岛素原的检测技术的发展而受到冲击。真胰岛素测定对糖尿病的诊断、分型及疗效随访有重要的临床应用意义。目前,个别化学发光免疫分析系统推出真胰岛素检测技术,如美国贝克曼 Access 免疫分析系统的超敏感胰岛素检测仅测定真胰岛素(与胰岛素原无交叉反应)。该检测项目在临床及科研方面的应用,将使人们对 2 型糖尿病的发病机制有更进一步的认识。

胰岛素检测的重要意义之一在于了解糖尿病高危人群和糖尿病患者的胰岛 β-细胞分泌功能,并依此协助临床对患者进行临床分型和选择治疗方案。1 型糖尿病患者胰岛 β-细胞分泌功能不足,表现为空腹和餐后血真胰岛素水平降低,释放曲线呈低水平状。根据胰岛 β-细胞分泌功能,2 型糖尿病患者可分为两个人群组:A 组胰岛素释放试验的结果一般表现为空腹胰岛素值比正常人高,餐后30 min、1 h 值低于正常人,整个反应过程中虽峰值高于正常,但峰时延迟至 2 h 或 3 h,呈延迟增高型;B 组表现为空腹胰岛素值比正常人低,餐后释放反应低,呈无反应或低反应型。2 型糖尿病更进一步的分型,将随着真胰岛素检测技术的问世而实现。详细的分型有利于更合理地选择治疗方案。除此之外,真胰岛素检测还被用于评价不同胰岛素制剂在不同个体血中的有效作用期,以便及时调整治疗方案。

胰岛 β 细胞肿瘤可导致高胰岛素血症,并继发低血糖症。重复数次空腹血胰岛素水平测定,可协助诊断胰岛细胞瘤。

2.C 肽

胰岛 β 细胞所分泌的胰岛素原,经一系列的转化酶作用后,一个胰岛素原分子裂解为一个真胰岛素和一个 C 肽,两者呈等分子释放入血循环。但因 C 肽降解部位在肾脏而胰岛素在肝脏,且其生物半衰期是胰岛素的 2 倍,故外周血循环中 C 肽的克分子浓度比胰岛素高,两者比值约为 6。C 肽与胰岛素抗体无交叉反应,也不与细胞膜上的受体结合。如此种种,C 肽测定被认为更能反映胰岛 β 细胞的功能。

C 肽测定在协助糖尿病分型和疗效的观察、分析方面与胰岛素相同,但在评价机体胰岛 β 细胞分泌功能方面有其特有的优点。对长期使用外源性胰岛素患者测定胰岛素,既受外源性胰岛素影响(方法学上不能区分内源性或外源性),也受机体产生的胰岛素抗体和胰岛素结合的影响。外源性胰岛素中不含 C 肽,且 C 肽不和胰岛素抗体发生免疫交叉反应,因此即使在有特异真胰岛素测定技术的情况下,技术性可靠的 C 肽测定仍颇受临床欢迎。

(五)贫血指标检测与临床应用

多年来,贫血的鉴别诊断主要依靠血液学的特殊染色及骨髓穿刺等复杂的实验室手段。随着免疫学技术的发展,某些血液疾病可以依靠简单的免疫分析进行鉴别诊断及治疗随访。目前所有的化学发光免疫分析系统都提供铁蛋白、维生素 B_{12}、血清及红细胞叶酸盐等鉴别贫血原因的免疫检测项目。铁蛋白是缺铁性贫血的敏感指标,临床上除用来作为诊断依据外,还应用于补铁治疗的随访。维生素 B_{12} 及铁蛋白检测,在协助诊断白血病方面也有一定的临床应用价值。

1.叶酸盐

叶酸盐是一种维生素,经小肠吸收后储存于肝脏。其生物化学功能是辅酶 A,与细胞生长及 DNA 合成密切相关。叶酸缺乏将导致巨幼红细胞/巨红细胞性贫血,并导致神经病理学方面的疾病。

叶酸缺乏常见于摄入不足、吸收不良或体内需求增加。后者常见于怀孕期间,可导致神经管脊髓漏等胎儿先天性疾病,或见于酗酒、肝炎或其他引起肝功能不全的疾病。

2.维生素 B_{12}

维生素 B_{12} 经口摄入后,与胃液中的"内因子"蛋白结合,在回肠中吸收后储存于肝脏。其生物化学功能与叶酸类似。维生素 B_{12} 缺乏同样将导致巨幼细胞性贫血及神经病理学方面的疾病。

维生素 B_{12} 缺乏常见于原发内因子分泌不足、继发维生素 B_{12} 吸收减少,这种现象称"恶性贫血",常见于 50 岁以上人群组。因为维生素 B_{12} 吸收量与功能小肠的长度成正比,胃、肠切除术后可导致维生素 B_{12} 缺乏。不同细菌或炎症引起的小肠疾病同样影响维生素 B_{12} 吸收。维生素 B_{12} 摄入不足也见于长期吃素者。

3.铁蛋白

铁蛋白是一种铁储存蛋白。血清铁蛋白浓度与体内总铁储存量成正比。铁蛋白是一种最常用的诊断有关铁代谢疾病的指标。

缺铁性贫血者血清铁蛋白浓度仅为正常人的 1/10;而铁摄入过量者,其血清铁蛋白浓度明显高于正常人。有报道认为铁蛋白是早期发现缺铁性贫血的敏感指标。铁蛋白测定也常被应用于补铁治疗的疗效随访。临床上还应用铁蛋白辅助诊断血色素沉着病。血色素沉着病分遗传性和继发性,两者的共同发病机制是铁储存异常增高,导致组织毒性作用。遗传性血色素沉着病患者的小肠吸收铁的功能异常增高;继发性血色素沉着病多见于反复接收输血治疗的患者。临床发现,铁蛋白是反映血中铁储存量最好的指标,血清铁测定不如铁蛋白敏感。

白血病、骨髓瘤、胃癌、肠癌、肺癌、乳腺癌、胰腺癌黑素瘤等均可有铁蛋白异常增高,临床上也用铁蛋白作为肿瘤标志物以辅助诊断肿瘤及疗效随访。

(六)肿瘤标志物检测与临床应用

肿瘤标志物是指肿瘤组织和细胞因癌基因及其产物的异常表达而产生的抗原和生物活性物质,但健康组织有时也能产生类似的赘生物,其中包括与之相关的各类激素、酶、特异性或非特异性蛋白质、肿瘤代谢产物等。尽管肿瘤标志物的研究不断取得进展,但目前仍没有任何一种标志物能对肿瘤完全特异。原因:①绝大多数肿瘤标志物既不是器官特异也不是疾病特异,肿瘤组织本身可产生,非恶性病变组织也可产生,因此一些良性疾病也可出现不同程度的阳性反应;②肿瘤可因多种因素而呈现一过性或阶段性阴性;③受科技水平的限制而未揭示出高特异性的肿瘤标志物。为了克服上述缺点,临床工作者通过大量的实践,推荐追踪观察和联合检测,以便及时发现一些常规检测难以发现的恶性肿瘤。

六、发光免疫分析技术的前景展望

我国的临床免疫检测与国外相比,发展起步较晚。目前,常规的实验室免疫学检测还是以凝集、沉淀试验及手工操作的酶标、放免试验为主。这些检测方法在实际应用中,操作烦琐,投入人力多,质量控制难以保证,环境污染等问题多。发光免疫技术的引进使我国临床免疫学检验工作达到了一个新的水平。

发光免疫技术基本原理与放免分析技术相同,标志物可稳定贮存,敏感性与放免技术相近或更高,检测速度较放免技术快 3～8 倍,可进行全自动化的检测,而且无辐射防护、环境污染及标志物衰变等问题。以发光免疫技术为代表的非放射分析技术最终将取代同位素分析技术已成为众多学者的共识,这是一种技术发展的趋势。

发光免疫技术能够做到像全自动生化分析仪一样,自动化程度高,标本处理能力强,随机性好,灵活性高,使临床检验工作者从烦琐的手工操作中解放出来,减少人力,减少人为误差;急诊及加急服务工作得以真正实现;易于做到质量控制,将分析误差进一步减小。这些是传统的非自动化免疫分析技术所无法达到的。应当说,这项技术已适合现代临床检验技术的发展需要,它将广泛地应用于我国的临床检验医学领域。

发光免疫技术的问世,将扩大医学工作者们对人体许多微量物质的认识,并将其应用到临床诊断、治疗及预后评估中。利用发光免疫技术开发更多的、更全面的检验项目已成为这类技术的重要任务之一。拥有这类技术的厂商均投入巨资进行研究和开发新的项目,并积极推广应用,而且每年都有一两项甚至多项新项目问世。这对推广和加速发光免疫技术的应用起到了积极的作用。

当然,目前我们要面对的一个现实问题是应用这类技术的费用比传统的技术要高,这与政府控制医疗费用的政策相矛盾。加速这类技术的国产化,将是降低成本的直接有效手段,但困难是很大的。在国产化技术问世前,引进并广泛推广国外这一先进技术是医疗市场的需要。目前,国外厂商面对我国潜在的市场,面对众多同行的竞争,已逐渐改变其市场策略,并有调低仪器及试剂价格的趋势。另外,应积极宣传这一技术的及时、快速、准确等优点,减少患者因等候而造成的浪费,这也许是间接节约成本的有效手段。

第三章　消毒灭菌技术

第一节　概　述

一、消毒的意义

微生物无处不在,它与人类的生产生活密切相关。一方面,有益的微生物可以帮助人们生存得更健康;另一方面,一部分有害微生物,可使人和动植物患病,造成经济损失,甚至直接危害生命。也有一部分微生物在人体健康时与人和平共处,但在机体抵抗力低下时会引起疾病。在人类与病原微生物的斗争中,消毒是最直接的手段,消毒的意义概括起来有以下两点。

(一)预防感染性疾病的需要

消毒是贯彻"预防为主"方针的重要手段之一。在医疗和防疫工作中,消毒的目的是将传播媒介上的病原微生物杀灭或清除,使之达到无害化。病原微生物由传染源排出后,可在自然界存活一定时间,其长短随种类与环境而定,短可数小时,长可数天甚至数年。病原微生物在自然界存活愈久,引起危害的机会便愈多。要防止这些病原微生物的扩散,预防感染性疾病的发生和流行,就必须及时做好消毒杀菌工作。

有的微生物,平时大量存在于人们日常生活环境和医院环境中,一般情况下不会引起疾病,但会在机体抵抗力低下、医疗过程或发生发生其他事故时侵入机体使人体感染发病。例如,烧伤时引起的铜绿假单胞菌(绿脓杆菌)感染,手术污染引起的破伤风或气性坏疽,皮下注射引起的化脓性感染等。这些疾病同样可威胁人们的健康。因此,在医疗诊治过程中,必须加强消毒灭菌措施,以防止上述情况的发生。

(二)防腐与保存的需要

食品、工业、制药、生物制品,以及人们日常生活中的防霉、防腐和保存等都离不开消毒,消毒是人们与微生物斗争必不可少的手段之一。

二、消毒的原则

消毒可以杀灭或清除病原微生物,切断传播途径,但绝不能将之作为一项孤立的措施。消毒只有在同其他各项预防措施结合使用时,才能达到预期目的。为使工作能顺利展开并取得较好的效果,消毒应遵循以下原则。

(一)加强领导,统一组织

消毒工作要求严,涉及范围广,工作量大,耗费的人力、物力也比较多,在进行消毒工作时,必须实行统一领导,严密组织,专业队伍与群众相结合;在处理安排上,重点与一般相结合。

(二)方法适宜,处理恰当

在实际消毒工作中,消毒对象多,情况复杂,为了既达到消毒的目的,又减轻对物品的损坏,应根据被消毒对象与条件灵活选择消毒方法、消毒剂种类和浓度,恰当处理,保证消毒工作顺利完成。

（三）突出重点，统筹兼顾

消毒只能处理局部地区或部分物品，不可能对所有的可能污染的场所和物品都进行消毒处理。因此，除消毒处理之外，还须采取防止再污染措施，否则可能会使消毒处理前功尽弃。

（四）措施落实，确保质量

消毒必须严格按照规定的剂量、方法与条件加以实施，使被消毒对象无害化。不正确的处理，非但不能防止疾病的传播，有时反而可造成安全假象，使人们放松警惕，更不利于预防疾病。

三、消毒有关名词的基本概念

（一）消毒与灭菌

消毒（disinfection）是指杀灭或清除病原微生物，使之减少至不能再引起发病即可；灭菌（sterilization）则是指杀灭所有微生物，不管是致病的还是不致病的，全部杀灭。因此，消毒不一定都能达到灭菌要求，而灭菌一定可达到消毒目的。

（二）消毒剂与灭菌剂

用于消毒的药物称为消毒剂（disinfectant）。用于灭菌的药物称为灭菌剂（sterilizing agent）。灭菌剂必须具有能杀灭一切微生物的能力。由于细菌芽孢的抵抗力强，所以一般都以能否杀灭芽孢作为灭菌剂的标准。环氧乙烷、过氧乙酸，既能杀灭各种繁殖体型的微生物，又能杀灭细菌芽孢，是很好的灭菌剂。

（三）抗菌剂与防腐剂

用于活组织（如皮肤、黏膜）防治微生物的药物叫作抗菌剂，它们与其他消毒或抑菌药物不同，除具有抗微生物能力外，还具有刺激性小、没有毒性等特点。本书将用于活组织消毒的有关药物称为"抗菌剂"，将用于有机物防腐的药物称为"防腐剂"或"保存剂"。

（四）熏蒸消毒

熏蒸消毒是利用消毒药物的气体或烟雾，在密闭空间内进行熏蒸以达到消毒目的的一种方法，它既可用于处理污染的空气，亦可用于处理污染的物体表面。根据穿透能力其可分为强穿透性与弱穿透性两大组。强穿透性药物的气体，如环氧乙烷、环氧丙烷与溴甲烷，可深入孔隙与疏松物质的内部，甚至透过包装材料（布、纸），适用在密闭容器内对大批物品，尤其是包装好的物品进行消毒灭菌处理。这类药物因为穿透力强，很难在室内保持恒定浓度，所以不适合进行房间内的熏蒸消毒。弱穿透性药物，如过氧乙酸、甲醛、乙型丙内酯等气体与各型烟雾消毒剂，只能作用于物体表层，可用于房间内的熏蒸消毒。它亦可用在密闭容器内消毒小件物品，但因其穿透力差，消毒物品之间必须留有较大的空隙，不能用于包装好的物品的消毒或灭菌。

（五）气体消毒剂与烟雾消毒剂

气体消毒剂是指可利用其气体进行熏蒸处理的消毒剂，其沸点一般较低。烟雾消毒指将烟雾消毒剂与氧化剂、助燃剂或其他药物配成的复方，通过化学反应，产生烟雾以进行熏蒸消毒。

（六）杀灭作用与抑制作用

破坏微生物的生长繁殖，使之彻底死亡，称为杀灭作用，如仅使之停止生长与繁殖，一旦作用因素去除，微生物仍可复苏，则称为抑制作用。杀灭作用与抑制作用，统称为抗微生物作用。消毒剂，有的在浓度较高或作用时间较长时，对微生物有杀灭作用，而浓度较低或作用时间短暂，仅具有抑制作用；有的则对细菌繁殖体有杀灭作用，而对芽孢却仅能起抑制作用。卫生防疫消毒中，要求的是"杀灭"病原微生物，而不是"抑制"病原微生物。因此，在选择消毒剂及决定使用浓度或作用时间时，必须加以注意。

（七）预防性消毒与疫源地消毒

卫生防疫工作中的消毒，分为预防性消毒与疫源地消毒。预防性消毒（preventive disinfection）是指在未发现传染源的情况下，对有可能被病原微生物污染的物品、场所和人体等进行的消毒。例如，公共场所消毒、运输工具消毒、餐具消毒、饮水消毒、饭前便后洗手、粪便污水无害化处理和皮毛原料的消毒等，都属于预防性消毒。疫源地消毒（disinfection of epidemic focus）是指在有传染源（患者或带菌者）的情况下所进行的消毒。传染病医院对患者分泌物、排泄物、污染物品和病室等进行的消毒，以及疾病预防与控制部门对患者住所进行的消毒，都属于这一类措施。

（八）随时消毒与终末消毒

疫源地消毒可分为随时消毒与终末消毒。随时消毒（concomitant disinfection）是指为及时杀灭或清除由传染源排出的病原微生物而进行的消毒。终末消毒（terminal disinfection）则是指传染源在住院、隔离、病愈或死亡后，对其原居住地点的消毒。及时进行终末消毒，杀灭或清除传染源排出的病原微生物，是消灭疫源地的一个重要措施。

（九）疫区消毒

疫区消毒指对连接成片的多个疫源地范围内的消毒处理，其范围根据流行病学适应证和地理、交通等特点划定，一般由一个或数个行政单位（如区、街道、居委会、村、乡或镇等）组成，实施内容主要包括环境消毒、饮水消毒、污水消毒、食品消毒与人员的卫生处理等。

（十）人员卫生处理

人员卫生处理指对有可能受到病原微生物污染的人员进行人体、着装、随身物品等的消毒与清洗。

（十一）保存和防腐

保存（preservation）是指用化学、物理因子或生物的方法防止物质发生生物学腐败。例如，药物制剂、化妆品、食物等，常常需要采取保存措施以防止损坏。能起到保存作用的化合物或生物制剂，称为保存剂。防腐（antisepsis）是指杀灭或抑制活组织上微生物的生长繁殖，以防止其感染。消毒剂和防腐剂大多可以用作保存剂，但保存剂并不能都用作消毒剂和防腐剂。

（十二）高、中、低效消毒剂

可以杀灭各种微生物，包括细菌芽孢在内的消毒剂称为高效或高水平消毒剂。可以杀灭除细菌芽孢之外的各种微生物，包括各种细菌繁殖体、真菌、结核分枝杆菌、各种病毒等的消毒剂，称为中效消毒剂。能杀灭细菌繁殖体、亲脂性病毒等，但不能杀灭真菌和结核分枝杆菌，不能灭活乙型肝炎病毒等的消毒剂，称为低效消毒剂。

四、消毒的方法

(一)物理消毒法

利用物理因子作用于病原微生物,将之杀灭或清除,叫作物理消毒法。物理因子按其在消毒中的作用可分为5类。

1.具有良好灭菌作用的因子

如热力、微波、红外线与电离辐射等。其中微波与红外线的作用主要依靠的仍然是产生的热。这一类物理因素杀灭微生物的能力很强,处理时较易达到灭菌要求,目前多已广泛用于实际工作。

2.具有一定消毒作用的因子

如紫外线、超声波等。利用这些因素,可杀灭大部分微生物,但超声波的杀菌作用较弱。紫外线已广泛用于空气、物体表面及水的消毒。

3.具有自然净化作用的因子

如日光照射、干燥等。它们杀灭微生物的能力有限,仅在自然净化中发挥作用。

4.具有除菌作用的因子

如清洗、机械清除、通风与过滤除菌等,虽不能杀灭微生物,但可将微生物从传播媒介上去掉,因此其仍不失为消毒措施中的有效方法,在卫生防疫工作中使用亦较普遍。

5.具有辅助作用的因子

如真空、磁力、压力、光催化剂等,可为微生物的杀灭、抑制或清除创造有利条件。例如:真空能去除容器中的氧气,有利于抑制某些微生物的生长与繁殖;磁水冲洗污垢,效果较好,有利于清除沾染的微生物;加压可促进药物的穿透,有利于缩短消毒时间。

(二)化学消毒法

利用化学消毒剂杀灭病原微生物的方法叫作化学消毒法。常用消毒剂按其化学成分分为:含氯消毒剂;过氧化物类消毒剂;醛类消毒剂;杂环类气体消毒剂;醇类消毒剂;季铵盐类消毒剂;酚类消毒剂;酸碱类消毒剂;等等。化学消毒的方法,可以是消毒剂溶液浸泡、擦拭或喷洒,也可以是以其气体或烟雾进行熏蒸,还可以是直接用其粉末进行处理。化学消毒方法的多样性为各种对象的消毒提供了有利条件。

(三)生物消毒法

随着生物技术的快速发展,我国医药工作者在中西医结合方针的指导下,找到了不少种类的生物消毒剂,如噬菌体类、质粒类、酶类、植物类等,并制成了一系列的使用剂型,进一步丰富了消毒药物的种类。这种利用一些生物消毒剂来杀灭或清除病原微生物的方法叫作生物消毒法(biological sterilization)。

噬菌体类、质粒类、溶菌酶类生物消毒剂的特异性都比较强,是国内外研究的热点之一,但由于受外界环境影响较大,故与实际应用还有一定差距;植物类消毒剂和其他一些生物消毒方法(如发酵法),消毒过程缓慢,效果不完全可靠,对细菌芽孢一般没有杀灭作用,发酵法多用于一般的粪便、垃圾、污水处理。

五、消毒方法的选择

为使消毒工作能顺利进行并取得较好的效果,必须根据不同情况,选择适宜的方法。在选择方法时,应注意考虑以下几个方面。

(一)病原微生物的种类

消毒工作中遇到的病原微生物种类很多,它们对各种消毒处理的耐受性亦不一样。细菌芽孢对大多数消毒处理的耐受力比其他类型微生物强得多,只有使用较强的热力与辐射处理或使用灭菌剂才能取得较好的效果,所以一般都以细菌芽孢作为最难消毒的代表。结核杆菌、真菌孢子、肠道病毒与肉毒杆菌毒素等对有的消毒措施比较敏感,对有的则具有较强的耐受力。例如:结核杆菌对热力消毒很敏感,而对某些消毒剂的耐受力却较其他细菌繁殖体强得多;真菌孢子对紫外线抗力很强,但却较易被电离辐射所杀灭;肠道病毒对过氧乙酸的耐受力与细菌繁殖体相近似,但季铵盐类消毒剂对之却无效;肉毒杆菌毒素较易被碱所破坏,但对酸的耐受力较一般细菌繁殖体要强得多。在选择消毒方法与使用剂量等方面,应充分考虑病原微生物的种类特性及耐受力。

(二)处理对象的性质

同样的消毒方法处理不同性质的物品,效果往往不一样。例如:使用环氧乙烷气体熏蒸消毒时,对易于吸收药物的布类、纸类,效果较好;对于不吸收环氧乙烷的表面如金属等,则需时较长。此外,还应考虑对处理对象的损害问题。例如,压力蒸汽灭菌皮毛制品,高浓度过氧乙酸或含氯消毒剂浸泡棉织品,甲酚皂溶液多次长时间浸泡乳胶手套等,都可使处理对象遭到不同程度的损坏。对于食品、餐具等,应注意不要使用有毒或恶臭的消毒剂处理。

(三)消毒环境的特点

一方面,应考虑当地所具备的条件;另一方面,要考虑当地环境对消毒效果的影响。例如,野外地面消毒中,在水源丰富而方便的地区,喷洒消毒药液效果较好,但在缺水地区,则只能选用直接喷洒消毒药粉的方法。室内表面消毒,房屋密闭性好的,可使用熏蒸消毒法;密闭性差的只能使用液体消毒剂处理。对空气的消毒,通风条件较好而外界空气又清洁的地区,可以利用自然换气法;通风不良,污染空气长期滞留的建筑物内,则必须使用药物熏蒸或喷洒方法处理。又如,对空气的消毒,室内无人时,可不考虑消毒剂的刺激性,当室内有人时,可选用空气洁净器一类的消毒器。

使用消毒剂的安全问题亦是需要考虑的因素之一。例如:在人口稠密的市区内,不宜使用大量具有刺激性的气体消毒剂,否则对周围居民影响大;在距火源很近(50 m 以内)的场所,不宜使用大量环氧乙烷气体消毒,否则易引起燃烧爆炸事故;对大量污水、粪便的化学处理,须考虑是否会引起公害。

(四)卫生防疫的要求

不同情况下,疾病传播的机会不同,防疫的要求也不一样。例如,传染病流行中,对发病严重的疫区应集中使用高效的药物与器械,而对于发病较少,或疫区的外围地区,则可采取较为简易的消毒方法,进行一般的清洁卫生处理即可。在敌人进行生物战,喷洒生物战剂气溶胶,造成大面积污染时,对重要战略地区或人口集中处,应采取迅速有效的方法进行消毒处理;至于人迹罕至,或可以暂时不进入的地区,可采用封锁的方法留待自净。对于传染病院,因患者集中,污染严重,消毒量大且次数频繁,宜选用固定的设备与高效的方法;对于患者家的随时消毒,因工作量较小,又多是依靠群众自己进行,应选用较为简便并易于推广的方法。水的消毒:

日常用水经洁治后用常规氯化法消毒即可;饮用水则在洁治后还须加以煮沸。一般人的粪便可使用堆肥法处理,而肠道传染病患者的粪便则必须先使用药物消毒,再排出到下水道。对大批物品进行灭菌时,应根据污染程度和所要求的灭菌度来选择处理的方法与剂量。在确定消毒方法时,除上述几个方面外,只有结合当时当地的人力、物力等问题全面考虑,才能做出较好的选择。

六、影响消毒灭菌效果的因素

不论是物理消毒法、化学消毒法,还是生物消毒法,它们的杀菌效果都受诸多因素的影响。利用或避免了这些因素,可以提高消毒效果;反之,处理不当,则会导致消毒失败。因此,工作中必须加以注意。影响消毒效果的主要因素有以下几项。

(一)处理强度与时间

消毒处理包含两个因素:一是强度,二是时间。强度,在热力消毒中是指温度,在紫外线消毒中是指辐照强度,在电离辐射消毒中是指剂量,在化学消毒中是指消毒剂浓度。时间,是指所使用处理方法对微生物作用的时间。一般强度越高,微生物越易死亡;时间越长,微生物被杀灭的概率也越大。

强度与时间是相互关联的,这种关系可用速度常数或浓度系数来表示。强度的减弱可用延长时间来补偿,但是当强度减到一定限度后,即使再延长时间也无杀灭微生物的作用。例如:热力消毒对于细菌繁殖体,一般为 56~60 ℃,再低则作用迟缓,失去实用意义,到 40 ℃左右即完全失去杀灭作用;消毒药物的浓度降低至一定程度后,只有抑制作用或完全失去抗菌作用,即使延长时间亦不能再达到杀灭微生物的目的。同样,微生物的死亡和消毒作用的穿透都需要一定时间,任何消毒作用都不是瞬间能完成的。所以,时间的缩短也有一个极限。例如:压力蒸汽灭菌法,一般需时 15 min 以上(121 ℃),最短亦不得少于 4 min(预真空或脉动真空式压力蒸汽灭菌,132 ℃);化学消毒,长的需要数小时以上(甲醛或环氧乙烷熏蒸),短的也要作用数分钟。消毒处理的剂量是杀灭微生物所需的基本条件。在实际消毒中,必须明确处理所需的强度与时间,并在操作中充分保证,否则难以达到预期效果。

(二)微生物污染程度

微生物污染程度越严重,消毒就越困难,原因如下。①需要的作用时间延长;②消耗的药物(或能量)增加;③微生物彼此重叠,加强了机械保护作用;④耐力强的个体随之增多。例如,甲醛(8 %)、异丙醇(67 %)与六氯酚(0.5 %)混合消毒液浸泡染有枯草杆菌芽孢的刀片时,当每片刀片污染有10 万个芽孢时须作用 3 h,污染有 1 000 个芽孢时须作用 2 h,污染有 10 个芽孢时只需 30 min。对于污染严重的对象,消毒处理的剂量要相应加大。在消毒的实际工作中,规定的剂量一般都能使污染比较严重的物品(每毫升洗液含菌量在 10 万个左右)达到消毒要求,并还留有一定的安全系数。除非污染特别严重,否则按规定的剂量处理即可。

(三)温度

除热力消毒完全依靠温度作用来杀灭微生物外,其他各种消毒方法,亦都受温度变化的影响。一般来说,无论在物理消毒或化学消毒中,都是温度越高效果越好,但也有少数例外。如用电离辐射灭菌时,较高温度有时反可加强细菌芽孢的耐受力,但超过 80 ℃后,耐受力又减弱。臭氧消毒,对无色杆菌所需剂量,在 20 ℃时反较 0 ℃时多一倍以上;对于真菌则要多100

倍左右。温度变化对消毒效果影响的程度,随使用方法、药物及微生物种类不同而异,一般可用温度系数表示。有的情况下,消毒处理本身就需要一定温度才行,因此当温度降到极限以下,即无法进行处理。例如,环氧乙烷气体熏蒸,低于 7 ℃时,药物本身即不能挥发。紫外线照射,灯管本身输出的强度亦随温度降低而减弱。有的灯管在 4 ℃时输出的强度只有 27 ℃时的 $1/5 \sim 1/3$。

(四)相对湿度

空气的相对湿度对熏蒸消毒影响显著。使用环氧乙烷或甲醛消毒都有一个最适相对湿度,过高或过低都会降低杀灭微生物的效果。直接喷洒消毒剂干粉处理地面时,需要有较高的相对湿度使药物潮解才能充分发挥作用;而紫外线照射,相对湿度增高,影响其穿透,反而不利于消毒处理。随着湿度的降低,空气中细菌的自然衰亡率降低,空气洁净器对空气中细菌的消除率反而增加。

(五)酸碱度

酸碱度的变化可严重影响消毒剂的稳定性和作用效果。例如:季铵盐类化合物在碱性溶液中作用较大,pH 为 3 时杀灭微生物所需剂量要较 pH 为 8 时大 10 倍左右;酚类则在酸性溶液中效果较好,三氯苯酚在 pH 为 6 时,对伤寒杆菌的酚系数为 10,而在 pH 为 10 时则降为 1。又如,戊二醛在酸性条件下稳定,而在碱性条件下杀菌力强,2 %戊二醛水溶液作用于细菌芽孢,当在 pH 为 3.6 时杀灭 99.99 %需 35 min 以上的时间,而在 pH 为 7.8 时不到 15 min 即可,但次氯酸盐溶液当 pH 由 3 升至 8 时,杀菌作用反被削弱。

此外,pH 降低(<5)后,可削弱微生物对热的耐受力。因此,对酸性食品(酸菜、水果)热力灭菌所需的温度较碱性食品(肉类)要低。

(六)化学拮抗物质

自然情况下,微生物常与很多其他物质混在一起,这些物质往往会影响消毒处理的效果。例如,蛋白质、油脂等有机物包裹在微生物外面可妨碍各种消毒因素的穿透。在化学消毒中,有机物本身更可通过化学反应消耗一部分消毒剂。受有机物影响较大的有升汞、次氯酸盐,季铵盐类消毒剂、乙醇等。条件允许时,将污染物品清洗后进行消毒、灭菌,效果更好。

此外,化学消毒还可能有其他拮抗物质。例如:季铵盐类消毒剂的作用可被肥皂或阴离子洗涤剂所中和;次氯酸盐的作用可被硫代硫酸钠中和;过氧乙酸的作用可被还原剂中和。这些现象在消毒处理中都应避免发生。

(七)穿透条件

物品被消毒时,消毒因子必须接触到微生物本身才能起杀灭作用。不同消毒因子的穿透能力不同。例如,干热穿透能力就比湿热差,甲醛蒸气穿透能力比环氧乙烷差。碘酊在做皮肤消毒时,穿透表层油脂的能力就比碘液强。电离辐射可穿透多种物质作用到隐藏于物品深处的微生物,而紫外线只能作用于物体表面或浅层液体中的微生物。消毒中所需的穿透时间,往往比杀灭微生物时所需的时间长得多,最长的可达十几甚至数十小时。例如:用环氧乙烷消毒大量成捆的皮毛,消毒时除要保证有足够的穿透时间外,还需为消毒作用的穿透创造条件;热力消毒时,物品不宜包扎太大、太紧;甲醛熏蒸时,应将衣服散开挂起;化学消毒粪便、痰液时,应将药物与之搅拌均匀;等等。

(八)表面张力

消毒液表面张力的降低有利于药物接触微生物而促进杀灭作用的进行。为增进消毒效果,一方面可选用表面张力小的溶剂配制消毒液,如用乙醇配制的碘酊就比用水配制的碘液表面张力小;另一方面,可在消毒液中加入表面活性剂以降低溶液的表面张力,如苯酚溶液中加入某些润湿剂,氯代二甲苯酚溶液中加入少许饱和脂肪酸肥皂,杀灭作用都可有所提高。在加入表面活性剂时应注意选择,防止与消毒剂本身产生拮抗作用。此外,温度提高亦具有降低药液表面张力的作用。

七、评价消毒(灭菌)效能的几项指标

(一)杀灭对数值

$$KL = \lg N_1 - \lg N_t$$

式中:KL,杀灭对数值;N_1,对照组平均活菌浓度;N_t,试验组活菌浓度。

(二)杀灭率

杀灭率指消毒处理杀灭微生物的百分率,可按下式计算:

$$A(\%) = \frac{B - C}{B} \times 100 \ \%$$

式中:A,杀灭率;B,消毒前微生物总数;C,消毒后微生物总数。

与杀灭率性质和计算方法相似的指标有以下几种。

(1)清除率:清除掉微生物的百分率。

(2)阻留率:过滤除菌法中微生物被阻留的百分率。

(3)衰亡率:微生物自然死亡的百分率。

(4)消亡率:空气中微生物沉降与死亡总和的百分率。

(5)灭除率:污染于物体表面的微生物被杀灭与清除总和的百分率。

(三)灭活指数

灭活指数说明在灭菌处理下,微生物减少的程度。其计算是根据实验结果,以处理后微生物存活个数除以原有微生物数,然后将结果化为 10 的乘方来表示。例如,原有菌数为 10 000 000 个,处理后只留下 1 个菌,则灭活指数为 10^7,即每一个个体在处理过程中有 10^{-7} 的存活概率。消毒方法的灭活指数是与其杀灭率相对应的。灭活指数为 10 时,杀灭率为 90 %;为 100 时,杀灭率为 99 %,依此类推。一般,灭菌处理的效果很难达到 100 %,因此在灭菌方法的设计中,必须考虑灭菌失败的概率。这种概率可根据物品原污染的微生物数量与灭活指数来计算。例如,在一个总数为 1 000 个微生物的群体中,用具有灭活指数为 10 的消毒方法进行处理,则可能有100(10^2)个个体存活下来;如处理一个拥有 10^3 个微生物的群体,则全部杀死的概率亦仅为 90 %。

(四)灭菌度

灭菌度是指使用某种处理方法在灭菌中失败的机会。一般是用每处理多少个物品才可能发生一个未达到灭菌物品的数目来表示。

$$A = \frac{B}{C}$$

式中:A,灭菌度;B,灭活指数;C,每件物品中平均染有微生物数量。

例如,甲种物品的污染程度是每件 10 个菌,乙种物品是每件 10^5 个菌,所使用的灭菌方法的灭活指数为 10^7。这样,甲种物品的灭菌度 $=10^7/10=10^6$,即每处理 100 万件物品中才有可能发生 1 个未达到灭菌物品的危险,此为可接受的标准。乙种物品的灭菌度为 100,即每处理 100 件就可发生 1 件未达到灭菌要求的物品,失败的概率过大。

(五)速度常数(K 值与 D 值)

消毒试验中,将存活微生物的对数值与消毒作用时间相对应作图,往往可得一直线关系。此线的坡度为该消毒方法的速度常数(K)。

K 值可按下式计算。

$$K=\frac{1}{T}\lg\frac{N_0}{N_t}$$

式中:T,时间(min);N_0,微生物原有数;N_t,在时间 T 时微生物存活数。

K 值用以指示杀灭微生物的速度,数值越大,杀灭速度越快。此外,杀灭速度还可用 D 值表示(见下述)。当微生物死亡速度用对数值表达时,D 值为速度常数 K 值的倒数。D 值越大,杀灭微生物的速度越慢。

(六)热死亡时间

在规定条件下,用一定温度全部杀灭某种微生物所需的时间称为热死亡时间(分钟)。热死亡时间是通过试验观察直接得到的。微生物对热的耐受力越强,热死亡时间越长。热死亡时间是计算热力灭菌剂量的一个重要依据。

(七)Z 值

热力灭菌时,缩短原作用时间的 90 %,需要相应提高温度的度数(℃),称为 Z 值。例如,某微生物的 Z 值为 14,116 ℃时热死亡时间为 30 min,当拟将热死亡时间缩短为 3 min 时,则需要将温度提高到(116+14)℃=130 ℃。干热处理时的 Z 值一般较湿热处理时为高。

(八)温度系数

温度系数(Q_{10})是指消毒时,在一定条件下,温度每增加 10 ℃,杀灭微生物所需时间的变化。

$$Q_{10}=\frac{A}{B}$$

式中:A,X ℃时所需消毒时间;B,(X+10)℃时所需消毒时间。

温度系数因杀菌方法或药物种类与菌种而异,系数越大,温度效应越明显。湿热的温度系数高,干热的温度系数低;甲醛的温度系数高,苯酚的温度系数低。温度系数的应用,只限于实验温度范围之内,超出实验范围即不准确。

(九)浓度系数

消毒剂浓度对其杀菌速度的影响可用浓度系数(n)表达。

$$n=\frac{\lg T_2-\lg T_1}{\lg C_2-\lg C_1}$$

式中:n 为浓度系数;药物浓度为 C_1 时,杀菌时间为 T_1;药物浓度为 C_2 时,杀菌时间为 T_2。

浓度系数大的消毒剂,浓度效应较明显,使用时要特别注意浓度的准确性。例如,苯酚的浓度系数,一般为 4~6,将浓度减半时,作用时间需延长 16~64 倍(2^4~2^6)。浓度系数小的消毒剂,浓度效应较差,相对来说时间的影响就比较突出。例如,环氧乙烷的浓度系数为 1,如将作用时间缩短一半,浓度即要加大一倍。

(十)D 值

D 值是指杀菌因子(物理或化学因子)每杀灭 90 ％微生物个体或使原存活微生物降低到 1/10 所需的时间(分钟)。D 值是反映杀菌速度快慢的参数,D 值越大,杀灭微生物的速度越慢,反之则杀菌速度越快。

D 值计算方法,根据 D 值测定试验所设。

$$D = \frac{T_2 - T_1}{\lg N_1 - \lg N_2}$$

式中:T_1、N_1 为较短的消毒时间和存活菌数;T_2、N_2 为较长的消毒时间和存活菌数。

(十一)F 值

在热力灭菌中,F 值是指在一定作用温度与 Z 值条件下杀灭一定数量微生物所需热作用的时间(分钟)。如在湿热灭菌时,F 值是指在灭菌温度 T 时,达到规定灭菌效果所需要 121 ℃热作用时间;在干热灭菌时,F 值是指 T＝160 ℃,Z＝21 时达到规定灭菌效果所需的作用时间。

第二节 物理消毒灭菌法

一、压力蒸汽灭菌器

(一)压力蒸汽灭菌器的种类

1.下排气式压力蒸汽灭菌器

该灭菌器主要是利用重力作用原理,冷空气质量大,聚集在柜室的下面,热蒸汽质量小,聚集在柜室的上面,通过不断加入热蒸汽,将冷空气由上而下地从柜室的下排气口完全排挤出,使柜室内温度、压力逐渐升高,达到规定的要求后维持一定的时间,从而达到灭菌的目的。

2.预真空式灭菌器

该灭菌器利用抽气机先将灭菌器柜室的绝对压力抽至 2.0~2.7 kPa(15~20 mmHg)以形成负压,然后通入蒸汽,压力达 205.8 kPa(2.1 kg/cm²),温度在 132 ℃或以上,使之得以迅速穿透到物品内部进行灭菌处理。灭菌后,抽真空使灭菌物品迅速干燥。此类灭菌器空气排出较彻底,热力穿透迅速,可以 132~134 ℃进行灭菌处理,所需灭菌作用时间短。但不宜用于瓶装液体的灭菌,灭菌物品装放不宜过少,以避免产生小装量效应。

3.脉动真空压力蒸汽灭菌器

该类灭菌器通过机械采用抽真空和通入蒸汽多次交替作用,使柜室形成负压,空气排出更彻底,升压和升温更迅速,使尽快压力达到 205.8 kPa(2.1 kg/cm²),温度在 132 ℃或以上,蒸汽更容易穿透到物品,进行灭菌处理。蒸汽开始灭菌,到达灭菌时间后,抽真空使灭菌物品迅速干燥。

4.快速卡式灭菌器

该灭菌器采用自动程序,将蒸馏水注入小型加热器中产生蒸汽,然后将蒸汽注入卡式盒内,排出空气,维持一定的温度和时间,达到灭菌要求。

(二)杀灭微生物作用

压力蒸汽灭菌能够杀灭包括细菌芽孢在内的所有微生物,对嗜热脂肪杆菌芽孢,121 ℃作用8 min可完全杀灭,134 ℃只需要作用 1 min便可杀灭。

(三)杀灭微生物机制

压力蒸汽灭菌属于湿热灭菌,可使蛋白质凝固变性及酶的活性丧失,导致微生物死亡。微生物受到热力作用时其蛋白质分子运动加速,相互撞击,使连接肽链的副链断裂,分子排列从有规律的紧密结构变为无序的散漫结构,大量的疏水基暴露于分子表面,并相互结合成为较大的聚合体而凝固、沉淀,使微生物的酶和结构蛋白被破坏,从而达到杀灭微生物的目的。

(四)压力蒸汽灭菌的影响因素

1.冷空气排出程度对灭菌效果的影响

灭菌器柜室内和灭菌物品包内的冷空气若未排彻底,柜内温度会低于设定的温度,压力也与压力表不符,灭菌物品包内冷空气的存在还会影响蒸汽的穿透,从而导致灭菌失败。

2.灭菌物品包大小对灭菌效果的影响

被灭菌物品包的大小对灭菌效果有一定影响,包过大,蒸汽不易穿透,达到包的中央,可导致灭菌失败,器械包重量不超过 7 kg,敷料包不超过 5 kg。下排气压力蒸汽灭菌器包装规格不得超过25 cm×30 cm×30 cm,预真空和脉动压力蒸汽灭菌器的包装规格不得超过50 cm×30 cm×30 cm。

3.灭菌物品包的放置方法和放入量对灭菌效果的影响

灭菌物品包码放过紧、过满不利于蒸汽的流通和穿透。放入量过少,柜内空间的空气比包内空气的抽出快得多,柜室内的气压下降较快,使控制系统转入冲入蒸汽程序,此时灭菌物品包内冷空气并未完全抽出,从而影响灭菌效果,这就是常说的小装量效应。

4.有机物对灭菌效果的影响

被灭菌物品受有机物污染时,应先清洗去除有机物,然后经消毒、干燥、打包后进行灭菌处理。

(五)适用范围

压力蒸汽灭菌器适用于耐高温、耐高湿的医用器械和物品的灭菌。

(六)使用方法

压力蒸汽灭菌的方法见表 3-1。

表 3-1　压力蒸汽灭菌所需时间

设备类别	物品类别	温度/℃	灭菌时间/min	压力范围/kPa
下排气式	敷料	121	30	102.8～122.9
	器械	132	20	184.4～210.7
预真空式	器械、敷料	134	4	201.7～229.3

(七)注意事项

(1)使用前安全检查:灭菌器压力表处在"零"位置,记录打印纸处于备用状态、柜门密封圈平整、柜门安全锁扣灵活安全有效、冷凝水排出口通畅、柜内壁清洁,电源、水源、蒸汽、压缩空气、运行正常。

(2)预真空和脉动真空压力蒸汽灭菌器每日进行一次 B-D 测试,检测柜室内的空气排除效果。

(3)下排气、预真空及脉动真空压力蒸汽灭菌器的具体操作步骤、常规保养和检查措施,应按照厂方说明书的要求严格执行。

二、干热灭菌器

干热灭菌器适用于耐热、不耐热、蒸汽或气体不能穿透物品的灭菌,如玻璃、油脂、粉剂等物品,参数及注意事项应符合《医疗机构消毒技术规范》(WS/T367—2012)的规定。

三、低温灭菌

常用低温灭菌方法主要包括环氧乙烷、过氧化氢低温等离子灭菌。低温灭菌适用于不耐热不耐湿的器械、器具和物品的灭菌。

第三节　化学消毒灭菌法

一、戊二醛

(一)戊二醛消毒剂的分类

根据溶液 pH 的不同,戊二醛消毒剂可分为酸性戊二醛、中性戊二醛和碱性戊二醛。

(1)碱性戊二醛一般为二元包装,分别为 2 %戊二醛和碳酸氢钠,使用前将两包装混合,调整pH到 7.5~8.3,故称为碱性戊二醛。碱性戊二醛具有较好的杀灭细菌芽孢的特点,杀灭芽孢达到消毒水平一般需要 30~60 min。达到灭菌水平需要 10 h。该类产品连续使用的有效时间为 1~2 周,医院消毒最常用的戊二醛为此类戊二醛。

(2)中性戊二醛为一元包装,是在酸性戊二醛中加入少量碳酸氢钠,调整 pH 到 7.0 左右,即中性戊二醛,其稳定性好于碱性戊二醛,杀菌作用优于酸性戊二醛。

(3)酸性戊二醛一般为一元包装,一般是在 2 %的戊二醛中加入非离子表面活性剂或阳离子表面活性剂,亦称强化戊二醛,pH 在 3.5~4.5,具有较好的杀菌作用,但杀灭细菌芽孢的时间长于碱性戊二醛。其化学性质较稳定,有效期可在 2 年以上。

(二)适用范围

戊二醛主要适用于不耐热的医疗器械和精密仪器等的消毒与灭菌,以及内镜的消毒和灭菌。

(三)使用方法

(1)灭菌处理:常用浸泡法。将清洗、晾干待灭菌处理的医疗器械及物品浸没于装有戊二醛的容器中,加盖,浸泡 10 h 后,无菌操作取出,用无菌水冲洗干净,并用无菌纱布擦干后使用。

(2)消毒:用浸泡法,将清洗、晾干的待消毒处理医疗器械及物品浸没于装有戊二醛的容器中,加盖,一般 20～45 min,取出后用灭菌水冲洗干净并擦干。

(3)2 %的戊二醛一般可连续使用 7～14 d,国外有 3.4 %的戊二醛可连续使用 28 天。

(四)注意事项

(1)戊二醛对手术刀片等碳钢制品有腐蚀性,使用前应先加入 0.5 %亚硝酸钠作为防锈剂。

(2)戊二醛对皮肤黏膜有刺激性,接触戊二醛溶液时应戴橡胶手套,防止溅入眼内或吸入体内。

(3)盛装戊二醛消毒液的容器应加盖,放于通风良好处。

二、甲醛

(一)适用范围

甲醛主要适用于纸张、皮毛服装、不耐热的医疗器械和精密仪器等的熏蒸消毒,以及非常时期医院和传染病房的终末熏蒸消毒。

(二)使用方法

甲醛熏蒸消毒处理时,应将被消毒物品放置在密闭的房间内,相对湿度维持在 70 %～90 %,温度在 18 ℃以上,被消毒物品之间应留有充分的空间,保证良好的消毒效果。消毒后应通风,使甲醛气体散尽。甲醛对人有毒性和刺激性,应做好对操作人员的防护。加热熏蒸使用 35 %～40 %的甲醛,按 25 mL/m³ 的量直接加热熏蒸12 h;化学熏蒸用 40 mL/m³35 %～40 %的甲醛加上 30 g/m³ 高锰酸钾混合熏蒸 12 h,混合后甲醛蒸汽即可释放出来。甲醛熏蒸可以对喷雾消毒达不到的地方,如抽屉、柜子里面、所有缝隙、床垫内部等起到较好的消毒作用。

简易的甲醛熏蒸箱由于消毒灭菌效果不可靠,且在正压条件下使用,对环境造成污染,对操作者造成伤害,已不推荐使用。

(三)注意事项

(1)熏蒸消毒时被消毒物品应摊开放置,中间应留有空隙,污染的表面应尽量暴露,以便与甲醛气体充分接触。

(2)甲醛熏蒸消毒后应去除残留的甲醛;可用通风方式去除甲醛气体,必要时可用氨水中和残留在物体表面的甲醛。

(3)甲醛对人体有毒副反应,使用时应注意对呼吸道和皮肤黏膜的防护。熏蒸消毒时操作者一定要戴全面型呼吸防护器、手套等。

三、过氧乙酸

(一)适用范围

过氧乙酸适用于耐腐蚀物品消毒灭菌、环境地面、墙面、排泄物容器及空气等的消毒。其蒸汽也可用于衣被、信件、纸张等的消毒。

(二)使用方法

消毒液配制:过氧乙酸一般为二元包装,A 液为冰醋酸和硫酸的混合液,B 液为过氧化氢,使用前按产品使用说明书要求将 A,B 两液混合后产生过氧乙酸,在室温放置 24～48 h 即可使用。

(1)空气的消毒:将房屋密闭后用过氧乙酸含量为 0.1 %~0.2 %的消毒剂溶液,按每立方米20 mL的量,使用气溶胶喷雾器进行喷雾消毒,作用 1 h 后即可开门窗通风。

(2)地面、墙壁、电梯表面等的消毒:可用过氧乙酸含量为 0.1 %~0.2 %的消毒剂溶液喷洒,作用 15~30 min。也可用过氧乙酸含量为 0.1 %的消毒剂溶液拖地。

(3)经常使用或触摸物品的消毒:对家具、桌台面、玩具、门把手、水龙头、电话机等人体接触较多的物品可用过氧乙酸含量为0.2 %~0.5 %的消毒剂溶液进行浸泡、喷洒或擦拭消毒,作用 15~30 min。

(4)毛衣、毛毯、被褥、化纤尼龙制品、书报、纸张的消毒:熏蒸消毒时,将待消毒衣物悬挂室内(勿堆集一处),密闭门窗,糊好缝隙,用过氧乙酸含量为 15 %的消毒剂溶液,按每立方米7 mL,放置于瓷或玻璃容器中,加热熏蒸 1~2 h。

(5)食饮具的消毒:餐(饮)具可用过氧乙酸含量为 0.5 %溶液浸泡 30 min 后,再用清水洗净。

(三)注意事项

(1)过氧乙酸不稳定,应贮存于通风阴凉处,并在使用说明书中标识的有效期内使用。

(2)消毒剂稀释液应在临用前配制,配制时,操作人员应戴手套、口罩和护目镜,谨防溅入眼内或皮肤黏膜上,一旦溅上,立即用清水冲洗。

(3)配制溶液时,忌与碱或有机物相混合。

(4)过氧乙酸消毒剂对金属有腐蚀性,对织物有漂白作用,应慎用。必须用时,浸泡消毒后,应及时用清水冲洗干净。

(5)消毒被血液、脓液等污染的物品时,必须适当延长作用时间。

(6)熏蒸消毒时要注意防火。

(7)过氧乙酸消毒剂为外用消毒剂,严禁口服。

四、过氧化氢

(一)适用范围

过氧化氢适用于丙烯酸树脂制成的外科植入物、隐形眼镜、不耐热的塑料制品、餐具、服装、饮水和空气等消毒和口腔含漱、外科伤口清洗。

(二)使用方法

(1)消毒液配制:根据有效含量,按稀释比例将水和过氧化氢混合稀释成所需浓度。

(2)消毒处理:常用消毒方法有喷雾、浸泡、擦拭等。用气溶胶喷雾器以 1.5 %~3.0 %的浓度,20 mL/m³的用量对室内空气和物体表面进行喷雾消毒,作用 1 h。将清洗、晾干的待消毒物品浸没于装有 3%过氧化氢的容器中,加盖,浸泡 30 min。用 1 %~1.5 %过氧化氢漱口;亦可用 3 %过氧化氢液冲洗伤口。

(三)注意事项

(1)过氧化氢应贮存于通风阴凉处,用前应测定有效含量。

(2)稀释液不稳定,临用前现配制。

(3)配制溶液时,忌与还原剂、碱、碘化物,以及高锰酸钾等强氧化剂相混合。

(4)过氧化氢对金属有腐蚀性,对织物有漂白作用。

(5)使用浓溶液或操作浓缩的 HP 时,应戴橡胶手套、护目镜,穿防护服,防止 HP 溅入眼内或皮肤、黏膜上,一旦溅上,及时用大量清水冲洗。

(6)消毒被血液、脓液等污染的物品时,须适当延长作用时间。

五、二氧化氯

(一)适用范围

二氧化氯适用于医疗卫生用品、食品加工、餐(茶)具、生活饮用水及环境物体表面等消毒。

(二)使用方法

(1)消毒液配制:二氧化氯消毒剂一般为二元包装,A 液主要是亚氯酸钠,B 液为活化剂,成分一般为柠檬酸,使用前将 A 液和 B 液混合生成二氧化氯溶液,稀释至所需要的浓度使用。

(2)消毒处理:常用消毒方法有浸泡、擦拭、喷洒等方法。将清洗、晾干的待消毒或灭菌物品浸没于装有二氧化氯溶液的容器中,加盖。对细菌繁殖体污染物品的消毒,用二氧化氯 100～250 mg/L 溶液浸泡 30 min;对肝炎病毒和结核分枝杆菌污染物品的消毒,用二氧化氯 500 mg/L 溶液浸泡 30 min;对细菌芽孢污染物品的消毒,用二氧化氯 1 000 mg/L 浸泡 30 min。对大件物品或其他不能用浸泡法消毒的物品用擦拭法消毒。消毒所用浓度和作用时间与浸泡法相同。对一般污染的表面,用二氧化氯 500 mg/L 均匀喷洒,作用 30 min;对肝炎病毒和结核分枝杆菌污染的表面,用二氧化氯 1 000 mg/L 均匀喷洒,作用 60 min。

(3)生活饮水消毒:二氧化氯用于生活饮用水消毒,不仅能快速杀灭微生物,还可以除去水中的异味,并且不产生大量的三氯甲烷和其他有害物质。在饮用水源水中加入二氧化氯 1～2 mg/L,作用 15～30 min,可使大肠埃希菌数达到饮用水卫生标准。

(三)注意事项

(1)A 液和 B 液混合后产生的二氧化氯溶液不稳定,应现用现配。

(2)配制溶液时,忌与碱或有机物相混合。

(3)二氧化氯对金属有腐蚀性,金属制品经二氧化氯消毒后,应迅速用清水冲洗干净并沥干。

六、苯酚

(一)使用范围

苯酚主要适用于物体表面的消毒和卫生洁具的消毒,如家具、地板、墙面、便盆、痰盂等。

(二)使用方法

使用 1 %～5 %的苯酚溶液,喷洒、擦拭、浸泡消毒,作用 30～60 min。

(三)注意事项

(1)苯酚毒性大,易残留,不得用于食品和食具的消毒。

(2)苯酚刺激性强,一般情况不作为皮肤、黏膜消毒剂使用。

(3)若不慎使皮肤接触了高浓度苯酚,可使用乙醇擦拭去除。

七、甲酚

(一)使用范围

甲酚主要适用于物体表面的消毒和卫生洁具的消毒,如家具、地板、墙面、便盆、痰盂等。

（二）使用方法

使用 1 ％～5 ％的甲酚皂溶液,喷洒、擦拭、浸泡消毒,作用 30～60 min。

八、卤化酚

（一）适用范围

卤化酚主要适用于物体表面消毒和手消毒。

（二）使用方法

一般用 1 ％的水溶液浸泡、擦拭或喷洒消毒物体表面,作用 15 min。

九、乙醇

（一）使用范围

乙醇适用于手、皮肤、环境表面及医疗器械的中低水平消毒等。

（二）使用方法

消毒处理常用消毒方法有浸泡法和擦拭法。

(1)对细菌繁殖体污染的医疗器械等物品的消毒:可将待消毒的物品放入带盖容器中,用 75 ％的乙醇溶液浸泡 10 min 以上;对听诊器、B 超探头、血压计、叩诊锤等可用 75 ％的乙醇溶液擦拭,作用 5 min 以上。

(2)对卫生手消毒:用 75％的乙醇涂擦,作用 1 min 以上,对外科手消毒,用 75 ％的乙醇溶液浸泡,作用 5 min 以上。

(3)对皮肤的消毒:用 75 ％乙醇棉球涂擦,作用 5 min。

（三）注意事项

(1)乙醇不得用于医疗器械和物品的灭菌处理,临床上用乙醇消毒采血针、针灸针容易导致经血传播疾病的感染。

(2)乙醇不宜直接用于有脓、血、便等有机物污染物体的消毒,需要对这些医疗器械或物品消毒时应先清洗、沥干,再消毒。

(3)必须使用医用乙醇,严禁使用工业乙醇消毒和将其作为原材料配制消毒剂。对乙醇过敏者慎用。

(4)涂有醇溶性涂料的物体,不宜用乙醇进行消毒处理。

(5)乙醇易燃,储存时忌明火。

十、异丙醇

（一）适用范围

异丙醇适用于手、皮肤、医疗物品和物体表面的消毒。

（二）使用方法

(1)对细菌繁殖体污染的医疗器械等物品的消毒:可将待消毒的物品放入带盖容器中,用 70 ％的异丙醇溶液浸泡 10 min 以上;对听诊器、B 超探头、血压计、叩诊锤等可用 70 ％的异丙醇溶液擦拭作用 5 min 以上。

(2)卫生手消毒:用 70 ％的异丙醇与氯己定或季铵盐作为杀菌有效成分,辅以皮肤调理剂等配成的手消毒剂,涂擦作用 1 min 以上;对外科手消毒,用 70 ％的异丙醇溶液浸泡 5 min 以上。

(3)皮肤的消毒:用70％异丙醇棉球涂擦作用5 min。亦可用70％的异丙醇与氯己定或季铵盐作为杀菌有效成分,辅以皮肤调理剂等配成的皮肤消毒剂,涂擦作用3～5 min。

(三)注意事项

(1)异丙醇不宜直接用于有脓、血、便等有机物污染物体的消毒,需要对这些医疗器械或物品消毒时应先清洗、沥干,再消毒。

(2)必须使用医用异丙醇,严禁使用工业异丙醇消毒和将其作为原材料配制消毒剂。对异丙醇过敏者慎用。

(3)涂有醇溶性涂料的物体,不宜用异丙醇进行消毒处理。

(4)异丙醇易燃,储存时忌明火。

十一、含氯消毒剂

(一)适用范围

含氯消毒剂适用于餐(茶)具、物体表面、非金属医疗用品、环境、患者排泄物、医院污水等消毒。

(二)使用方法

(1)消毒液配制:根据不同含氯消毒剂产品的有效氯含量,用自来水将其配制成所需浓度溶液。

(2)消毒处理方法:浸泡、擦拭、喷洒、干粉消毒等。

(3)将待消毒的物品放入装有含氯消毒剂溶液的容器中,加盖。对细菌繁殖体污染的物品的消毒,用含有效氯500 mg/L的消毒液浸泡10 min以上;对细菌芽孢污染的物品用含有效氯2 000～5 000 mg/L消毒液浸泡、擦拭或喷洒,作用30 min以上。

(4)餐饮具的消毒:医院营养食堂和宾馆饭店的餐饮具,可用含250 mg/L有效氯的次氯酸钠消毒液浸泡消毒30 min,对传染病院或传染患者使用的餐饮具,可根据传染病的病原体的抗力情况,选用适当剂量进行消毒处理。

(5)地面、工作台面和地面等,日常卫生应以清洁为主,需要消毒时,可用250～500 mg/L的有效氯的消毒剂擦拭消毒作用5～10 min。

(6)医院污水的消毒:使用50 mg/L的有效氯作用2 h以上,污水排放应符合《医疗机构水污染物排放标准》(GB18466—2005)。

(7)对排泄物的消毒,用含氯消毒剂干粉加入排泄物中,使含有效氯10 000 mg/L,略加搅拌后,作用2～6 h。对医院污水的消毒,用干粉按有效氯50 mg/L用量加入污水中,并搅拌均匀,作用2 h后排放。

(三)注意事项

(1)外用消毒液,不得口服。置于儿童不易触及处。

(2)使用时应戴手套,避免接触皮肤。如消毒液溅上眼睛,应立即用水冲洗,严重者应就医。

(3)粉剂应于阴凉处避光、防潮、密封保存;水剂应于阴凉处避光、密闭保存。所需溶液应现用现配。

(4)配制漂白粉等粉剂溶液时,应戴口罩、橡胶手套。喷洒后有强烈的刺激性气味,人员应离开现场。

（5）未加防锈剂的含氯消毒剂对金属有腐蚀性,不应做金属器械的消毒;加防锈剂的含氯消毒剂对医疗器械消毒后,应用无菌蒸馏水冲洗干净,并擦干后使用。

（6）对织物有腐蚀和漂白作用,不应用于有色织物的消毒。

（7）用于餐具的消毒后,应及时用清水冲洗。用于餐饮具、瓜果、蔬菜消毒的,产品的重金属含量（以 Pb 计）应不超过 1.0 mg/L,砷含量（以 As 计）应不超过 0.05 mg/L;消毒后应用清水洗净。

（8）消毒时,若存在大量有机物时,应提高使用浓度或延长作用时间。

（9）用于污水消毒时,应根据污水中还原性物质含量适当增加浓度。

十二、碘伏

碘伏的毒性较小,属于低毒类消毒剂,对皮肤黏膜无刺激,无明显的致癌作用。应用碘伏偶尔可引起过敏皮肤反应。碘伏对铝、铜、铁等二价金属有腐蚀作用。

(一)适用范围

碘伏适用于手、皮肤、黏膜、手术切口部位、伤口创面、注射和穿刺部位等的消毒。

(二)使用方法

消毒液配制:根据有效碘含量用灭菌蒸馏水将碘伏稀释成所需浓度。

（1）对外科洗手消毒:用含有效碘 2 500～5 000 mg/L 的消毒液擦拭作用 3 min。

（2）对皮肤、黏膜用擦拭法消毒:消毒时,用浸有碘伏消毒液的无菌棉球或其他替代物品擦拭被消毒部位。对于手术部位及注射部位的皮肤消毒,用含有效碘 2 500～5 000 mg/L 的消毒液局部擦拭 2 遍,作用共 2 min。

（3）对口腔黏膜及创口黏膜创面消毒,用含有效碘 500～1 000 mg/L 的消毒液擦拭,作用 3～5 min。注射部位消毒也可用市售碘伏棉签（含有效碘 2000 mg/L）擦拭,作用 2～3 min。

（4）对阴道黏膜及伤口黏膜创面的消毒,用含有效碘 250 mg/L 的消毒液冲洗 3～5 min。

(三)注意事项

①碘伏应于阴凉处避光、防潮、密封保存。②碘伏对二价金属制品有腐蚀性,不应做相应金属制品的消毒。③消毒时,若存在有机物,应提高药物浓度或延长消毒时间。④避免与拮抗药物同用。⑤对碘过敏者慎用。

十三、碘酊

碘酊又称碘酒,是由 2 ％的碘和 1.5 ％的碘化钾与 50 ％乙醇制成的溶液,配制时先将碘化钾溶解在乙醇溶液中,然后再加入碘制成碘酊溶液。

(一)使用范围

碘酊适用于注射部位、穿刺部位、皮肤、黏膜等的消毒。

(二)使用方法

（1）对皮肤、黏膜用擦拭法消毒。消毒时,用浸有 2 ％碘酊消毒液的无菌棉球或其他替代物品擦拭被消毒部位,作用 2 min。

（2）对于手术部位及注射部位皮肤消毒,用 2 ％碘酊消毒液在被消毒部位局部擦拭 2 遍,作用 1 min。

(三)注意事项

(1)碘酊有着色作用,不适用于织物类产品的消毒。

(2)碘酊有腐蚀作用,慎用于金属物品的消毒。

十四、苯扎溴铵

(一)使用范围

苯扎溴铵主要用于手、皮肤黏膜的消毒、环境与物体表面的消毒。

(二)使用方法

(1)手卫生消毒:用1 000 mg/L 的苯扎溴铵,擦拭、浸泡,作用1 min。

(2)皮肤消毒:用500～1 000 mg/L 的苯扎溴铵,擦拭、浸泡,作用5～10 min。

(3)黏膜消毒:用500 mg/L 的苯扎溴铵,冲洗、浸泡,作用5 min。

(4)物体表面消毒:用1 000～2 000 mg/L 的苯扎溴铵,擦拭、浸泡、喷洒,作用5～10 min。

(三)注意事项

(1)苯扎溴铵不能杀灭分枝杆菌和细菌芽孢,故不能作为灭菌剂浸泡灭菌器械等无菌物品,也不得用于分枝杆菌污染物品的消毒。

(2)不得与洗手液、洗衣粉、洗涤灵等阴离子表面活性剂混用,也不可与其他拮抗物质配伍使用。

(3)配制该消毒剂溶液时,应使用纯化水。

(4)溶液易被微生物污染,应随用随配,放置时间不宜过长,溶液发黄、混浊或沉淀较多时,应立即更换。

十五、苯扎氯铵

苯扎氯铵其对微生物的杀灭作用、杀灭微生物机制、对微生物杀灭作用的影响因素、毒性和对物品的损坏、使用范围、使用方法和注意事项与苯扎溴铵基本相同。

十六、氯己定

氯己定于1950 年首次在英国ICI 公司的实验室合成,并发现其具有较高的抗菌活性、低毒性、与皮肤黏膜较强的亲和性。这些特性决定了氯己定主要用于皮肤、伤口、黏膜和口腔等领域消毒。

(一)适用范围

氯己定适用于卫生手消毒、外科手消毒、手术部位皮肤消毒、黏膜消毒等。

(二)使用方法

(1)手卫生消毒:用大于2 g/L 的葡萄糖酸氯己定,擦拭或浸泡,作用1 min。

(2)外科手消毒:在清洁基础上,用2～45 g/L 的葡萄糖酸氯己定,擦拭或浸泡3 min。

(3)手术部位及注射部位的皮肤的消毒:用5 000 mg/L 醋酸氯己定-乙醇(70 %)溶液局部涂擦2 遍,作用2 min;对伤口创面消毒,用5 000 mg/L 醋酸氯己定水溶液涂擦创面2～3 遍,作用2 min。外科洗手可用相同浓度和作用时间。

(4)对阴道、膀胱或伤口黏膜创面的消毒:用500～1 000 mg/L 醋酸氯己定水溶液冲洗,至冲洗液变清为止。

(三)注意事项

(1)勿与洗手液、洗衣粉等阴性离子表面活性剂混合使用或前后使用。

(2)冲洗消毒时,若创面脓液过多,应延长冲洗时间。

十七、环氧乙烷气体灭菌

环氧乙烷(ethylene oxide,EO)杀菌力强,杀菌广泛,是一种广谱灭菌剂。其能够杀灭包括细菌繁殖体、芽孢、病毒和真菌孢子在内的所有微生物,也可破坏肉毒毒素。

(一)杀灭微生物的影响因素

(1)时间:气体灭菌不是一个快速过程,灭菌时间必须足够才能杀灭微生物,其时间长短受灭菌物品的洁净程度、微生物的湿润和含水量、所用包装材料的种类和密度、包裹的大小和灭菌负荷的装载情况、EO的浓度、灭菌时温度、EO气体类型等因素影响。灭菌包内所载物品因其制造材质和包装材料不同,其灭菌时间也有所不同,灭菌时间必须确保负荷内最难灭菌之物品达到灭菌效果。在同样条件下,装载方式和装载量不同也会影响灭菌的时间。灭菌锅温度及EO浓度也会影响灭菌循环时间;温度或EO浓度越高,所需灭菌时间越短;温度低,则需较长的灭菌时间或较高的EO浓度。灭菌时间同时也受锅内压力及EO气体循环方式的影响;有效的EO气体循环,可以协助锅内负荷均匀的润湿及加热。EO气体类型不同,灭菌时间也不同,100%纯EO气体比EO混合气体灭菌时间要短。一般医院使用的灭菌器灭菌时间为1~5 h不等,其时间须根据灭菌器生产商的产品说明书决定。

(2)温度:EO灭菌时,温度会影响微生物杀灭的速率,据测算,温度每升高10 ℃,芽孢杀灭率提高一倍,温度可增加EO的穿透力。医院使用的灭菌器,一般设置的温度在49~60 ℃,少量不能耐受此温度物品,可选择35~38 ℃,但此时必须提高EO的浓度或延长灭菌时间。在灭菌阶段,温度下降可能会导致灭菌失败;按照美国医疗仪器促进协会(AAMI)的要求,灭菌器温度误差不能超过±5 ℃;灭菌器的温度通常已预先设置好,常设置两个温度(如37 ℃和55 ℃)供不同需要选择。

(3)EO的浓度:通常以mg/L表示,医院灭菌器常用的浓度为450~750 mg/L,在一定的温度和相对湿度水平下,EO浓度升高(从50~500 mg/L),微生物杀灭率也显著增加,灭菌时间也随着EO浓度达到其最高点而相应缩短。在5~37 ℃条件下,浓度提高一倍达到相同杀菌效果所需时间减少一半。但EO浓度超过500 mg/L,并没有显著提高微生物的杀灭率,甚至反而降低其杀灭率。实际灭菌时,因考虑EO的损失包括EO的水解、吸附等,选择的浓度应比相对浓度最高点要高。

(4)相对湿度:灭菌物品的含水量、微生物本身的干燥环境和灭菌环境的相对湿度对EO灭菌作用是至关重要的。如EO浓度为600 mg/L,温度为54 ℃,相对湿度为40%,其杀灭微生物能力为相对湿度为0%的10倍。其原因主要是:①在碱基化反应过程中水是必需的反应剂,水与EO反应以打开其环氧基团促使其与微生物作用;②水促进EO穿透,干燥的EO其穿透速率会大大降低;③湿化可帮助加热被灭菌物品以达到所设定的温度。

(二)毒性和对物品的损坏

1.急性毒性

(1)临床表现:大量吸入EO可引起呼吸道刺激、头昏、虚弱、恶心和呕吐(立即或事后发生）、胸痛和神经毒性反应。液态 EO 可引起皮肤刺激、皮炎和水泡。眼睛接触液态 EO 可引起严重眼损伤。高浓度气体泼溅可引起严重眼刺激和损伤。消化道接触 EO 是不常见的暴露途径,液态 EO 进入消化道,具有腐蚀性,可对消化道黏膜造成严重的刺激和烧伤。

（2）急救处理:过度接触 EO 后,应迅速将患者移离中毒现场,立即吸入新鲜空气,尽快看医生。皮肤接触后,用水冲洗接触处至少 15 min,同时脱去脏衣服,用水和洗手液冲洗污染区,并尽快就医。眼接触液态 EO 或高浓度 EO 气体至少冲洗眼 10 min,立即就医。消化道接触后,应尽快通知医生或毒性控制中心,喝 1～2 杯水,用手触咽喉背面引发呕吐;神志不清者,不可引发呕吐或喂入任何物品。

2.慢性毒性

关于 EO 对人的慢性毒性,乔伊纳(Joyner)曾对生产 EO 的 1 个工厂进行调查,被调查工人平均工龄在 10 年以上,车间内空气中 EO 的浓度为 5～10 mg/L,结果未发现明显异常,化验结果也未发现有慢性中毒的证据。

（三）EO 的排放及环境控制

1.EO 安全防护原则

EO 是一种易燃易爆化学品,当空气中 EO 浓度超过 3 ％时,会发生爆炸,操作时务必应遵守下列安全原则:①保证 EO 灭菌器及气瓶(或气罐)远离火种,如火柴、点燃的烟头、火花和静电。②EO 气瓶或气罐应严格按照国家制定的有关易燃易爆物品贮存要求进行处理。③EO 灭菌环境中空气中的 EO 浓度不得超过 1 mg/L。④应对 EO 工作人员进行专业知识和紧急事故处理的培训。⑤按照生产厂商要求定期对 EO 灭菌设备进行清洁、维修和调试。⑥EO 在贮存瓶、输送管道、灭菌柜中有聚合倾向,应经常清洗管道、灭菌器和贮存瓶。

2.EO 灭菌锅的安装要求

EO 是一种易燃易爆有毒物,所以 EO 灭菌锅必须安放在通风良好的地方,应避免安装在通风差和空间太小地方;切勿将 EO 锅或气罐置于接近火源的地方,并尽量远离主要的通道。为使以后维修及定期保养工作方便,EO 锅之各侧(包含)上方应预留 51 cm 的空间,房间通风系统不应是重新循环类型,室内的空气交换每小时至少应在 10 次,EO 灭菌锅应安装专门的排气管道,且与大楼其他排气管安全隔离,进入室内的空气必须能确实流经 EO 灭菌锅,再排出室外,尽量不要有死角存在。

3.EO 的排放

关于 EO 的排放,1994 年美国环境保护署(Environmental protection Agency,EPA)主要对商业灭菌有明确的排放规定,而对医院没有明确的排放规定。

4.EO 的残留

美国 AAMI 对机械通风的标准是:60 ℃,通风 8 h;50 ℃,通风 12 h;38 ℃,通风 32～36 h。对于某些特殊的物品如移植物可能需延长通风时间。

5.EO 灭菌器在设计时必须具备以下特点以保证其安全性

①门锁自动关闭:EO 气体释放后,锅门须自动关闭,无法打开。如需强行中止循环,必须等 EO 气体排出后,锅门方可打开。②门密封良好:能保证正压灭菌时,EO 气体不易外泄。③凹槽垫圈物:既保证门开启或关闭时不易受损,其特殊的封闭性能又能保证密封完整。④最后真空和脉冲式洗涤:灭菌完毕后,最后真空和脉冲式洗涤能有效去除 EO 残留。⑤能报警,

一旦机器出现故障,包括 EO 的泄漏,机器能及时响亮地报警。⑥自动排气:万一断电和出现其他故障,能自动将锅内 EO 排出。⑦灭菌器具有灭菌/通风双重功能,灭菌完毕后,直接进入通风阶段,通风完毕,物品取出后可直接使用。

(四)在临床的适用范围

EO 在临床上有着广泛的用途,常用于 EO 灭菌的设备仪器有:①内镜的灭菌。可用于硬式和软式内镜,包括关节镜、气管镜、膀胱镜、胃镜、肠镜、纵隔镜、检眼镜、耳镜、咽镜、直肠镜、前列腺切除器、胸腔镜、尿道镜。②医疗设备和仪器的灭菌。可用于麻醉设备、人工肾、透热设备、电线、表头、心肺机、呼吸、治疗设备、血透机、电钻、电烧器、电刀笔、牙钻、显微手术器械、神经刺激器、压力计、外科手术器械、骨钻、针头、人工关节。③橡胶和塑料制品的灭菌。导管、扩张器、引流管、气管内插管、外科手套、被单、气道插管、扩阴器、手套、起搏器、心瓣膜、喷雾器、培养皿、注射器。④其他。书、玩具、线形探条、探条、温度计、缝线。

(五)使用方法

1.大型环氧乙烷灭菌器(5 m³ 以上)

其适用于大件物品和大量的物品。用药量:0.8~1.2 kg/m³。温度 55~60 ℃,相对湿度 60 %~80 %,作用 6 h。

2.中型环氧乙烷灭菌器(1~5 m³)

其适用于一次性诊疗用品和内镜灭菌。用药量:灭菌800 mg/L;消毒 450 mg/L。温度 55~60 ℃,相对湿度 60 %~80 %,作用 6 h。

3.小型环氧乙烷灭菌器(<1 m³)

其适用于一次性诊疗用品和内镜灭菌、病例、纸张、信件的消毒。用药量:800~1 000 mg/L。温度 55~60 ℃,相对湿度 60 %~80 %,作用 6 h。

(六)注意事项

(1)环氧乙烷钢瓶应存放于无火源、无转动马达、无日晒、通风好、温度低于 40 ℃的地方。

(2)吸取或分装液态环氧乙烷时,须先将容器用冰水冷却。操作人员应戴防毒口罩,若不慎将液体落于皮肤黏膜上,必须立即用水冲洗 0.5 min。

(3)投药及开钢瓶时不能用力过猛,以免药液喷出。

(4)经常检查环氧乙烷泄漏情况。可用含 10 %酚酞的饱和硫代硫酸钠溶液浸湿滤纸,贴于疑漏气处,如滤纸变红,即证明有环氧乙烷泄漏,应立即进行处理。

(5)热水加热环氧乙烷容器时,必须先打开阀门;移出热水后,才能关闭阀门。

(6)灭菌后的物品,放入解析器内清除残留环氧乙烷。

(7)环氧乙烷通水后形成有毒的乙二醇,故不可用于食品的消毒灭菌。

(七)EO 灭菌的优缺点

1.EO 灭菌的优点

①EO 可用于不耐高温、不耐湿物品的灭菌;②环氧乙烷被认为是一种灭菌效果最好的化学灭菌剂,可杀灭所有微生物包括细菌芽孢;③穿透性强,可用于各种难通透部位的灭菌,如有些较细、较长的导管用其他低温灭菌方法很难达到灭菌效果,而只能用 EO 或辐照;④对物品损坏小,由于 EO 杀灭微生物是利用烷基化原理而非氧化过程,因此对物品损坏非常小,对不耐热精密仪器灭菌有着非常广泛的用途;⑤灭菌时,可以用各种包裹材料包裹,便于储存、运

输,打开包裹即可使用,避免了交叉污染的危险;⑥有标准的化学、生物监测手段,从而可以有效地控制灭菌质量,及时发现灭菌失败的包裹;⑦有几十年的使用经验。

2.EO 灭菌的缺点

①整个灭菌循环时间较长,其原因是需较长时间通风以去除 EO 残留;②EO 有毒,是可疑的致癌物,必须控制室内空气中 EO 的浓度低于国家规定的标准;③EO 易燃易爆,储存和灭菌时绝对不能泄漏。必须选择安全的灭菌器,进行安全的操作和储存。

十八、臭氧消毒

臭氧为强氧化剂,对多种物品有损坏,浓度越高对物品损坏越重,可使金属腐蚀,使橡胶老化、变色、弹性减低,以致变脆、断裂,使织物漂白褪色等。臭氧对人体呼吸道黏膜有刺激,空气中臭氧浓度达 1 mg/L 时,即可嗅出,在 2.5～5 mg/L 时,可引起脉搏加速、疲倦、头痛,人若停留 1 h 以上,可发生肺气肿,以致死亡。故臭氧用于消毒空气,必须是在无人的条件下,消毒后至少 30 min 才能进入。

(一)使用范围

臭氧可用于空气、水和物体表面消毒。

(二)使用方法

(1)对空气消毒:用臭氧消毒空气,必须是在封闭空间,且室内无人条件下使用,其臭氧浓度应不小于 20 mg/m³,作用时间不得少于30 min。

(2)对水消毒:臭氧可用于医疗机构对诊疗用水(非注射用水)、污水及公共场所的水处理。对诊疗用水(非注射用水)消毒:一般加臭氧量 0.5～1.5 mg/L,水中保持剩余臭氧浓度0.1～0.5 mg/L,维持 5～10 min。若水质较差,加臭氧量应在 3～6 mg/L。

(3)对水污染物的消毒:经臭氧处理的水污染物的微生物排放指针应符合《医疗机构水污染物排放标准》(GB 18466—2005)中表 1 的要求,而污水处理站周边大气污染物最高允许浓度应符合《医疗机构水污染物排放标准》(GB 18466—2005)中表 3 的要求。

(4)对物体表面消毒:用臭氧气体对物体表面消毒,由于作用缓慢,其浓度应不小于 60 mg/m³,相对湿度不小于 70 %,作用时间为 60～120 min 才能达到消毒效果。用臭氧水对物体表面消毒,其出水口含臭氧的浓度＞10 mg/L,作用时间≥60 min。

(三)注意事项

(1)臭氧用于空气消毒时,不得在有人的情况下使用,消毒后要开窗通风,环境中臭氧浓度应≤0.16 mg/m³,人员方可进入。

(2)臭氧水生成机工作时,在人呼吸带(距地面 1.2～1.5 m)臭氧浓度应≤0.16 mg/m³。

第四节 灭菌效果的监测

一、热力灭菌效果的监测方法

(一)压力蒸汽灭菌器效果监测方法

1.化学监测法

(1)化学指标示管(卡)监测方法:将既能指示蒸汽温度,又能指示温度持续时间的化学指示管(卡)放入大包和难以消毒部位的物品包中央,经一个灭菌周期后,取出指示管(卡),根据其颜色及性状的改变判断是否达到灭菌条件。

(2)化学指示胶带监测法:将化学指示胶带粘贴于每一待灭菌物品包外,经一个灭菌周期后,观察其颜色的改变,以指示是否经过灭菌处理

(3)对预真空和脉动真空压力蒸汽灭菌,每日进行一次 B-D 试验。

(4)结果判定:检测时,所放置的指标管(卡)、胶带的性状或颜色均变至规定的条件,判为灭菌合格;若其中之一未达到规定的条件,则灭菌过程不合格。

2.生物监测法

(1)指标菌株:耐热的嗜热脂肪杆菌芽孢(ATCC 7953 或 SSIK 31 株),菌片含菌量为 5.0×10^5 CFU/片,在 121 ± 0.5 ℃条件下,D 值为 $1.3 \sim 1.9$ min,杀灭时间(KT 值)$\leqslant 19$ min,存活时间(ST 值)$\geqslant 3.9$ min。

(2)培养基:试验用培养基为溴甲酚紫葡萄蛋白胨水培养基。

(3)检测方法:将两个嗜热脂肪杆菌芽孢菌片分别装入灭菌小纸袋内,置于标准试验包中心部位。

在下排气压力蒸汽灭菌器灭菌柜室内,排气口上方放置一个标准试验包(由 3 件平纹长袖手术衣,4 块小手术巾,2 块中手术巾,1 块大毛巾,30 块 10 cm×10 cm 8 层纱布敷料包裹成 25 cm×30 cm×30 cm 大小);预真空和脉动真空压力蒸汽灭菌器灭菌柜室内,排气口上方放置一个标准测试包(16 条全棉手术巾,每条41 cm×66 cm,将每条手术巾的长边先折成 3 层,短边折成 2 层然后叠放,做成 23 cm×23 cm×15 cm 大小的测试包);手提压力蒸汽灭菌器用通气贮物盒(22 cm×13 cm×6 cm)代替标准试验包,盒内盛满中试管,指示菌片放于中心部位的两只灭菌试管内(试管口用灭菌牛皮纸包封),将贮物盒平放于手提压力蒸汽灭菌器底部。

经一个灭菌周期后,在无菌条件下,取出标准试验包或通气贮物盒中的指示菌片,投入溴甲酚紫葡萄糖蛋白胨水培养基中,经 56 ℃±1 ℃培养 7 天(自含式生物指示物按说明书执行),观察培养基颜色变化。检测时设阴性对照和阳性对照。

(4)结果判定:每个指示菌片接种的溴甲酚紫蛋白胨水培养基都不变色,判定为灭菌合格;指示菌片之一接种的溴甲酚紫蛋白胨水培养基,由紫色变为黄色时,则灭菌过程不合格。

(二)干热灭菌效果监测方法

1.化学检测法

(1)检测方法:将既能指示温度又能指示温度持续时间的化学指示剂 $3 \sim 5$ 个分别放入待灭菌的物品中,并置于灭菌器最难达到灭菌的部位。经一个灭菌周期后,取出化学指示剂,据其颜色及性状的改变判断是否达到灭菌标准条件。

(2)结果判定:检测时,所放置的指示管的颜色及性状均变至规定的条件,则判为达到灭菌条件;若其中之一未达到规定的条件,则判为未达到灭菌条件。

2.生物检测法

(1)指示菌株:枯草杆菌黑色变种芽孢(ATCC9372),菌片含菌量为 $5.0 \times 10^5 \sim 5.0 \times 10^6$ CFU/片。其抗力应符合以下条件:在温度 160 ℃±2 ℃时,其 D 值为 $1.3 \sim 1.9$ min,存活时间$\geqslant 3.9$ min,死亡时间$\leqslant 19$ min。

(2)检测方法:将枯草杆菌芽孢菌片分别装入灭菌中试管内(1 片/管)。灭菌器与每层门

把手对角线内,外角处放置2个含菌片的试管,试管帽置于试管旁,关好柜门,经一个灭菌周期后,待温度降至80 ℃时,加盖试管帽后取出试管。在无菌条件下,加入普通营养肉汤培养基(5 mL/管),以36 ℃±1 ℃培养48 h,观察初步结果,无菌生长管继续培养至第7日。

(3)结果判定:若每个指示菌片接种的肉汤管均澄清,则判为灭菌合格,若指示菌片之一接种的肉汤管混浊,判为不合格,对难以判定的肉汤管,取0.1 mL接种于营养琼脂平板,用灭菌棒涂匀,放36 ℃±1 ℃培养48 h,观察菌落形态,并做涂片染色镜检,判断是否有指示菌生长。若有指示菌生长,判为灭菌不合格;若无指示菌生长,判为灭菌合格。

二、环氧乙烷(EO)灭菌效果监测

(一)灭菌效果监测要求

每次灭菌均应进行程序监测。每个灭菌物品的外包装应粘贴包外化学指示胶带,作为灭菌过程的标志;包内放置化学指示卡,作为灭菌效果的参考。每月应做生物监测,移植物必须等生物监测结果为阴性时方可使用。具体做法:环氧乙烷测试包分挑战性测试包和常规性测试包,前者主要用于对灭菌的考核,后者用于平时的常规生物监测。挑战性测试包是将一生物指示剂置于一个20 mL注射器内,去掉针头和针头套,生物指示剂带孔的塑料帽应朝注射器针头处,再将注射器芯放在原位(注意不要碰到生物指标物);另选一个成人型气管插管或一个塑料注射器(内含化学指示卡),一个琥珀色乳胶管(长25.4 cm,内径0.76 cm,管壁厚1.6 mm)和4条全棉清洁手术巾(46 cm×76 cm),每条巾单先折叠成3层,再对折,即每条巾单形成6层,然后将叠好的巾单从下至上重叠在一起,再将上述物品放于巾单中间层,最后选两条清洁布或无纱布包裹,用化学指示胶带封扎成一个测试包。常规测试包的制备方法类似,先将一生物指示剂放于一个注射器内(同前),再用一条全棉小毛巾两层包裹,一起放入一剥离式包装袋内。

(二)化学监测法

每次消毒过程均用化学指示物监测,只有在消毒工艺符合要求,化学指示物变色符合规定标准色要求的情况下,产品才可放行。

(三)生物指示物监测法

一般每月用生物指示物监测一次。生物指示物用枯草杆菌黑色变种芽孢(ATCC9372),抗力要求:菌量在 $5\times10^5\sim5\times10^6$ CFU/片,在环氧乙烷剂量为600 mg/L±30 mg/L,作用温度为54 ℃±2 ℃,相对湿度为60 %±10 %条件下,其杀灭90 %该微生物的D值为2.6~5.8 min,存活时间应不小于7.8 min,死亡时间应不超过58 min。

在消毒效果用该微生物监测时,菌量为 $5\times10^3\sim5\times10^4$ CFU/片。放置菌片数量应足够多。根据通常做常规微生物学监测的实践经验,采用以下数量的生物指示物较为适宜。

(1)灭菌器柜室可用体积小于5 m³时,至少放置10片。

(2)灭菌器柜室可用体积为5 m³至10 m³时,每增加1 m³,增加1个菌片。

(3)灭菌器柜室可用体积大于10 m³时,每增加2 m³,增加1个菌片。

生物指示物应放在那些性能鉴定时发现的最难灭菌的部位,并均匀分布于整个灭菌物品中。生物指示物应在预处理之前放入被灭菌物品内或被灭菌物品试件内。应尽量在灭菌周期完成后立即将生物指示物从被灭菌物品中取出并进行培养。避免暴露于残留EO气体中。所以,取出的指示菌片接种于含有复方中和剂的0.5 %的葡萄糖肉汤培养基管中,以未经处理的阳性菌片做相同接种,两者均置于36 ℃±1 ℃培养。

（四）结果判定

经培养,阳性对照在 24 h 内有菌生长;监测样品若连续培养观察 5 天,全部无菌生长,可报告生物指示物培养阴性,灭菌合格。

三、过氧化氢低温等离子灭菌效果监测

（一）原理

本试验以常见的硬式镜不锈钢材料管腔、软式镜聚四氟乙烯材料管腔为模拟管腔,验证微生物的灭菌效果。本试验应采用两端开口的无缝测试管腔,如有接缝,则应保证气密性。在管腔中央放置染有细菌芽孢的载体,通过半周期灭菌循环,灭菌效果应达10^{-6} CFU/载体灭菌水平。以嗜热脂肪杆菌芽孢和枯草杆菌黑色变种芽孢为指标菌,共同进行微生物灭菌效果评价,所有试验均为阴性培养结果,则判定结果合格。

按照本试验方法对管腔极限进行微生物灭菌效果测试。

（二）生物指示物

嗜热脂肪杆菌芽孢（ATCC 7953）、枯草杆菌黑色变种芽孢（ATCC 9372）;菌种参数符合《医疗保健产品灭菌 生物指示物第 1 部分:通则》（GB 18281.1—2015）的要求。

（三）验证器材

1.载体

将芽孢悬液均匀涂布在直径为 0.4 mm,长度为20～30 mm不锈钢检测材质上,以染菌后不堵塞管腔为限。嗜热脂肪杆菌芽孢阳性回收菌量应为$(1～6)×10^6$ CFU/载体;枯草杆菌黑色变种芽孢阳性回收菌量应为$(1～5)×10^6$ CFU/载体。分别在56 ℃的条件下恒温干燥嗜热脂肪杆菌芽孢72 h;在 37 ％的条件下恒温干燥枯草杆菌黑色变种芽孢 72 h,制成实验用染菌载体。

2.检测管腔

本试验宜采用两端开口的无缝测试管腔,如有接缝,则应保证气密性。

不锈钢材质无接缝管腔:10 根。

聚四氟乙烯无接缝管腔:10 根。

嗜热脂肪杆菌芽孢的 TSB 培养基。

干粉胰蛋白胨 17.0 g,植物蛋白胨 3.0 g,氯化钠 5.0 g,磷酸氢二钾 2.5 g,葡萄糖 2.5 g,共30.0 g 溶于 1 L 蒸馏水中,制成胰蛋白胨大豆肉汤（trypticase soy broth,TSB）培养基。

阳性对照物:将未经灭菌处理的生物指示物中含培养液的玻璃管压碎放入培养箱内培养。

阴性对照物:压碎不含生物指示物载片的培养液玻璃管放入培养箱内培养。

（四）操作步骤

将染菌的载体送达不锈钢管腔的正中央,制作 10 根测试样本。将 10 根测试样本均匀平行摆放在器械盒内,用双层无纺布包裹,放置在灭菌舱内,灭菌舱内如仅有一层隔架,则10 根样本平行摆放在器械盒内放置在灭菌舱中央（图 3-1）;若灭菌舱内可摆放上下两层隔架,则将 10 根样本均匀摆放在两个器械盒内,分别放置在灭菌舱内上下两层隔架中央（图3-2）。按照灭菌操作步骤进行半周期灭菌,灭菌结束后以无菌操作取出细菌芽孢载体,均放

到 TSB 培养基中,在合适的温度(嗜热脂肪杆菌芽孢在 56 ℃、枯草杆菌黑色变种芽孢在 37 ℃)条件下培养48 h,观察培养结果,如无细菌生长则继续培养至 7 天,培养结果仍无细菌生长则判断为阴性。

图 3-1　示意图一　　　　　　　　　　　　图 3-2　示意图二

　　将染菌的载体用细丝送达聚四氟乙烯管腔的正中间,制作10根测试样本。将 10 根测试样本均匀平行摆放在器械盒内,用双层无纺布包裹,放置在灭菌舱内,灭菌舱内如仅有一层隔架,则 10 根样本平行摆放在器械盒内放置在灭菌舱中央(图 3-3);若灭菌舱内可摆放上下两层隔架,则将 10 根样本均匀摆放在两个器械盒内,分别放置在灭菌舱内上下两层隔架中央(图 3-4)。

图 3-3　示意图三　　　　　　　　　　　　图 3-4　示意图四

　　按照灭菌操作步骤进行半周期灭菌,灭菌结束后取出细菌芽孢载体,全部放到 TSB 培养基中,在合适的温度下(嗜热脂肪杆菌芽孢在 56 ℃、枯草杆菌黑色变种芽孢 37 ℃)培养48 h,观察培养结果如无细菌生长则继续培养至 7 天,培养结果仍无细菌生长则判断为阴性。

　　结果计算:用嗜热脂肪杆菌芽孢和枯草杆菌黑色变种芽孢分别重复以上两种材质的微生物测试各 5 次。

　　结果判定:测试结果均无细菌生长,为阴性,则判定灭菌合格。

(五)使用及注意事项

1.装置适用范围

过氧化氢等离子体低温灭菌装置适用于对金属及非金属器械,特别是对不耐湿、不耐高温的精密器械的灭菌处理。

2.装置不适用范围

(1)不完全干燥的物品。

(2)吸收液体的物品或材料。

(3)由含纤维素的材料制成的物品或其他任何含有木质纸浆的物品。

(4)一头闭塞的内腔。

(5)液体或粉末。

(6)一次性使用物品。

(7)植入物。

(8)器械不能承受真空,并且标示为仅适用压力蒸气灭菌法的器械。

(9)器械具有内部部件,如密封轴承,不能浸泡,难以清洁的。

3.注意事项

(1)装载入灭菌设备前,所有物品都必须被正确清洗和干燥。

(2)包装材料应由不吸收 H_2O_2 及不解离 H_2O_2 的材料制成,并经过测试。

(3)操作说明需包含正确装载灭菌物品说明,避免因装载不正确干扰等离子体产从而影响消毒灭菌效果。

(4)高浓度的 H_2O_2 会灼伤皮肤,正确操作灭菌设备的同时,应采取个人防护措施如戴口罩、手套。

(5)设备需包含报警装置,监控灭菌过程的物理参数。

四、诊疗器械灭菌效果的监测

医疗机构中高危医疗器械和用品,如外科、口腔科使用的各种器械,包括注射器、穿刺器材、输液器、输血器、器官移植物等;凡进入人体无菌组织器官或经外科切口进入无菌腔室的内镜及其附件,如腹腔镜、关节镜、脑室镜、膀胱镜、宫腔镜,用前均应达到灭菌水平;凡进入破损黏膜和内镜附件也应达到灭菌水平,如活检钳、高频电刀等。

灭菌方法应首选物理方法,对不耐湿热的诊疗器械可选用化学方法灭菌。

(一)环氧乙烷气体灭菌的监测

在灭菌过程中必须严格控制温度(55～60 ℃)、相对湿度(60 %～80 %)、环氧乙烷浓度(800～1 200 mg/L)和灭菌时间(6 h)。不同质材制成的医疗器械对环氧乙烷的吸收值不同,应按其对象采用不同环氧乙烷浓度进行灭菌,对吸收值大的物品,如聚氯乙烯和橡胶制品应加大环氧乙烷的灭菌浓度(1 200 mg/L)。在物品灭菌后,应将残留环氧乙烷去除,使其浓度低于 10 mg/L。一般来说,聚氯乙烯和橡胶制品去除残留环氧乙烷的时间需要 1～2 周,聚乙烯和聚丙烯制品需 2 天。医院环氧乙烷灭菌物品在通风柜内,50 ℃条件下,驱散需要 2～6 h 即可。环氧乙烷气体对人体有害,作业现场浓度应低于 2 mg/m³。

(二)戊二醛液体浸泡灭菌的监测

用于医疗器械灭菌时,戊二醛的浓度为 2.0 %～3.4 %,加入适量碳酸氢钠将其 pH 调至 7.5～8.3(在加入碳酸氢钠摇匀溶解后 1 h 测定),灭菌的作用时间为 10 h。由于在碱性条件下,戊二醛不稳定,单体戊二醛可逐渐聚合,失去杀菌活性,一般配制后的碱性戊二醛仅可存放 2 周,使用中消毒液也仅可连续使用 1～2 周。经戊二醛浸泡灭菌或消毒后的器械和物品,必须用灭菌水将残留戊二醛冲洗干净。戊二醛由于对组织有固化作用,使用时不可接触皮肤。

(三)过氧化氢等离子体灭菌的监测

在专用柜内,将其压力抽至 40 Pa,注入 1.8 mL H_2O_2(58 %)后,气化的 H_2O_2 弥散进入物品包内,开启射频装置,使 H_2O_2 气体在 40 W 电场作用下发生离子化,作用15～19 min即可使物品达到灭菌要求。其可用于医疗器械、人工移植物、各种导管、内镜、显微外科精密器材灭菌。不可用于纸棉物品、液体等吸水性物品的灭菌。灭菌后物品可直接使用。

五、无菌试验

无菌试验是指检查经灭菌的敷料、缝线、一次性使用的医疗用品、无菌器械,以及适合于无菌检查的其他品种是否无菌的一种方法。

无菌试验应在洁净度为 100 级单向流空气区域内进行,应严格遵守无菌操作,避免微生物污染;对单向流空气区域及工作台面,必须进行洁净度验证。

(一)无菌试验前准备

1.洗脱液与培养基无菌性试验

无菌试验前 3 天,于需-厌氧培养基与霉菌培养基内各接种1 mL洗脱液,分别置30～35 ℃与20～25 ℃环境中培养 72 h 后,应无菌生长。

2.阳性对照管菌液制备

(1)在试验前一天取金黄色葡萄球菌[CMCC(B)26003]的普通琼脂斜面新鲜培养物,接种1 环至需-厌氧培养基内,在 30～35 ℃培养 16～18 h,用 0.9 %无菌氯化钠溶液稀释至10～100 CFU/mL。

(2)取生孢梭菌[CMCC(B)64941]的需氧菌、厌氧菌培养基新鲜培养物 1 接种环种于相同培养基内,于30～35 ℃培养18～24 h,用 0.9 %无菌氯化钠溶液稀释至10～100 CFU/mL。

(3)取白色念珠菌[CMCC(F)98001]真菌琼脂培养基斜面新鲜培养物用接种环种于相同培养基内,于 20～25 ℃培养 24 h 后,用 0.9 %无菌氯化钠溶液稀释至10～100 CFU/mL。

(二)无菌操作

取缝合针、针头、刀片等小件医疗器械 5 件,直接浸入 6 管需-厌氧培养管(其中一管作阳性对照)与4 管霉菌培养管。培养基用量为 15 mL/管。

取 5 副注射器,在 5 mL 洗脱液中反复抽吸 5 次,洗下管内细菌,混合后接种需-厌氧菌培养管(共6管,其中 1 管作阳性对照)与真菌培养管(共 4 管)。接种量:1 mL 注射器为 0.5 mL,2 mL 注射器为1 mL,5～10 mL 注射器为 2 mL,20～50 mL 注射器为 5 mL。培养基用量:接种量 2 mL 以下为15 mL/管,接种量 5 mL 为40 mL/管。

手术钳、镊子等大件医疗器械取 2 件,用沾有无菌洗脱液的棉拭子反复涂抹采样,将棉拭子投入5 mL无菌洗脱液中,将采样液混匀,接种于需-厌氧培养管(共 6 管,其中 1 管作阳性对照)与真菌培养基(共4管)。接种量为 1 mL/管,培养基用量为 15 mL/管。

(三)培养

在待检样品的需-厌氧培养管中,接种预先准备的金黄色葡萄球菌阳性对照管液 1∶1 000 稀释1 mL,将需-厌氧培养管,以及阳性与阴性对照管均于 30~35 ℃培养 5 天,真菌培养管与阴性对照管于 20~25 ℃培养 7 天,培养期间逐日检查是否有菌生长,如加入供试品后培养基出现混浊或沉淀,经培养后不能从外观上判断时,可取培养液转种入另一支相同的培养基中或斜面培养基上,培养48~72 h,观察是否再现混浊或在斜面上有无菌落生长,并在转种时,取培养液少量,涂片染色,用显微镜观察是否有菌生长。

(三)结果判定

阳性对照在 24 h 内有菌生长,阴性对照在培养期间应无菌生长,如在厌氧菌及真菌培养管内均匀澄清或虽显混浊但经证明并非有菌生长,判为灭菌合格;如厌氧菌及真菌培养管中任何一管显混浊并证实有菌生长,应重新取样,分别同法复试 2 次,除阳性对照外,其他各管均不得有菌生长,否则判为灭菌不合格。

(四)注意事项

(1)送检时间不得超过 6 h,若样品保存于 0~4 ℃,则不得超过 24 h。

(2)被采样本表面积<100 cm²,取全部表面;被采样本表面积≥100 cm²,取 100 cm²。

(3)若消毒因子为化学消毒剂,采样液中则应加入相应中和剂。

六、热原检验

(一)鲎试验

本法系利用鲎试剂与细菌内毒素产生凝集反应的机制,以判断供试品中细菌内毒素的限量是否符合规定的一种方法。内毒素的量用内毒素单位(EU)表示。细菌内毒素国家标准品(reference standard endotoxin,RSE)系自大肠杆菌提取精制得到的内毒素。内毒素以细菌内毒素国际标准品为基准,经过协作标定,使其与国际标准品单位含义一致。RSE用于标定、复核、仲裁鲎试剂灵敏度和标定细菌内毒素工作标准品(control standard endotoxin,CSE)。CSE指以 RSE 为基准进行标定,确定其重量的相当效价。每毫微克(1 ng)CSE 的效价应不小于2 EU,不大于50 EU,并具备均一性和稳定性的实验数据。CSE用于试验中鲎试剂灵敏度复核、干扰试验及设置的阳性对照。

结果判定:供试品阳性对照均应为(+);阴性对照均应为(-)。

(二)动物试验法

1.原理

将一定剂量的供试品,在规定的时间内,观察家兔体温升高情况,以判定供试品中所含热源的限度是否符合规定。

2.结果判定

在初探 3 只家兔中,体温升高均低于 0.6 ℃,并且 3 只家兔体温升高总数低于 1.4 ℃,仅在复试的 5 只家兔中,体温升高 0.6 ℃或 0.6 ℃以上的家兔仅有 1 只,并且初试、复试合并 8 只家兔的体温升高总数为 3.5 ℃或 3.5 ℃以下,均认为供试品符合热原检查条例规定。

在初试 3 只家兔中,体温升高 0.6 ℃或 0.6 ℃以上的家兔超过 1 只,或在复试的 5 只家兔中,体温升高 0.6 ℃或 0.6 ℃以上的家兔超过 1 只,或在初试、复试合并 8 只家兔的体温升高总数超过 3.5 ℃,均认为供试品的热原检查不符合规定。

七、灭菌效果的物理检测

(一)压力蒸气灭菌效果的工艺监测

其又称物理检测,包括程序监测和机械监测。其作用是检查灭菌工艺和有关技术参数、温度、压力、预真空程序等。其主要提示灭菌是否按规定的条件进行,机械本身的状况是否正常。监测频率以每锅进行,将记录纸归档备查。

(二)干热灭菌效果的工艺监测

其也称物理监测或热电偶监测法,是将多个探头分别放于灭菌器各层内、中、外各点,关好柜门,将导线引出,从记录仪上观察温度上升与持续时间。若所示温度达到预定温度,则灭菌温度合格。

(三)环氧乙烷气体灭菌效果的程序监测

(1)监测内容:预热、预湿、抽真空、通入气化环氧乙烷达到预定浓度、维持灭菌时间、清除灭菌柜内环氧乙烷气体、解析以去除灭菌物品内环氧乙烷的残留等。

(2)灭菌条件要求:浓度应在 800～1 000 mg/L,温度为 55～60 ℃,相对湿度为 60 %～80 %,作用 6 h。

第五节　消毒效果的监测

一、空气消毒效果的监测

(一)采样时间

在消毒处理后、医疗活动前进行采样。

(二)采样方法

1.平板暴露法

室内面积≤30 m²,设内、中、外对角线 3 点,内、外点布点部位距墙壁 1 m 处;室内面积>30 m²,设 4 角及中央 5 点,4 角的布点部位距墙壁 1 m 处。

将普通营养琼脂平板(直径为 9 cm)放在室内各采样点处,采样高度为距地面 80～150 cm,采样时将平板盖打开,扣放于平板旁,暴露 5 min,盖好平板,37 ℃培养 48 h,计数菌落数。

平板暴露法结果计算公式如下。

$$细菌总数(CFU/m^3)=50\ 000\ N/(A\times T)$$

式中:A——平板面积,cm²;T——平板暴露时间,min;N——平均菌落数,CFU。

2.六级筛孔撞击式采样器法

采样时将采样器置于距地面 1 m 高处,面积>10 m²,每增加10 m²增设一点。每分钟采集空气量为 28.3 L,采样后,从采样器中取出平板加盖,置 37 ℃培养 48 h,计数菌落数。按公式计算细菌总数。

$$细菌总数(CFU/m^3) = \frac{六级采样平板上总菌数(CFU)}{28.3\ L/min \times 采样时间(min)} \times 1\ 000$$

(三)结果判定

1. I 类区域

细菌总数≤10 CFU/m³,未检出金黄色葡萄球菌、溶血性链球菌为消毒合格。

2. II 类区域

细菌总数≤200 CFU/m³,未检出金黄色葡萄球菌、溶血性链球菌为消毒合格。

3. III 类区域

细菌总数≤500 CFU/m³,未检出金黄色葡萄球菌、溶血性链球菌为消毒合格。

4. 注意事项

采样前,关闭门、窗,在无人走动的情况下,静止10 min后进行采样。

二、物品和环境表面消毒效果监测

(一)采样时间

在消毒处理后进行采样。

(二)采样方法

用 5 cm×5 cm 的标准灭菌规格板,放在被检物体表面,采样面积≥100 cm²,连续采样 4 个,用浸有含相应中和剂的无菌洗脱液的棉拭子 1 支,在规格板内横竖往返均匀涂擦各 5 次,并随之转棉拭子,剪去手接触部位后,将棉拭子投入 10 mL 含相应中和剂的无菌洗脱液试管内,立即送检。

门把手等不规则物体表面用棉拭子直接涂擦采样。

(三)检测方法

1. 细菌总数检测

检测方法见细菌总数检测。小型物体表面的计算结果,用 CFU/件表示。

2. 致病菌检测

检测方法见致病菌检测。

(四)结果判定

(1) I、II 类区域:细菌总数≤5 CFU/cm²,并未检出致病菌为消毒合格。

(2) III 类区域细菌:总数≤10 CFU/cm²,并未检出致病菌为消毒合格。

(3) IV 类区域细菌:总数≤15 CFU/cm²,并未检出致病菌为消毒合格。

(4)母婴同室、早产儿室、婴儿室、新生儿室及儿科病房的物体表面不得检出沙门菌。

三、手和皮肤黏膜消毒效果监测

(一)采样时间

在消毒后立即采样。

(二)采样方法

1. 手的采样

被检人五指并拢,用浸有含相应中和剂的无菌洗脱液的棉拭子在双手指屈面从指根到指端往返涂擦 2 次(一只手涂擦面积约30 cm²),并随之转动采样棉拭子,剪去操作者手接触部位,将棉拭子投入 10 mL 含相应中和剂的无菌洗脱液试管内,立即送检。

2.皮肤黏膜采样

用 5 cm×5 cm 的标准灭菌规格板,放在被检皮肤处,用浸有含相应中和剂的无菌洗脱液的棉拭子 1 支,在规格板内横竖往返均匀涂擦各 5 次,并随之转动棉拭子,剪去手接触部位后,将棉拭子投入 10 mL 含相应中和剂的无菌洗脱液的试管内,立即送检。不规则的黏膜皮肤处可用棉拭子直接涂擦采样。

(三)检测方法

细菌总数检测:将采样管在混匀器上振荡 20 s 或用力振打80 次,用无菌吸管吸取 1.0 mL 待检样品,接种于灭菌平皿,每一样本接种 2 个平皿,加入已溶化的 45~48 ℃的营养琼脂 15~18 mL,边倾注边摇匀,待琼脂凝固,置 36 ℃±1 ℃培养箱培养48 h,计数菌落数。

(四)采样结果计算方法

$$细菌总数(CFU/cm^2)=\frac{平板上菌落数×稀释倍数}{采样面积(cm^2)}$$

(五)结果判定

(1)Ⅰ、Ⅱ类区域工作人员:细菌总数≤5 CFU/cm²,并未检出金黄色葡萄球菌、大肠杆菌、铜绿假单孢菌为消毒合格。

(2)Ⅲ类区域工作人员:细菌总数≤10 CFU/cm²,并未检出金黄色葡萄球菌、大肠杆菌为消毒合格。

(3)Ⅳ类区域工作人员:细菌总数≤15 CFU/cm²,并未检出金黄色葡萄球菌、大肠杆菌为消毒合格。

(4)母婴同室、婴儿室、新生儿室及儿科病房的工作人员手上,不得检出沙门菌、大肠杆菌、溶血性链球菌、金黄色葡萄球菌为消毒合格。

(5)皮肤黏膜:参照手的卫生学标准执行。

注意事项:皮肤黏膜采样处,若表面不足 5 cm×5 cm 可用相应面积的规格板采样。

四、使用中消毒液的监测

(一)检测方法

1.涂抹法

用无菌吸管吸取消毒液 1.0 mL,加入 9.0 mL 含有相应中和剂的采样管内混匀,用无菌吸管吸取上述溶液 0.2 mL,滴于干燥普通琼脂平板,每份样品同时做 2 个平行样,一个平板放置 20 ℃培养箱培养 7 天,观察真菌生长情况,另一个平板放置 35 ℃培养箱培养 48 h 计数菌落数。

$$消毒液染菌量(CFU/mL)=每个平板上的菌落数×50$$

2.倾注法

用无菌吸管吸取消毒液 1.0 mL,加入 9.0 mL 含相应中和剂的无菌生理盐水采样管中混匀,分别取 0.5 mL 放入2 只灭菌平皿内,加入已溶化的 45~48 ℃的营养琼脂 15~18 mL,边倾注边摇匀,待琼脂凝固,一个平板置 20 ℃培养箱培养 7 天,观察真菌生长情况;另一个平板置 36 ℃±1 ℃培养箱培养 48 h,计数菌落数。

$$消毒液染菌量(CFU/mL)＝每个平板上的菌落数×20$$

(二)结果判断

消毒液染菌量≤100 CFU/mL,并未检出致病菌为合格。

(三)注意事项

采样后 1 h 内检测。

五、餐具消毒效果监测

(一)采样时间

在消毒后、使用前进行采样。

(二)采样方法

将 2.0 cm×2.5 cm 灭菌滤纸片置于无菌洗脱液中,均匀浸湿,贴在食具表面,经 5 min 取下,每 10 张滤纸合为一份样本(相当于 50 cm² 采样面积),投入含 50 mL 生理盐水的 100 mL 三角烧瓶中,于 4 h 内送检。

(三)检测方法

1.细菌总数的检测

将采样管在混匀器上振荡 20 s 或用力振打 80 次,用无菌吸管吸取 1.0 mL 待检样品,接种于灭菌平皿,每一样本接种 2 个平皿,加入已溶化的 45～48 ℃的营养琼脂15～18 mL,边倾注边摇匀,待琼脂凝固,置 36 ℃±1 ℃培养箱培养48 h,计数菌落数。

采样结果计算方法如下。

$$细菌总数(CFU/cm^2)＝\frac{平板上菌落数×稀释倍数}{采样面积(cm^2)}$$

2.大肠菌群的检测

取 1 mL 采样液,加入相应的单倍或双倍乳糖胆盐发酵管内,置 37 ℃培养箱培养 24 h,若乳糖胆盐发酵管不产酸不产气,则可报告大肠菌群阴性。如果有疑虑则进行分离培养。

结果判定:细菌总数≤5 CFU/cm²,大肠菌群未检出。

注意事项:餐具若用化学消毒剂消毒,采样液中应加入相应中和剂。

六、内镜消毒效果监测

(一)采样时间

在消毒灭菌后、使用前进行采样。

(二)采样方法

监测采样部位为内镜的内腔面。用无菌注射器抽取 10 mL 含相应中和剂的缓冲液,从待检内镜活检口注入,用 15 mL 无菌试管从活检出口收集,及时送检,2 h 内检测。

(三)检测方法

细菌总数的检测:将送检液用旋涡器充分振荡,各取 0.5 mL,加入 2 只直径 90 mm 无菌平皿,每个平皿分别加入已经溶化的45～48 ℃营养琼脂 15～18 mL,边倾注边摇匀,待琼脂凝固,于35 ℃培养箱培养 48 h 后计数。

致病菌检测原则:将送检液用旋涡器充分振荡,取 0.2 mL 分别接种 90 mm 血平皿、中国蓝平皿和 SS 平皿,均匀涂布,35 ℃培养箱培养48 h,观察有无致病菌生长。

(四)结果判定

灭菌后内镜,未检出任何微生物为合格。

消毒后的内镜,细菌总数≤20 CFU/件,并未检出致病菌为合格。

七、卫生洁具消毒效果监测

(一)采样时间

在消毒后、使用前进行采样。

(二)采样方法

便器、尿壶等容器可用沾有含相应中和剂的无菌生理盐水的棉拭子,反复涂擦容器的内表面及内口处,剪去手接触部位后,将棉拭子投入 5 mL 无菌生理盐水试管中,立即送检。

拖把、抹布等物品可用无菌的方法剪取 1 cm×3 cm,直接投入 5 mL 含相应中和剂的无菌生理盐水中,立即送检。

(三)检测方法

将采样管在混匀器上振荡 20 s 或用力振打 80 次,取采样液检测致病菌。

(四)结果判定

未检出致病菌为消毒合格。

八、致病菌的监测

检测原则:致病菌的检测依据污染情况进行相应指标的检测。

(一)金黄色葡萄球菌检测

1.增菌、分离

取采样液 1 mL,接种于 5 mL SCDLP 液体培养基中,于36 ℃±1 ℃培养箱增菌 24 h。取一接种环上述增菌液,在血平板上做划线分离,36 ℃±1 ℃培养箱培养 24 h。

2.观察菌落特征

血琼脂平板上菌落的形态为金黄色、圆形凸起、表面光滑、周围有溶血圈。

3.镜检

挑取典型菌落做涂片染色镜检,镜下为革兰氏染色阳性、呈葡萄状排列的球菌。

4.生化反应

取可疑菌落做触酶、葡萄糖发酵、血浆凝固酶、甘露醇发酵、新生霉素敏感试验,均为阳性者即金黄色葡萄球菌。

5.甘露醇发酵试验

取上述可疑菌落接种于甘露醇培养基,于 36 ℃±1 ℃培养箱培养24 h,发酵甘露醇产酸者为阳性。

6.血浆凝固试验

(1)玻片法:洁净玻片一端滴一滴灭菌生理盐水,另一端滴一滴血浆,用接种环挑取菌落分别与生理盐水和血浆混匀,5 min 内观察有无固体颗粒状物,若血浆出现凝块,生理盐水均匀混浊为阳性,两者均混浊为阴性。

(2)试管法:吸取1∶4新鲜血 0.5 mL,放在灭菌小试管中,再加入等量待检菌 24 h 肉汤培养物,混匀后放入36 ℃±1 ℃培养箱中,同时以已知血浆凝固酶阳性和阴性菌肉汤培养物为对照,每30 s观察一次,6 h内出现凝块者为阳性。

(二)乙型溶血性链球菌检测

增菌、分离:取样品1 mL,接种于1‰葡萄糖肉汤,37 ℃增菌24 h。取一接种环增菌液在血平板上做划线分离,36 ℃±1 ℃培养箱培养24 h。

1.观察菌落特征

菌落形态为灰白色、半透明或不透明、针尖状突起、表面光滑、边缘整齐、周围有β溶血圈。

2.镜检

挑取典型菌落做涂片染色镜检,镜下为革兰阳性、呈链状排列的球菌。

3.生化反应

取可疑菌落做如下生化试验,如触酶阴性、链激酶试验阳性、对杆菌肽敏感者,即乙型溶血性链球菌。

4.链激酶试验

吸取草酸钾血浆0.2 mL(0.02 g草酸钾加5 mL人血浆混匀,经离心沉淀,吸取上清),加入0.8 mL灭菌生理盐水混匀后再加入待检菌24 h肉汤培养物0.5 mL和0.25‰氯化钙0.25 mL,混匀,放入36 ℃±1 ℃水浴中,每2分钟观察一次(一般10 min内可凝固),待血浆凝固后继续观察并记录溶化的时间,如2 h内不溶化,移入培养箱观察24 h的结果,全部溶化为阳性,24 h仍不溶解者为阴性。

杆菌肽敏感试验:将被检菌浓菌液涂于血平板上,用灭菌镊子取含菌0.04单位杆菌肽纸片放在平板表面上,同时与已知阳性菌株做对照,在36 ℃±1 ℃培养箱中培养18~24 h,有抑菌带者为阳性。

九、紫外线消毒效果的监测

(一)紫外线辐照计测定法

开启紫外线灯5 min后,将测定波长为253.7 nm的紫外线辐照计探头置于被检紫外线灯下垂直距离1 m的中央处,待仪表稳定后,所示数据即该紫外线辐照计实测数据,符合要求,且化学指示物变色符合规定标准色要求的情况下,产品才可放行。

(二)紫外线强度照射指示卡监测法

开启紫外线灯5 min后,将指示卡置紫外线灯下垂直距离1 m处,有图案的一面朝上,照射1 min(紫外线照射后,图案正中光敏色块由乳白色变成不同程度的淡紫色),观察指示卡色块的颜色,将其与标准色块比较,读出照射强度。

结果判定:普通30 W直管型紫外线灯,新灯辐照强度≥90 $\mu W/cm^2$为合格;使用中紫外线灯辐照强度>70 $\mu W/cm^2$为合格;30 W高强度紫外线新灯的辐照强度≥180 $\mu W/cm^2$为合格。

(三)生物指示物监测法

将试验用染菌载体置于30 W灯管下方垂直距离1 m的中心处,照射分为3个试验组,照射完毕同阳性、阴性对照分别置于5 mL PBS溶液中。在3次消毒试验中,每次试验中的阳性对照菌片,检测回收菌量应达$5 \times 10^5 \sim 5 \times 10^6$ CFU/片,阴性对照无菌生长,各次试验杀灭对数值均不小于3,即可判为消毒合格。

第四章　红细胞检验

第一节　红细胞计数

红细胞计数是测定单位容积血液中红细胞的数量,是血液一般检验基本项目之一。检验方法有显微镜计数法和血液分析仪法,本节介绍显微镜计数法。

一、检测原理

采用红细胞稀释液将血液稀释后,充入改良牛鲍计数板,在高倍镜下计数中间大方格内四角及中央共 5 个中方格内红细胞数,再换算成单位体积血液中红细胞数。

红细胞计数常用稀释液有 3 种,其组成及作用见表 4-1。

表 4-1　红细胞稀释液组成及作用

稀释液	组成	作用	备注
Hayem 液	氯化钠,硫酸钠,氯化汞	维持等渗,提高比密,防止细胞粘连,防腐	高球蛋白血症时,易造成蛋白质沉淀而使红细胞凝集
甲醛柠檬酸钠盐水	氯化钠,柠檬酸钠,甲醛	维持等渗,抗凝,固定红细胞和防腐	—
柠檬酸钠盐水	31.3 g/L 柠檬酸钠	—	遇自身凝集素高者,可使凝集的红细胞分散

二、操作步骤

显微镜计数法。①准备稀释液:在试管中加入红细胞稀释液。②采血和加血:准确采集末梢血或吸取新鲜静脉抗凝血,加至稀释液中,立即混匀。③充池:准备计数板、充分混匀红细胞悬液、充池、室温静置一定时间待细胞下沉。④计数:高倍镜下计数中间大方格内四角及中央中方格内红细胞总数。⑤计算:换算成单位体积血液中红细胞数。

三、方法评价

显微镜红细胞计数法是传统方法,设备简单、试剂易得、费用低廉,适用于基层医疗单位和分散检测;缺点是操作费时,受器材质量、细胞分布及检验人员水平等因素影响,不易质量控制,精密度低于仪器法,不适用于临床大批量标本筛查。在严格规范操作条件下,显微镜红细胞计数是参考方法,用于血液分析仪的校准、质量控制和异常检测结果复核。

四、质量管理

(一)检验前管理

(1)器材:必须清洁、干燥。真空采血系统、血细胞计数板、专用盖玻片、微量吸管及玻璃刻度吸管等规格应符合要求或经过校正。

（2）生理因素：红细胞计数日内变化为 4 %，同一天上午 7 时最高，日间变化为 5.8 %，月间变化为 5.0 %。

（3）患者体位及状态：直立体位换成坐位 15 min 后采血，较仰卧位 15 min 后采血高 5 %～15 %；剧烈运动后立即采血可使红细胞计数值增高 10 %。

（4）采血：应规范、顺利、准确，否则应重新采血。毛细血管血采集部位不得有水肿、发绀、冻疮或炎症；采血应迅速，以免血液出现小凝块致细胞减少或分布不均；针刺深度应适当（2～3 mm）；不能过度挤压，以免混入组织液。静脉采血时静脉压迫应小于 1 min，超过 2 min 可使细胞计数值平均增高 10 %。

（5）抗凝剂：采用 EDTA-2K 作为抗凝剂，其浓度为 3.7～5.4 μmol/mL 血或 1.5～2.2 mg/mL 血，血和抗凝剂量及比例应准确并充分混匀。标本应在采集后 4 h 内检测完毕。

（6）红细胞稀释液：应等渗、新鲜、无杂质微粒（应过滤），吸取量应准确。

（7）WHO 规定，如标本储存在冰箱内，检测前必须平衡至室温，并至少用手颠倒混匀 20 次。

（8）为避免稀释溶血和液体挥发浓缩，血液稀释后应在 1 h 内计数完毕。

(二)检验中管理

1.操作因素

（1）计数板使用：WHO 推荐以"推式"法加盖玻片，以保证充液体积高度为 0.10 mm。

（2）充池：充池前应充分混匀细胞悬液，可适当用力振荡，但应防止气泡产生及剧烈振荡破坏红细胞；必须一次性充满计数室（以充满但不超过计数室台面与盖玻片之间的矩形边缘为宜），不能断续充液、满溢、不足或产生气泡，充池后不能移动或触碰盖玻片。

（3）计数域：血细胞在充入计数室后呈随机分布或 Poisson 分布，由此造成计数误差称为计数域误差，由每次充池后血细胞在计数室内分布不可能完全相同所致，属于偶然误差。扩大血细胞计数范围或数量可缩小这种误差。根据下述公式推断，欲将红细胞计数误差（CV）控制在 5 %以内，至少需要计数 400 个红细胞。

$$CV = \frac{s}{m} \times 100\ \% = \frac{1}{\sqrt{m}} \times 100\ \%$$

式中，s 为标准差，m 为红细胞多次计数的均值。

（4）计数：应逐格计数，按一定方向进行，对压线细胞应遵循"数上不数下、数左不数右"原则。

（5）红细胞在计数池中如分布不均，每个中方格之间相差超过 20 个，应重新充池计数。在参考范围内，2 次红细胞计数相差不得大于 5 %。

2.标本因素

（1）白细胞数量：WBC 在参考范围时，仅为红细胞的 1/1 000～1/500，对红细胞数量影响可忽略。但 WBC>100×10^9/L 时，应校正计数结果：实际 RBC＝计数 RBC－WBC；或在高倍镜下计数时，不计白细胞（白细胞体积较成熟红细胞大，中央无凹陷，可隐约见到细胞核，无草黄色折光）。

（2）有核红细胞或网织红细胞：增生性贫血时，有核红细胞增多或网织红细胞提前大量释放时,可干扰红细胞计数。

(3)冷凝集素:可使红细胞凝集,造成红细胞计数假性减低。

3.来料质量控制(incoming quality control,IQC)及室间质量评价(external quality assessment,EQA)

血细胞显微镜计数法尚缺乏公认或成熟质量评价与考核方法,是根据误差理论设计的评价方法。

(1)双份计数标准差评价法:采用至少 10 个标本,每个均作双份计数,由每个标本双份计数之差计算标准差,差值如未超出 2 倍差值标准差范围,则认为结果可靠。

(2)国际通用评价法:可参考美国 1988 年临床实验室改进修正案(CLIA88)能力验证计划的允许总误差进行评价,通过计算靶值偏倚情况进行血细胞计数质量评价,即质量标准=靶值±允许总误差。允许总误差可以是百分数、固定值、组标准差(s)倍数。红细胞计数允许误差标准是计数结果在靶值±6 %以内。

五、临床应用

(一)红细胞增多

(1)严重呕吐、腹泻、大面积烧伤及晚期消化道肿瘤患者多由脱水血浓缩使血液中的有形成分相对增多所致。

(2)心肺疾病:先天性心脏病、慢性肺脏疾患及慢性一氧化碳中毒等。因缺氧必须借助大量红细胞来维持供氧需要。

(3)干细胞疾患:真性红细胞增多症。

(二)红细胞减少

(1)急性或慢性失血。

(2)红细胞遭受物理、化学或生物因素破坏。

(3)缺乏造血因素、造血障碍和造血组织损伤。

(4)各种原因的血管内或血管外溶血。

第二节 血红蛋白测定

血红蛋白(hemoglobin,Hb,HGB)为成熟红细胞主要成分,在人体中幼、晚幼红细胞和网织红细胞中合成,由血红素(heme)和珠蛋白(globin)组成结合蛋白质,相对分子质量为64 458。每个 Hb 分子含有4 条珠蛋白肽链,每条肽链结合 1 个亚铁血红素,形成具有四级空间结构四聚体。亚铁血红素无种属特异性,由 Fe^{2+} 和原卟啉组成。Fe^{2+} 位于原卟啉中心,有 6个配位键,其中 4 个分别与原卟啉分子中 4 个吡咯 N 原子结合,第 5 个与珠蛋白肽链的 F 肽段第 8 个氨基酸(组氨酸)的咪唑基结合,第 6 个配位键能可逆地与 O_2 和 CO_2 结合。当某些强氧化剂将血红蛋白 Fe^{2+} 氧化成 Fe^{3+} 时,则失去携氧能力。珠蛋白具有种属特异性,其合成与氨基酸排列受独立的基因编码控制。每个珠蛋白分子由 2 条 α 类链与 2 条非 α 类链组成,非 α 类链包括 β、γ、δ、ε 等。人类不同时期血红蛋白的种类、肽链组成和比例不同(表4-2)。

表 4-2　不同时期血红蛋白种类、肽链组成和比例

时期	种类	肽链	比例
胚胎时期	血红蛋白 Gower-1(Hb Gower-1)	$\xi_2\varepsilon_2$	—
	血红蛋白 Gower-2(Hb Gower-2)	$\alpha_2\xi_2$	—
	血红蛋白 Portland(Hb Portland)	$\xi_2\gamma_2$	—
胎儿时期	胎儿血红蛋白(HbF)	$\alpha_2\gamma_2$	新生儿>70 %,1 岁后<2 %
成人时期	血红蛋白 A(HbA)	$\alpha_2\beta_2$	90 %以上
	血红蛋白 A2(HbA2)	$\alpha_2\delta_2$	2 %~3 %
	胎儿血红蛋白(HbF)	$\alpha_2\gamma_2$	<2 %

血红蛋白在红细胞中以多种状态存在。生理条件下,99 %Hb 铁呈 Fe^{2+} 状态,称为还原血红蛋白(deoxyhemoglobin,reduced hemoglobin,Hbred);Fe^{2+} 状态的 Hb 可与 O_2 结合,称为氧合血红蛋白(oxyhemoglobin,HbO_2);如果 Fe^{2+} 被氧化成 Fe^{3+},称为高铁血红蛋白(methemoglobin,MHb)。如第 6 个配位键被 CO 占据,则形成碳氧血红蛋白(carboxyhemoglobin,HbCO),其比 O_2 的结合力高240 倍;如被硫占据(在含苯肼和硫化氢的环境中)则形成硫化血红蛋白(sulfhemoglobin,SHb),这些统称为血红蛋白衍生物。

Hb 测定方法有多种,现多采用比色法,常用方法有氰化高铁血红蛋白(hemiglobincyanide,HiCN)测定法、十二烷基硫酸钠血红蛋白(sodium dodecylsulfate hemoglobin,SDS-Hb)测定法、叠氮高铁血红蛋白(hemiglobin azide,HiN_3)测定法、碱羟高铁血红素(alkaline heamatin detergent,AHD_{575})测定法和溴代十六烷基三甲胺(CTAB)血红蛋白测定法等。HiCN 测定法为目前最常用 Hb 测定方法,1966 年,国际血液学标准化委员会(International Council for Standardization in Haematology,ICSH)推荐其作为 Hb 测定标准方法。1978 年,国际临床化学联合会(International Federation of Clinical Chemistry,IFCC)和国际病理学会(International Academy of Pathology,IAP)联合发表的国际性文件中重申了 HiCN 法。HiCN 法也是 WHO 和 ICSH 推荐的 Hb 测定参考方法。本节重点介绍 HiCN 测定法。

一、检测原理

HiCN 法是在 HiCN 转化液中,红细胞被溶血剂破坏后,高铁氰化钾可将各种血红蛋白(SHb 除外)氧化为高铁血红蛋白(Hi),Hi 与氰化钾中 CN-结合生成棕红色的氰化高铁血红蛋白(HiCN)。HiCN 最大吸收峰为 540 nm。在特定条件下,毫摩尔吸收系数为44 L/(mmol·cm),根据测得吸光度,利用毫摩尔吸收系数计算或根据 HiCN 参考液制作标准曲线,即可求得待测标本血红蛋白浓度。

HiCN 转化液有多种,较为经典的有都氏(Drabkin's)液和文-齐(van Kampen and Zijlstra)液。WHO 和我国卫生行业标准《血红蛋白测定参考方法》(WS/T341—2011)推荐使用文-齐液。血红蛋白转化液成分与作用见表 4-3。

表 4-3　血红蛋白转化液成分与作用

稀释液	试剂成分	作用
都氏液	$K_3Fe(CN)_6$、KCN	形成 HiCN
	$NaHCO_3$	碱性，防止高球蛋白致标本浑浊
文-齐液	$K_3Fe(CN)_6$、KCN	形成 HiCN
	非离子型表面活性剂	溶解红细胞、游离 Hb，防止标本浑浊
	KH_2PO_4（无水）	维持 pH 在 7.2 ± 0.2，防止高球蛋白致标本浑浊

二、操作步骤

(一)直接测定法

(1)加转化液:在试管内加入 HiCN 转化液。

(2)采血与转化:取全血加入试管底部,与转化液充分混匀,静置一定时间。

(3)测定吸光度:用符合 WHO 标准的分光光度计,波长 540 nm、光径 1.000 cm,以 HiCN 试剂调零,测定标本吸光度。

(4)计算:换算成单位体积血液内血红蛋白浓度。

(二)参考液比色测定法

如无符合 WHO 标准的分光光度计,则采用此法。

(1)按直接测定法(1)~(3)步骤测定标本吸光度。

(2)制作 HiCN 参考液标准曲线:将 HiCN 参考液倍比稀释成多种浓度的 Hb 液,按标本测定条件分别测定吸光度,绘制标准曲线。通过标准曲线查出待测标本 Hb 浓度。

三、方法评价

血红蛋白测定方法评价见表 4-4。

表 4-4　血红蛋白测定方法评价

方法	优点	缺点
HiCN	操作简便、快速,除 SHb 外均可被转化,显色稳定;试剂及参考品易保存,便于质量控制;已知吸收系数,为参考方法。测定波长 540 nm	①KCN 有剧毒。②高白细胞和高球蛋白可致浑浊。③HbCO 转化慢
SDS-Hb	试剂无公害,操作简便,呈色稳定,准确度和精密度高,为次选方法。测定波长 538 nm	①SDS-Hb 消光系数未确定,标准曲线制备或仪器校正依赖 HiCN 法。②SDS 质量差异性大。③SDS 溶血性强,破坏白细胞,不适于溶血后同时计数 WBC
HiN_3	显色快且稳定,准确度和精密度较高,试剂毒性低(为 HiCN 法的 1/7)。测定波长 542 nm	①HbCO 转化慢。②试剂有毒
AHD_{575}	试剂简单无毒,显色稳定。准确度和精密度较高。以氯化血红素为标准品,不依赖 HiCN 法。测定波长 575 nm	①测定波长 575 nm,不便于自动化分析。②采用氯化血红素作标准品纯度达不到标准
CTAB	溶血性强,但不破坏白细胞	精密度和准确度较上法略低

四、质量管理

(一)检验前管理

1.器材

(1)分光光度计校准:分光光度计波长、吸光度、灵敏度、稳定性、线性和准确度均应校正。波长:误差在±1 nm以内;杂光影响仪器线性、灵敏度和准确性。应采用钕镁滤光片校正:杂光水平控制在1.5%以下;HiCN参考品法:$A_{\lambda 540 nm}/A_{\lambda 504 nm}=1.590\sim1.630$。

(2)比色杯光径1.000 cm,允许误差为±0.5%,用HiCN试剂作空白,波长710~800 nm,吸光度应HiCN<0.002。

(3)微量吸管及玻璃刻度吸管规格应符合要求或经校正。

(4)制作标准曲线或标定K值:每更换1次转化液或仪器使用一段时间后应重新制作标准曲线或标定K值。

2.试剂

(1)HiCN转化液:应使用非去离子蒸馏水配制,pH 7.0~7.4,滤纸过滤后$A_{10mm}^{\lambda 540nm}<0.001$;用有塞棕色硼硅玻璃瓶避光储存于4~10℃,储存在塑料瓶可致CN-丢失,冰冻保存可因结冰致高铁氰化钾还原失效;变绿或浑浊不能使用;Hb(除SHb和HbCO外)应在5 min内完全转化;配制试剂应严格按照剧毒品管理程序操作。

(2)HiCN参考液(标准液):纯度应符合ICSH规定的扫描图形,即在450~750 nm波长范围吸收光谱应符合波峰在540 nm、波谷在504 nm、$A_{\lambda 540 nm}/A_{\lambda 504 nm}$为1.590~1.630和$A_{\lambda 750 nm}\leqslant0.003$;无菌试验(普通和厌氧培养)阴性;精密度CV≤0.5%;准确度以WHO和HiCN参考品为标准,测定值与标示值之差≤±0.5%;稳定性为3年内不变质、测定值不变;棕色瓶分装,每支不少于10 mL;在有效期内$A_{\lambda 540 nm}/A_{\lambda 504 nm}$为1.590~1.630。

(3)HiCN工作参考液:测定值与标定值之差≤1%。其他要求同参考液。

(4)溶血液:以参考液为标准,随机抽取10支测定,其精密度(CV)小于1%;准确度测定值与标示值误差≤1%;稳定1年以上,每支不少于0.5 mL,包装密封好;其纯度标准达到HiCN工作参考液。

3.其他

标本采集等要求同红细胞计数。美国临床和实验室标准委员会(Clinical and Loboratory Standards Insititute,CLSI)推荐采用EDTA抗凝静脉血。

(二)检验中管理

1.标本因素

(1)血浆中脂质或蛋白质(异常球蛋白)含量增高、WBC>20×10^9/L、PLT>700×10^9/L、HbCO增高,由浊度增加引起血红蛋白假性增高。由白细胞过多引起的浑浊,可离心后取上清液比色;如由球蛋白异常增高所致,可向转化液中加入少许固体NaCl(约0.25 g)或K_2CO_3(约0.1 g),混匀后可使溶液澄清。

(2)HbCO转化为HiCN的速度较慢,可达数小时,加大试剂中$K_3Fe(CN)_6$的用量(×5),转化时间可为5 min,且不影响检测结果。

2.其他

(1)转化液稀释倍数应准确。

(2)红细胞应充分溶解。

(3)应定期检查标准曲线和换算常数 K。

3. IQC 及 EQA

(1)国际通用评价方法:血红蛋白允许总误差是靶值±7 %。

(2)质量控制物:柠檬酸-柠檬酸钠-葡萄糖(acid citrate dextrose,ACD)抗凝全血质控物可用于多项血细胞参数的质量控制;醛化半固定红细胞可用于红细胞和血红蛋白质量控制;溶血液、冻干全血可用于单项血红蛋白质量控制。其中,定值溶血液适用于手工法血红蛋白质量控制。

(三)检验后管理

1.标本因素

某些因素可影响检测结果,如大量失血早期,主要是全身血容量减少,而血液浓度改变很少,红细胞和血红蛋白检测结果很难反映贫血存在。如各种原因所致脱水或水潴留,影响血浆容量,造成血液浓缩或稀释,红细胞和血红蛋白检测结果增加或减少,影响临床判断。

2.废液处理

检测完毕后,将废液集中于广口瓶中,以水 1:1 稀释废液,再向每升稀释废液中加入 35 mL 次氯酸钠溶液(或 40 mL 84 消毒液),混匀后敞开容器口放置 15 h 以上才能进一步处理。HiCN 废液不能与酸性溶液混合,因氰化钾遇酸可产生剧毒的氢氰酸气体。

五、临床应用

(一)参考范围

红细胞及血红蛋白参考范围见表 4-5。

表 4-5 红细胞及血红蛋白参考范围

人群	RBC/($\times 10^{12}$/L)	Hb/(g/L)
成年男性	4.09~5.74	131~172
成年女性	3.68~5.13	113~151
新生儿	5.2~6.4	180~190
婴儿	4.0~4.3	110~120
儿童	4.0~4.5	120~140
老年男性(>70 岁)	—	94~122
老年女性(>70 岁)	—	87~112

(二)临床意义

血红蛋白测定与红细胞计数临床意义相似,但某些贫血两者减少程度可不一致;红细胞计数可判断红细胞减少症和红细胞增多症,判断贫血程度时血红蛋白测定优于红细胞计数。因此,两者同时测定更具临床应用价值。

1.生理变化

(1)生理性增高:见于机体缺氧状态,如高原生活、剧烈体力活动等;肾上腺素增高,如冲动、兴奋和恐惧等情绪波动;长期重度吸烟;雄激素增高(如成年男性高于女性);日内上午 7 时最高;静脉压迫时间大于 2 min 增高 10 %;毛细血管血比静脉血高 10 %~15 %;应用毛果芸香碱、钴、肾上腺素、糖皮质激素药物等,红细胞一过性增高。

(2)生理性减低:见于生理性贫血,如 6 个月到 2 岁婴幼儿由造血原料相对不足所致,老年人由造血功能减退所致,孕妇由血容量增加、血液稀释所致;长期饮酒减少约 5 %。生理因素影响与同年龄、性别人群的参考范围相比,一般波动在 20 %以内。

2.病理性变化

(1)病理性增高:成年男性 RBC$>6.0×10^{12}$/L,Hb>170 g/L;成年女性 RBC$>6.5×10^{12}$/L,Hb>160 g/L为红细胞和血红蛋白增高。①相对增高:见于呕吐、高热、腹泻、多尿、多汗、水摄入严重不足和大面积烧伤等因素造成的暂时性血液浓缩。②继发性增高:见于缺氧所致的EPO 代偿性增高疾病,如慢性心肺疾病、异常血红蛋白病和肾上腺皮质功能亢进等;病理性EPO 增高疾病,如肾癌、肝细胞癌、卵巢癌、子宫肌瘤和肾积水等。③原发性增高:见于真性红细胞增多症和良性家族性红细胞增多症等。

(2)病理性减低:各种病理因素所致的红细胞、血红蛋白、血细胞比容低于参考范围下限,称为贫血(anemia)。贫血诊断标准见表 4-6。根据病因和发病机制贫血可分为三大类(表 4-7)。此外,某些药物可致红细胞减少引起药物性贫血。

表 4-6　贫血诊断标准(海平面条件)

人群	Hb/(g/L)	Hct	RBC/($×10^{12}$/L)
成年男性	120	0.40	4.0
成年女性	110(孕妇低于 100)	0.35	3.5
出生 10 天以内新生儿	145	—	—
1 月以上婴儿	90	—	—
4 月以上婴儿	100	—	—
6 个月至 6 岁儿童	110	—	—
6~14 岁儿童	120	—	—

表 4-7　根据病因及发病机制贫血分类

病因及发病机制	常见疾病
红细胞生成减少	
骨髓造血功能障碍	
干细胞增殖分化障碍	再生障碍性贫血,单纯红细胞再生障碍性贫血,急性造血功能停滞,骨髓增生异常综合征等
骨髓被异常组织侵害	骨髓病性贫血,如白血病、多发性骨髓瘤、骨髓纤维化、骨髓转移癌等
骨髓造血功能低下	继发性贫血,如肾病、肝病、慢性感染性疾病、内分泌疾病等
造血物质缺乏或利用障碍	

续表

病因及发病机制	常见疾病
铁缺乏或铁利用障碍	缺铁性贫血,铁粒幼细胞性贫血等
维生素 B_{12} 或叶酸缺乏	巨幼细胞贫血等
红细胞破坏过多	
红细胞内在缺陷	
红细胞膜异常	遗传性球形、椭圆形、口形红细胞增多症,PNH
红细胞酶异常	葡萄糖-6-磷酸脱氢酶缺乏症,丙酮酸激酶缺乏症等
血红蛋白异常	珠蛋白生成障碍性贫血,异常血红蛋白病,不稳定血红蛋白病
红细胞外在异常	
免疫溶血因素	自身免疫性、新生儿同种免疫性、药物诱发、血型不合输血等
理化感染等因素	微血管病性溶斑性贫血,化学物质、药物、物理、生物因素所致溶血
其他	脾功能亢进
红细胞丢失增加	
急性失血	大手术,严重外伤,脾破裂,异位妊娠破裂等
慢性失血	月经量多,寄生虫感染(钩虫病),痔疮等

红细胞计数和血红蛋白测定的医学决定水平为:RBC>6.8×10^{12}应采取治疗措施;RBC<3.5×10^{12}/L为诊断贫血界限。临床上,常以血红蛋白量判断贫血程度,Hb<120 g/L(女性 Hb<110 g/L)为轻度贫血;Hb<90 g/L为中度贫血;Hb<60 g/L为重度贫血。Hb<30 g/L为极重度贫血。当 RBC<1.5×10^{12}/L,Hb<45 g/L时,应考虑输血。

第三节　血细胞比容测定

血细胞比容(hematocrit,Hct),曾称红细胞压积(packed cell volume,PCV),是在规定条件下离心沉淀压紧红细胞在全血中所占体积比值。

一、检验原理

(一)微量法

一定量抗凝血液,经一定速度和时间离心沉淀后,计算压紧红细胞体积占全血容积的比例,即血细胞比容。

(二)温氏法(Wintrobe 法)

温氏法与微量法同属离心沉淀法,微量法用高速离心,温氏法则为常量、中速离心。

(三)电阻抗法

电阻抗法为专用微量血细胞比容测定仪。根据血细胞相对于血浆为不良导体的特性,先用仪器测定标准红细胞含量的全血电阻抗值,再以参考方法测定其 Hct,计算出 Hct 与电阻抗值之间的数量关系(校正值),再利用待测标本测定电阻抗值间接算出标本 Hct。

(四)其他方法

放射性核素法、比重计法、折射仪法和黏度计法等。

二、操作步骤

微量法操作如下。①采血:常规采集静脉 EDTA-2K 抗凝血。②吸血:用虹吸法将血液吸入专用毛细管。③封口:将毛细管吸血端垂直插入密封胶封口。④离心:毛细管置于离心机,以一定相对离心力(relative centrifugal force,RCF)离心数分钟。⑤读数:取出毛细管,置于专用读数板中读数,或用刻度尺测量红细胞柱(以还原红细胞层表层的红细胞高度为准)、全血柱长度,计算两者比值即血细胞比容。如 Hct>0.5,应再离心 5 min。

三、方法评价

临床常用 Hct 检测方法评价见表 4-8。

表 4-8　常用 Hct 检测方法评价

方法	优点	缺点
微量法	快速(5 min)、标本用量小、结果准确、重复性好,可批量检测。WHO 推荐参考方法	血浆残留少,需要微量血液离心机
微量法(计算法)	ICSH(2003)推荐为候选参考方法,可常规用于 Hct 测定校准,Hct=(离心 Hct−1.0119)/0.9736	需要用参考方法测定全血 Hb 和压积红细胞 Hb 浓度。Hct=全血 Hb/压积红细胞 Hb
温氏法	操作简单,无须特殊仪器,广泛应用	不能完全排除残留血浆,需要单独采血,用血量大
血液分析仪法	简便、快速、精密度高,无须单独采血	需要定期校正仪器
放射性核素法	准确性最高,曾被 ICSH 推荐为参考方法	操作烦琐,不适用于临床批量标本常规检测

四、质量管理

(一)检验前管理

(1)器材:应清洁干燥。CLSI 规定专用毛细管规格应符合要求(长 75.0 mm±0.5 mm,内径1.155 mm±0.085 mm,管壁厚度 0.20 mm,允许 0.18～0.23 mm,刻度清晰)。密封端口底必须平滑、整齐。离心机离心半径应大于 8.0 cm,能在 30 s 内加速到最大转速,在转动圆周边 RCF 为10 000～15 000 g 时,转动5 min,转盘温度不超过 45 ℃。

(2)采血:空腹采血,以肝素或 EDTA-2K 干粉抗凝,以免影响红细胞形态和改变血容量。采血应顺利,静脉压迫时间超过 2 min 可致血液淤积和浓缩,最好不使用压脉带。应防止组织液渗入、溶血或血液凝固。

(3)CLSI 规定标本应储存在 22 ℃±4 ℃的环境,并在 6 h 内检测。

(二)检验中管理

1.操作因素

(1)注血:抗凝血在注入离心管前应反复轻微振荡,使 Hb 与氧充分接触;注入时应防止气泡产生。吸入血量在管长 2/3 处为宜;用优质橡皮泥封固(烧熔封固法会破坏红细胞),确保密封。

(2)离心速度和时间:CLSI 和 WHO 建议微量法 RCF 为 10 000～15 000 g,RCF(g)=

1.118(cm)×有效离心半径(r/min)^2。

(3)放置毛细管的沟槽应平坦,胶垫应富有弹性。一旦发生血液漏出,应清洁离心盘后重新测定。

(4)结果读取与分析:应将毛细管底部红细胞基底层与标准读数板基线(0刻度线)重合,读取自还原红细胞层以下红细胞高度。同一标本2次测定结果之差不可大于0.015。

2.标本因素

(1)红细胞增多(症)、红细胞形态异常(如小红细胞、椭圆形红细胞或镰状红细胞)可致血浆残留量增加,Hct假性增高,WHO建议这类标本离心时间应至少延长3 min。

(2)溶血和红细胞自身凝集可使Hct假性降低。

(三)检验后管理

如离心后上层血浆有黄疸或溶血现象应予以报告,以便临床分析。必要时可参考RBC、Hb测定结果,以核对Hct测定值的可靠性。

五、临床应用

(一)参考范围

微量法:成年男性0.380~0.508,成年女性0.335~0.450。

(二)临床意义

(1)Hct增高或降低:其临床意义见表4-9。Hct与RBC、MCV和血浆量有关。红细胞数量增多、血浆量降低或两者兼有可致Hct增高;反之Hct降低。

表4-9 Hct测定临床意义

Hct	原因
增高	血浆量减少:液体摄入不足、大量出汗、严重腹泻或呕吐、多尿、大面积烧伤
	红细胞增多:真性红细胞增多症、缺氧、肿瘤、EPO增多
降低	血浆量增多:竞技运动员、妊娠、原发性醛固酮增多症、补液过多
	红细胞减少:各种原因的贫血、出血

(2)作为临床补液量参考:各种原因致机体脱水,Hct均增高,补液时应监测Hct,当Hct恢复正常时表示血容量得到纠正。

(3)用于贫血的形态学分类:计算红细胞平均体积和红细胞平均血红蛋白浓度。

(4)作为真性红细胞增多症的诊断指标:Hct>0.7,RBC为(7~10)×10^{12}/L和Hb>180 g/L时即可诊断。

(5)作为血液流变学指标:增高表明红细胞数量偏高,全血黏度增加。严重者表现为高黏滞综合征,易致微循环障碍、组织缺氧,故可辅助监测血栓前状态。

RBC、Hb、Hct每个参数均可作为贫血或红细胞增多的初筛指标,临床产生贫血的原因不同,其红细胞数量、大小和形态改变各有特征,因此必须联合检测和综合分析,才可获得更有价值的临床信息。

第四节　红细胞平均指数测定

红细胞平均指数(值)包括平均红细胞体积、平均红细胞血红蛋白含量、平均红细胞血红蛋白浓度3项指标,是依据 RBC、Hb、Hct 三个参数间接计算出来的,能较深入地反映红细胞内在特征,为贫血鉴别诊断提供更多线索。

一、检验原理

对同一抗凝血标本同时进行 RBC、Hb 和 Hct 测定,再按下列公式计算三种红细胞平均指数。

(一)平均红细胞体积

平均红细胞体积(mean corpuscular volume,MCV)是指红细胞群体中单个红细胞体积的平均值。单位:飞升(fL,1 fL$=10^{-15}$ L)。

$$MCV=\frac{Hct}{RBC}\times10^{15}(fL)$$

(二)平均红细胞血红蛋白含量

平均红细胞血红蛋白含量(mean corpuscular hemoglobin,MCH)是指红细胞群体中单个红细胞血红蛋白含量的平均值。单位:皮克(pg,1 pg$=10^{-12}$ g)。

$$MCH=\frac{Hb}{RBC}\times10^{12}(pg)$$

(三)平均红细胞血红蛋白浓度

平均红细胞血红蛋白浓度(mean corpuscular hemoglobin concentration,MCHC)是指红细胞群体中单个(全部)红细胞血红蛋白含量的平均值。单位:g/L。

$$MCHC=\frac{Hb}{Hct}(g/L)$$

二、操作步骤

红细胞计数、血红蛋白和血细胞比容测定参见本章相关内容。

三、方法评价

手工法红细胞平均指数测定不需要特殊仪器,但计算费时,又易出错。

四、质量管理

红细胞平均指数是根据 RBC、Hb、Hct 结果演算而来的,其准确性受此三个参数的影响,因此必须采用同一抗凝血标本同时测定 RBC、Hb 和 Hct。此外,红细胞平均值只表示红细胞总体平均值,"正常"并不意味着红细胞无改变,如溶血性贫血、白血病性贫血属正细胞性贫血,但红细胞可有明显大小不均和异形,必须观察血涂片才能得出较为准确的诊断。

五、临床应用

(一)参考范围

MCV、MCH、MCHC 参考范围见表 4-10。

表 4-10 MCV、MCH、MCHC 参考范围

人群	MCV/fL	MCH/pg	MCHC/(g/L)
成年人	80~100	26~34	320~360
1~3 岁	79~104	25~32	280~350
新生儿	86~120	27~36	250~370

(二)临床意义

MCV、MCH、MCHC 三项指标有助于贫血观察,对贫血的形态学分类有鉴别作用(表 4-11)。如缺铁性贫血和珠蛋白生成障碍性贫血都表现为小细胞低色素性贫血,但前者在血涂片上可见红细胞明显大小不均。如缺铁性贫血合并巨幼细胞贫血表现为小红细胞和大红细胞明显增多,但 MCV、MCH 正常。

表 4-11 MCV、MCH、MCHC 在贫血分类中的意义

指数	临床应用		
	正常	增高	减低
MCV	大部分贫血:如慢性炎症、慢性肝肾疾病、内分泌疾病、消化不良、吸收不良、恶性肿瘤所致贫血、急性失血和溶血性贫血、部分再生障碍性贫血	巨幼细胞贫血、吸烟、肝硬化、酒精中毒;同时出现小红细胞和大红细胞疾病,如缺铁性贫血合并巨幼细胞贫血,免疫性溶血性贫血、微血管病性溶血性贫血	铁、铜、维生素 B_6 缺乏性贫血,铁缺乏最常见
MCH	同上	叶酸、维生素 B_{12} 缺乏等所致大细胞性贫血	铁、铜、维生素 B_6 缺乏性贫血
MCHC	同上,大多数都正常	遗传性球形红细胞增多症、高滴度冷凝集素	铁、铜、维生素 B_6 缺乏性贫血,Hb 假性降低或 Hct 假性增高

第五节 网织红细胞计数

网织红细胞(reticulocyte,Ret,RET)是介于晚幼红细胞和成熟红细胞之间的尚未完全成熟的红细胞,因胞质中残留一定量的嗜碱性物质的核糖核酸(ribonucleic acid,RNA),经新亚甲蓝或煌焦油蓝等碱性染料活体染色后,RNA 凝聚呈蓝黑色或蓝紫色颗粒,颗粒多时可连成线状或网状结构(图 4-1)。RET 在骨髓停留一段时间后释放入血,整个成熟时间约 48 h。RET 较成熟红细胞大,直径为 8.0~9.5 μm。随着红细胞发育成熟,RNA 逐渐减少至消失;RET 网状结构越多,表示细胞越幼稚。ICSH 据此将其分为 Ⅰ~Ⅳ 型(表 4-12)。

图 4-1　网织红细胞

表 4-12　网织红细胞分型及特征

分型	形态特征	正常存在部位
Ⅰ型(丝球型)	RNA 呈线团样,几乎充满红细胞	仅存在于骨髓中
Ⅱ型(网型或花冠型)	RNA 呈松散的线团样或网状	大量存在于骨髓中,外周血很难见
Ⅲ型(破网型)	网状结构少,呈断线状或不规则枝状连接或排列	主要存在于骨髓中,外周血可见少量
Ⅳ型(颗粒型或点粒型)	RNA 呈分散的颗粒状或短丝状	主要存在于外周血中

一、检测原理

RET 检测方法有显微镜法、流式细胞术法和血液分析仪法。

(一)显微镜法

活体染料的碱性基团(带正电荷)可与网织红细胞嗜碱性物质 RNA 的磷酸基(带负电荷)结合,使 RNA 间负电荷减少而发生凝缩,形成蓝色颗粒状、线状甚至网状结构。在油镜下计数一定量红细胞中 RET 数,换算成百分率。如同时做 RBC 计数,则可计算出 RET 绝对值。

显微镜法 RET 活体染色染料有煌焦油蓝、新亚甲蓝和中性红等,其评价见表 4-13。

表 4-13　显微镜法 RET 活体染色染料评价

染料	评价
煌焦油蓝	普遍应用,溶解度低,易形成沉渣附着于红细胞表面,影响计数;易受 Heinz 小体和 HbH 包涵体干扰
新亚甲蓝	对 RNA 着色强且稳定,Hb 几乎不着色,利于计数。WHO 推荐使用
中性红	浓度低、背景清晰,网织颗粒鲜明,不受 Heinz 小体和 HbH 包涵体干扰

(二)流式细胞术(flow cytometry,FCM)法

RET 内 RNA 与碱性荧光染料(如派洛宁 Y、吖啶橙、噻唑橙等)结合后,用流式细胞仪或专用自动网织红细胞计数仪进行荧光细胞(RET)计数,同时报告 RET 绝对值。仪器还可根据荧光强度(RNA 含量)将 RET 分为强荧光强度(high fluorescent reticulocyte,HFR)、中荧光强度(middle fluorescent reticulocyte,MFR)和弱荧光强度(LFR),计算出 RET 成熟指数(reticulocyte maturation index,RMI)。

$$RMI\ \% = \frac{HFR + MFR}{LFR} \times 100$$

二、操作步骤

显微镜法(试管法)。

(1)加染液:在试管内加入染液数滴。

(2)加血染色:加入新鲜全血数滴,立即混匀,室温放置一定时间(CLSI 推荐 3~10 min)。

(3)制备涂片:取混匀染色血滴制成薄片,自然干燥。

(4)观察:低倍镜下观察并选择红细胞分布均匀、染色效果好的部位。

(5)计数。①常规法:油镜下计数至少 1 000 红细胞数量中 RET 数。②Miller 窥盘法:将 Miller 窥盘置于目镜内,分别计数窥盘小方格(A 区)内成熟红细胞数和大格内(B 区)RET 数。

(6)计算公式如下。

$$常规法:RET\% = \frac{计数\ 1\ 000\ 个成熟红细胞中网织红细胞数}{1\ 000} \times 100$$

$$Miller\ 窥盘法:RET\% = \frac{大方格内网织红细胞数}{小方格内红细胞数 \times 9} \times 100$$

$$RET\ 绝对值(个/L) = \frac{红细胞数}{L} \times RET(\%)$$

三、方法评价

网织红细胞计数的方法评价见表 4-14。

表 4-14 网织红细胞计数方法评价

方法	优点	缺点
显微镜法	操作简便、成本低、形态直观。试管法重复性较好、易复查,为参考方法。建议淘汰玻片法	影响因素多、重复性差、操作烦琐
流式细胞术法	灵敏度、精密度高,适合批量检测	仪器贵、成本高,成熟红细胞易被污染而影响结果
血液分析仪法	灵敏度、精密度高,易标准化,参数多,适合批量检测	影响因素多,H-J 小体、有核红细胞、镰状红细胞、巨大血小板、寄生虫等可致结果假性增高

四、质量管理

(一)检验前管理

(1)染液:煌焦油蓝染液的最佳浓度为 1 %,在 100 mL 染液中加入 0.4 g 柠檬酸三钠,效果更好。应储存于棕色瓶,临用前过滤。WHO 推荐使用含 1.6 % 草酸钾的 0.5 % 新亚甲蓝染液。

(2)标本因素:由于 RET 在体外可继续成熟使数量逐渐减少,因此标本采集后应及时处理。

(3)器材和标本采集等要求:同红细胞计数。

(二)检验中管理

1.操作因素

(1)染色时间:室温低于 25 ℃时应适当延长染色时间或放置 37 ℃培养箱内染色 8~10 min。标本染色后应及时检测,避免染料吸附增多致 RET 计数增高。

(2)染液与血液比例以 1:1 为宜,严重贫血者可适当增加血液量。

(3)使用 Miller 窥盘(ICSH 推荐):以缩小分布误差,提高计数精密度、准确度和速度。

（4）计数 RBC 数量：控制 CV 为 10 ％，ICSH 建议根据 RET 数量确定所应计数 RBC 数量（表 4-15）。

（5）CLSI 规定计数时应遵循"边缘原则"，即数上不数下、数左不数右。如忽视此原则对同一样本计数时，常规法计数结果可比窥盘法高 30 ％。

表 4-15　ICSH：RET 计数 CV＝10 ％时需镜检计数 RBC 数量

RET/%	计数 Miller 窥盘小方格内 RBC 数量	相当于缩视野法计数 RBC 数量
1～2	1 000	9 000
3～5	500	4 500
6～10	200	1 800
11～20	100	900

2.标本因素

（1）ICSH 和 NCCLS 规定：以新亚甲蓝染液染色后，胞质内凡含有 2 个以上网织颗粒的无核红细胞计为 RET。

（2）注意与非特异干扰物鉴别：RET 为点状或网状结构，分布不均；HbH 包涵体为圆形小体，均匀散布在整个红细胞中，一般在孵育 10～60 min 出现；Howell-Jolly 小体为规则，淡蓝色小体；Heinz 小体为不规则突起状，淡蓝色小体。

3.质控物

目前，多采用富含 RET 抗凝脐带血制备的质控品，通过定期考核检验人员对 RET 辨认水平进行 RET 手工法质量控制，但此法无法考核染色、制片等环节。CLSI 推荐 CPD 抗凝全血用于 RET 自动检测的质量控制物。

五、临床应用

（一）参考范围

参考范围见表 4-16。

表 4-16　网织红细胞参考范围

方法	人群	相对值/%	绝对值/（×10⁹/L）	LFR/%	MFR/%	HFR/%
手工法	成年人、儿童	0.5～1.5	24～84	—	—	—
	新生儿	3.0～6.0	—	—	—	—
FCM	成年人	0.7±0.5	43.6±19.0	78.8±6.6	18.7±5.1	2.3±1.9

（二）临床意义

外周血网织红细胞检测是反映骨髓红系造血功能的重要指标。临床应用主要如下。

1.评价骨髓增生能力与判断贫血类型

（1）增高：表示骨髓红细胞造血功能旺盛，见于各种增生性贫血，尤其是溶血性贫血，RET 可在6 ％～8 ％或以上，急性溶血时可在 20 ％～50 ％或以上；红系无效造血时，骨髓红系增生活跃，外周血 RET 则正常或轻度增高。

（2）减低：见于各种再生障碍性贫血、单纯红细胞再生障碍性贫血等。RET＜1 ％或绝对值<$15×10^9$/L为急性再生障碍性贫血的诊断指标。

通常,骨髓释放入外周血 RET 主要为Ⅳ型,在血液中 24 h 后成为成熟红细胞。增生性贫血时,年轻 RET 提早进入外周血,2～3 d 才成熟,即在血液停留时间延长,使 RET 计数结果高于实际水平,不能客观反映骨髓实际造血能力。因 RET 计数结果与贫血严重程度(Hct 水平)和 RET 成熟时间有关,采用网织红细胞生成指数(reticulocyte production index,RPI)可校正 RET 计数结果。

$$RPI = \frac{患者\ Hct}{正常\ Hct(0.45)} \times \frac{患者\ RET(\%)}{RET\ 成熟时间(d)}$$

Hct/RET 成熟时间(d)关系为:(0.39～0.45)/1,(0.34～0.38)/1.5,(0.24～0.33)/2.0,(0.15～0.23)/2.5 和<0.15/3.0。正常人 RPI 为 1;RPI<1 提示贫血为骨髓增生低下或红系成熟障碍所致;RPI>3 提示贫血为溶血或失血,骨髓代偿能力良好。

2.观察贫血疗效

缺铁性贫血或巨幼细胞贫血分别给予铁剂、维生素 B_{12} 或叶酸治疗,2～3 d RET 开始增高,7～10 d 达最高(10 %左右),表明治疗有效,骨髓造血功能良好。反之,表明治疗无效,提示骨髓造血功能障碍。EPO 治疗后 RET 也可增高达 2 倍之多,8～10 d 恢复正常。

3.放疗、化疗监测

放疗和化疗后造血恢复时,可见 RET 迅速、短暂增高。检测幼稚 RET 变化是监测骨髓恢复较敏感的指标,出现骨髓抑制时,HFR 和 MFR 首先降低,然后出现 RET 降低。停止放疗、化疗,如骨髓开始恢复造血功能,上述指标依次上升,可同时采用 RMI 监测,以适时调整治疗方案,避免造成骨髓严重抑制。

4.骨髓移植后监测骨髓造血功能恢复

骨髓移植后第 21 天,如 RET 绝对值>$15×10^9$/L,常表示无移植并发症。如 RET 绝对值<$15×10^9$/L 伴中性粒细胞和血小板增高,提示骨髓移植失败可能,此可作为反映骨髓移植功能良好指标,且不受感染影响。

第五章 血小板检验

第一节 血管壁和血管内皮细胞的检验

血管内皮作为血管壁与血流之间的选择性屏障,能产生或分泌多种生物活性物质,参与体内血栓与止血过程。

一、束臂试验

(一)原理

束臂试验又称毛细血管抵抗力试验(capillary resistance test,CRT)或毛细血管脆性试验(capillary fragility test,CFT)。通过给上臂局部加压(维持压力在收缩压和舒张压之间,通常为90～100 mmHg,即 12.0～13.3 kPa),部分阻止静脉血液回流,增加毛细血管负荷。观察前臂皮肤一定范围内新出现的皮下出血点的数目来估计血管壁的通透性和脆性。血管壁的通透性和脆性与其自身的结构和功能、血小板的数量和质量,以及一些体液因素如血管性血友病因子(von Willebrand factor, vWF)等有关,当上述相关因素出现异常时,将导致毛细血管的完整性受损,血管壁的脆性和通透性增加,新的出血点增多。

(二)参考区间

5 cm 直径的圆圈内新出现的出血点,成年男性小于 5 个,儿童及成年女性小于 10 个。

(三)临床应用

(1)方法学评价:本试验是临床筛选毛细血管脆性及通透性异常的一种传统方法,但敏感度、特异性均差,且易受多种因素影响,因而在许多实验室已被弃用。

(2)临床意义:新的出血点个数超过参考区间上限为该试验阳性。见于:①血管壁的结构和(或)功能缺陷,如遗传性毛细血管扩张症、过敏性紫癜、单纯性紫癜及其他血管性紫癜。②血小板数和(或)质异常,如原发性和继发性血小板减少症、血小板增多症以及遗传性和获得性血小板功能缺陷症等。③血管性血友病(von Willebrand disease,vWD)。④其他如某些异常蛋白血症、糖尿病、高血压、风湿性关节炎,偶见于严重的凝血障碍、感染、肝脏疾病及慢性肾炎等。

二、出血时间测定

(一)原理

出血时间(bleeding time,BT)是指皮肤刺破后,血液从自然流出到自然停止所需的时间,此过程的长短反映了血管壁通透性、脆性的变化和皮肤毛细血管与血小板之间的相互作用,包括血小板黏附、活化、释放,以及血小板的聚集等反应。当与这些反应有关的因素如血小板生成的血栓烷 A_2(thromboxane A_2,TXA_2)与血管壁生成的前列环素(prostacyclin,PGI2)之间的平衡失常,vWF 与纤维蛋白原(fibrinogen,Fg)等有缺陷时,BT 可出现异常。

（二）参考区间

出血时间测定器法（template bleeding time，TBT）：6. 9 min±2. 1 min（大于 9 min 为异常）。

（三）临床应用

1.方法学评价

传统方法有 Duck 法和 Ivy 法，其中杜克（Duck）法在国内已弃用。目前推荐使用标准化TBT 法，该方法重复性比传统方法明显提高，有利于检出血管壁及血小板质与量的缺陷，但敏感度和特异性差，又受诸多因素干扰和影响，故一般情况下不选为患者止血功能的筛选试验，只有当临床确实需要时才使用。试验中切口的深度和宽度将直接影响 BT 测定结果，故操作过程应严格按照标准化规范执行。临床上由药物治疗引起的 BT 延长常见，因此在测定前需要仔细询问患者用药情况，如是否服用阿司匹林及其他口服抗凝剂等。

2.临床意义

（1）BT 延长。见于：①血小板明显减少，如原发性或继发性血小板减少性紫癜。②血小板功能异常，如血小板无力症。③血管性血友病。④少见于血管壁及结构异常，如遗传性出血性毛细血管扩张症。⑤偶见于严重的凝血因子缺乏，如弥散性血管内凝血（disseminated in-ravascular coagulation，DIC）。

（2）BT 缩短。临床意义不大，主要见于某些严重的血栓前状态和血栓形成，如妊娠期高血压疾病、心肌梗死、DIC 高凝期等。

三、血管性血友病因子抗原（vWF：Ag）检测

（一）原理

（1）免疫火箭电泳法：将一定量的待检血浆（含 vWF 抗原）加入含 vWF 抗体的琼脂板中，在电场的作用下，泳动一定时间后，出现抗原抗体反应形成的火箭样沉淀线，此线的高度与抗原的浓度呈正相关，并可根据沉淀线的高度计算出血浆中 vWF：Ag 的含量。

（2）ELISA 法：将纯化的兔抗人 vWF 抗体包被于聚苯乙烯反应板上，加入稀释后的待检血浆，vWF 抗原和固相的抗体结合，然后加入酶标记的另一种抗 vWF 单抗与之定量结合，根据标准曲线即可计算待检血浆中 vWF 抗原的含量。

（二）参考区间

免疫火箭电泳法：94. 1 ％±32. 5 ％。ELISA 法：70 ％～150 ％。

（三）临床应用

（1）方法学评价：免疫火箭电泳法和 ELISA 法都可对 vWF：Ag 进行准确定量，实验室可根据自身条件进行选择。对血浆中 vWF：Ag 含量过高的标本应稀释后检测，避免钩状效应造成的干扰。为防止交叉污染，微量吸样器也应充分洗净。

（2）临床意义：vWF：Ag 由内皮细胞合成并分泌，参与血小板的黏附和聚集等反应，是血管内皮细胞的促凝指标之一，同时也是研究和诊断 vWD 的重要指标。①减低：见于 vWD，是诊断 vWD 及其分型的重要指标。②增高：见于血栓性疾病，如心肌梗死、心绞痛、恶性肿瘤等，其他如剧烈运动、感染性疾病、糖尿病等。

四、血管性血友病因子活性(vWF：A)测定

(一)原理

将直接针对 vWF 的血小板结合位点(GPIb 受体)单抗吸附于胶乳颗粒上,再加至待检柠檬酸钠抗凝血浆中,此时胶乳颗粒和待检血浆中的 vWF 发生聚集反应,使待检血浆浊度发生变化,从而可检测血管性血友病因子活性(von Willebrand factor activity,vWF：A)。

(二)参考区间

O 型血正常人为 38 %～125.2 %(n=122);其他血型正常人为 49.2 %～169.7 %(n=126)。

(三)临床应用

该测定结合 vWF：Ag、FⅧ：C 检测,主要用于 vWD 的分型诊断。

(1)若 vWF：Ag、vWF：A 和 FⅧ：C 测定结果均在参考区间范围内,则基本可排除血友病 A 和 vWD。

(2)若 vWF：Ag、vWF：A 和 FⅧ：C 测定结果中有一项减低,则应计算 vWF：A/vWF：Ag 的比值和 FⅧ：C/vWF：Ag 的比值。①比值接近于 1.0 则可诊断为 vWD1 型。②若 vWF：A/vWF：Ag 的比值低于 0.7(建议的 cut off 值),可以诊断 vWD 的 2A、2B、2M 三个亚型,而瑞斯托霉素诱导的血小板凝集试验(RIPA)、vWF 多聚体分析等试验还可对三个亚型进行进一步鉴别。③若 FⅧ：C/vWF：Ag 的比值低于 0.7,可以诊断为 vWD2M 亚型和血友病 A,此二者的鉴别可再用 FⅧ抗原检测进一步区分。

(3)若 vWF：Ag 与 vWF：A 均增加,且 vWF：A/vWF：Ag≥1.0,见于血栓性疾病。

五、血浆 6-酮-前列腺素 $F_{1\alpha}$ 测定

(一)原理

ELISA 法:用抗原(6-酮-前列腺素 $F_{1\alpha}$ 牛血清蛋白连接物)包被酶标反应板,加入待检血浆或6-酮-前列腺素 $F_{1\alpha}$(6-Keto-PGF$_{1\alpha}$)标准品和一定量的抗 6-Keto-PGF$_{1\alpha}$ 抗血清,作用一定时间后,再加入酶标记的第二抗体,最后加入底物显色。标准品或待检血浆中的 6-Keto-PGF$_{1\alpha}$ 与包被抗原竞争性地与抗体结合,因此抗体与待检血浆或标准品中 6-Keto-PGF$_{1\alpha}$ 的量和与包被抗原结合的量呈负相关。根据吸光度(A 值)从标准曲线中计算出待检血浆中 6-Keto-PGF$_{1\alpha}$ 的含量。

(二)参考区间

ELISA 法:22.9 mg/L±6.3 mg/L。

(三)临床应用

6-Keto-PGF$_{1\alpha}$是血管内皮细胞的抗凝指标之一。它是血管内皮细胞膜上 PGG$_2$ 和 PGH$_2$ 代谢的终末产物,检测血浆中 6-Keto-PGF$_{1\alpha}$的水平能客观地反映血管内皮细胞的功能,有助于对血管内皮细胞损伤程度的了解和疗效评估。

6-Keto-PGF$_{1\alpha}$减低见于血栓性疾病,如急性心肌梗死、心绞痛、脑血管病变、糖尿病、动脉粥样硬化、周围血管血栓形成及血栓性血小板减少性紫癜(thrombotic thrombocytopenia purpura,TTP)等。

六、血浆凝血酶调节蛋白抗原测定

(一)原理

1.ELISA 法

包被单克隆抗凝血酶调节蛋白(thrombomodulin,TM)抗体,加入待检血浆,血浆中的 TM 与包被的抗体结合,再加入过氧化物酶标记的第二抗体,三者形成复合物,与邻苯二胺作用后显色,其颜色的深浅与待检血浆中 TM 的含量成正比。

2.放射免疫法

将 TM 单抗(或抗血清)包被放入聚乙烯放免小杯,待检血浆中的 TM 结合于包被的放免小杯,再加入^{125}I-抗人 TM 单抗,根据结合的^{125}I 放射性强度计算出待检血浆中的 TM 含量。

(二)参考区间

ELISA 法:25～52 μg/L。放射免疫法:20～35 μg/L。

(三)临床应用

TM 由血管内皮细胞合成和分泌,是血管内皮细胞的抗凝指标之一。正常情况下,血浆中 TM 水平很低,当血管内皮损伤后,血浆中 TM 水平明显升高,并与循环血液中的凝血酶形成 1:1 TM-凝血酶复合物,该复合物激活蛋白 C(PC)为活化蛋白 C(activated protein C,APC),APC 有灭活 FⅧa、FⅤa 和激活纤溶活性的作用。血浆中 TM 水平下降没有太大的价值。升高见于血栓性疾病,如糖尿病、心肌梗死、脑血栓形成、深静脉血栓形成、DIC、TTP 等。

七、血浆中内皮素-1(ET-1)的检测

(一)原理

ELISA 法:将抗兔 IgG 单抗包被于固相载体上,加入兔抗内皮素-1 抗体、待检血浆或标准品、酶标记 ET-1 抗体,再加入底物显色,根据吸光度(A 值)从标准曲线上计算血浆中 ET-1 的含量。

(二)参考区间

血浆中 ET-1 的含量<5 ng/L。

(三)临床应用

内皮素具有强烈的缩血管作用,测定其血浆含量可了解血管内皮的损伤程度,估计心脑血管病患者的疗效和预后。其在进行血栓性疾病的流行病学研究方面也是一项可靠指标。

血浆 ET-1 增高常见于各种类型的心绞痛和心肌梗死的发作期、冠状动脉手术患者等,在其他疾病如哮喘发作期、肝病、肝肾综合征、妊娠期高血压疾病等血浆中 ET-1 也有不同程度的升高。

第二节　血小板功能的检测

血小板在止凝血方面具有多种功能。当血小板与受损的血管壁、血管外组织接触或受刺激剂激活时,血小板被活化,产生黏附、聚集和释放反应,并分泌多种因子,在止血和血栓形成中起着非常重要的作用。血小板功能检查的各项试验,对血小板疾病的诊断和治疗,以及血栓

前状态与血栓性疾病的诊断、预防、治疗监测等有着重要的意义。

一、血小板黏附试验

(一)原理

血小板黏附试验(platelet adhension test,PAdT)是利用血小板在体外可黏附于玻璃的原理设计的。可用多种方法,包括玻珠柱法、玻球法等。方法为用一定量的抗凝血与一定表面积的玻璃接触一定时间,计数接触前、后的血中血小板数,计算出血小板黏附率。

$$血小板黏附率(\%)=\frac{黏附前血小板数-黏附后血小板数}{黏附前血小板数}\times100\%$$

(二)参考区间

玻璃珠柱法:53.9%～71.1%。旋转玻球法(12 mL玻瓶):男性28.9%～40.9%,女性34.2%～44.6%。

(三)临床应用

1.方法学评价

本试验是检测血小板功能的基本试验之一,用于遗传性与获得性血小板功能缺陷疾病的诊断、血栓前状态和血栓性疾病检查及抗血小板药物治疗监测。但其特异性差,操作较复杂,且易受许多人为因素的影响,如静脉穿刺情况、黏附血流经过玻璃的时间、黏附玻璃的面积、试验过程中所用的容器性能、血小板计数的准确性等,故在临床的实际应用受限。

2.临床意义

(1)减低:见于先天性和继发性血小板功能异常(以后者多见),如血管性血友病、巨大血小板综合征、爱-唐综合征、低(无)纤维蛋白血症、异常纤维蛋白血症、急性白血病、骨髓增生异常综合征、骨髓增生性疾病、肝硬化、尿毒症、服用抗血小板药物等。

(2)增加:见于血栓前状态和血栓形成性疾病,如高血压病、糖尿病、妊娠期高血压疾病、肾小球肾炎、肾病综合征、心脏瓣膜置换术后、心绞痛、心肌梗死、脑梗死、深静脉血栓形成、口服避孕药等。

二、血小板聚集试验

(一)原理

血小板聚集试验(platelet aggregation test,PAgT)通常用比浊法测定(血小板聚集仪法,分为单通道、双通道、四通道)。用贫血小板血浆(platelet poor plasma,PPP)及富含血小板血浆(platelet rich plasma,PRP)分别将仪器透光度调整为100%和0%。在PRP的比浊管中加入诱导剂激活血小板后,用血小板聚集仪测定PRP透光度的变化(血小板聚集曲线)。通过分析血小板聚集曲线的最大聚集率(maximal aggregation ratio,MAR)、达到最大幅度的时间、达到1/2最大幅度的时间、2 min的幅度、4 min的幅度、延迟时间、斜率参数判断血小板的聚集功能。

(二)参考区间

血小板聚集曲线见图5-1,血小板聚集曲线常有双峰,第一个峰反映血小板聚集功能,第二个峰反映血小板的释放和聚集功能。不同浓度的诱导剂诱导的血小板聚集曲线各不相同。每个实验室的参考区间相差较大,各实验室应根据自己的实验具体情况及实验结果调节诱导剂的浓度,建立自己的参考区间。中国医学科学院血液研究所常用的体外诱导剂测得的 MAR 为:11.2 μmol/L ADP 液 53 ％～87 ％;5.4 μmoL/L 肾上腺素 45 ％～85 ％;20 mg/L 花生四烯酸 56 ％～82 ％;1.5 g/L 瑞斯托霉素 58 ％～76 ％;20 mg/L 胶原 47 ％～73 ％。

注:2′A:2 min 幅度。4′A:4 min 的幅度。T_{MA}:达到最大幅度的时间。$T_{50\%}$:达到 1/2 最大的时间。Dt:延迟时间。S:斜率

图 5-1　血小板聚集曲线的参数分析

(三)临床应用

1.方法学评价

本试验也是检测血小板功能的基本试验之一,用于血小板功能缺陷疾病的诊断、血栓前状态和血栓性疾病检查,以及抗血小板药物治疗监测。

本试验在临床上开展比较广泛,简便、快速,成本低廉。但在操作过程中需要对标本进行离心,可能导致血小板体外低水平活化,且易受试验过程中所用的容器性能、PRP 中血小板数量、测定温度(25 ℃)、诱导剂的质量及某些药物等影响。在一般疾病的诊断中,以至少使用两种诱导剂为宜。

2.临床意义

(1)减低:见于血小板无力症、血小板贮存池病(无第二个峰)、血管性血友病(瑞斯托霉素作为诱导剂时,常减低)、巨大血小板综合征、低或无纤维蛋白原血症、急性白血病、骨髓增生异常综合征、骨髓增生性疾病、肝硬化、尿毒症、服用抗血小板药物、特发性血小板减少性紫癜、细菌性心内膜炎、维生素 B_{12} 缺乏症等。

(2)增加:见于血栓前状态和血栓形成性疾病,如糖尿病、肾小球肾炎、肾病综合征、心脏瓣膜置换术后、心绞痛、心肌梗死、脑梗死、深静脉血栓形成、抗原-抗体复合物反应、高脂饮食、口服避孕药、吸烟等。

三、血块收缩试验

(一)原理

血块收缩试验(clot retraction test,CRT)分为定性法、定量法和血浆法。其原理为全血或血浆凝固后,血小板收缩使血清从纤维蛋白网眼中挤出而使血块缩小,观察血清占原有全血量

（如定量法、试管法）或血浆量（如血浆法）的百分比（血块收缩率），以此反映血块收缩程度。

（二）参考区间

定性法：1 h 开始收缩，24 h 完全收缩。定量法：48 %～64 %。血浆法：大于 40 %。

（三）临床应用

（1）方法学评价：CRT 除与血小板收缩功能有关外，还与血小板数量、纤维蛋白原、纤维蛋白稳定因子量等有关，而且试管清洁度、试验温度对它影响较大，故有时试验结果与血小板功能障碍程度不一定平行，临床上已较少使用。

（2）临床意义。①减小：见于血小板减少症、血小板增多症、血小板无力症、低或无纤维蛋白原血症、严重凝血功能障碍、异常球蛋白血症、红细胞增多症（定量法及试管法）等。②增加：见于纤维蛋白稳定因子（因子ⅩⅢ）缺乏症、严重贫血（定量法及试管法）。

四、血小板活化指标检测

健康人循环血液中的血小板基本处于静止状态，血小板受刺激剂激活或与受损的血管壁、血管外组织接触后，血小板被活化。活化血小板膜糖蛋白重新分布，分子结构发生变化，导致血小板发生黏附、聚集，同时发生释放反应。血小板内的储存颗粒与质膜融合，将其内容物释放入血浆。

（一）血浆 β-血小板球蛋白和血小板第 4 因子检测

1.原理

血小板活化后，α-颗粒内的 β-血小板球蛋白（β-TG）和血小板第 4 因子（PF_4）可释放到血浆中，使血浆中 β-TG 和 PF_4 的浓度增高。用双抗体夹心法（ELISA）可进行检测。将 β-TG 或抗 PF_4 抗体包被在酶标板上，加入待测标本（或不同浓度的标准液），再加入酶联二抗，最后加底物显色，显色深浅与 β-TG、PF_4 浓度成正比。根据标准曲线可得出待测标本的 β-TG/PF_4 浓度。

2.参考区间

不同试剂盒略有不同。β-TG：6.6～26.2 μg/L。PF_4：0.9～5.5 μg/L。

3.临床应用

（1）方法学评价：β-TG、PF_4 的半衰期较短，且易受机体代谢功能和血小板破坏的影响，采血及后续实验步骤必须尽可能保证血小板不被体外激活或破坏。在难以确定 β-TG、PF_4 浓度增加是来自体内还是体外激活时，可计算 β-TG/PF_4 比率。一般情况下，来自体内激活者的 β-TG/PF_4 之比约为5∶1，来自体外激活者的 β-TG/PF_4 之比约为 2∶1。

（2）临床意义。①减低：见于先天性或获得性 α-贮存池病。②增高：表明血小板活化，释放反应亢进，见于血栓前状态及血栓性疾病，如糖尿病伴血管病变、妊娠期高血压疾病、系统性红斑狼疮、血液透析、肾病综合征、尿毒症、大手术后、心绞痛、心肌梗死、脑梗死、弥散性血管内凝血、深静脉血栓形成等。③β-TG 主要由肾脏排泄，肾功能障碍可导致血中 β-TG 明显增加；PF_4 主要由血管内皮细胞清除，内皮细胞的这种功能受肝素的影响，因此肝素治疗时血中 PF_4 增加。

(二)血浆 P-选择素检测

1.原理

P-选择素又称血小板 α-颗粒膜蛋白-140(GMP-140),是位于血小板 α-颗粒和内皮细胞 Weibel-Palade 小体的一种糖蛋白,当血小板被活化后,P-选择素在血小板膜表面表达并释放到血中,故测定血浆或血小板表面的 P-选择素可判断血小板被活化的情况。血浆 P-选择素测定常用 ELISA 法,原理同血浆中 β-TG 或 PF_4 测定。

2.参考区间

$9.2 \sim 20.8$ μg/L。

3.临床应用

(1)方法学评价:由于 P-选择素也存在于内皮细胞的 W-P 小体中,血浆中可溶性 P-选择素,除来源于活化血小板外,也可来源于内皮细胞,分析时应加以注意。测定血小板膜表面 P-选择素的含量,能更真实地反映血小板在体内活化的情况。

(2)临床意义:增加见于血栓前状态及血栓形成性疾病,如心肌梗死、脑血管病变、糖尿病伴血管病变、深静脉血栓形成、自身免疫性疾病等。

(三)血浆血栓烷 B_2(thromboxane B_2,TXB_2)和 11-脱氢-血栓烷 B_2(11-DH-TXB_2)检测

血小板被激活后,血小板膜磷脂花生四烯酸代谢增强。血栓烷 A_2(TXA_2)是代谢产物之一,是血小板活化的标志物。但 TXA_2 半衰期短,不易测定,通常通过测定其稳定代谢物 TXB_2 的血浆浓度来反映体内血小板的活化程度。DH-TXB_2 是 TXB_2 在肝脏氧化酶作用下形成的产物。

1.原理

ELISA 法(双抗夹心法)。

2.参考区间

TXB_2:$28.2 \sim 124.4$ ng/L。DH-TXB_2:$2.0 \sim 7.0$ ng/L。

3.临床应用

(1)方法学评价:血浆 TXB_2 测定是反映血小板体内被激活的常用指标(常与 6-K-$PGF_{1\alpha}$ 同时检测),但采血及实验操作过程中造成的血小板体外活化等因素会影响 TXB_2 的含量。而 DH-TXB_2 不受体外血小板活化的影响,是反映体内血小板活化的理想指标。

(2)临床意义。①减低:见于服用阿司匹林类等非甾体类抗炎药物或先天性环氧化酶缺乏等。②增加:见于血栓前状态及血栓形成性疾病,如糖尿病、肾病综合征、妊娠期高血压疾病、动脉粥样硬化、高脂血症、心肌梗死、心绞痛、深静脉血栓形成、大手术后、肿瘤等。

(四)血小板第 3 因子有效性检测

血小板第 3 因子有效性检测(platelet factor 3 availability test,PF3aT),也称血小板促凝活性测定。PF_3 是血小板活化过程中形成的一种膜表面磷脂成分,是血小板参与凝血过程的重要因子,可加速凝血活酶的生成,促进凝血过程。

1.原理

利用白陶土作为血小板的活化剂促进 PF_3 形成,用氯化钙作为凝血反应的启动剂。将正常人和受检者的 PRP(富含血小板血浆)和 PPP(贫血小板血浆)交叉组合(表 5-1),测定各自的凝固时间,比较各组的时间,了解受检者 PF₃ 是否有缺陷。

表 5-1 PF₃ 有效性测定分组

单位:mL

组别	患者血浆		正常血浆	
	PRP	PPP	PRP	PPP
1	0.1	—	—	0.1
2	—	0.1	0.1	—
3	0.1	0.1	—	—
4	—	—	0.1	0.1

2.参考区间

第3组、第4组分别为患者和正常人(作为对照组),患者 PF₃ 有缺陷或内源凝血因子有缺陷时,第3组凝固时间比第4组长。当第1组较第2组凝固时间延长 5 s 以上,即 PF₃ 有效性减低。

3.临床应用

(1)减低:见于先天性血小板 PF₃ 缺乏症、血小板无力症、肝硬化、尿毒症、弥散性血管内凝血、异常蛋白血症、系统性红斑狼疮、特发性血小板减少性紫癜、骨髓增生异常综合征、急性白血病及某些药物影响等。

(2)增加:见于高脂血症、食用饱和脂肪酸、一过性脑缺血发作、心肌梗死、动脉粥样硬化、糖尿病伴血管病变等。

五、血小板膜糖蛋白检测

血小板膜表面糖蛋白(glucoprotein,GP)是血小板功能的分子基础,主要包括 GPⅡb/Ⅲa 复合物(CD41/CD61)、GPⅠb/Ⅸ/Ⅴ 复合物(CD42b/CD42a/CD42d)、GPⅠa/Ⅱa 复合物(CD49b/CD29)、GPⅠc/Ⅱa复合物(CD49c/CD49f/CD29)、GPⅣ(CD36)和 GPⅥ。GP 分子数量或结构异常均可导致患者发生出血或血栓形成。活化血小板与静止血小板相比,膜糖蛋白的种类、结构、含量等亦呈现显著变化。

(一)原理

以往大都在单克隆抗体与血小板膜表面糖蛋白结合后,采用放免法测定血小板膜糖蛋白含量。现在由于流式细胞技术的发展,以及荧光标记的各种血小板特异性单克隆抗体的成功制备,临床工作中已广泛使用流式细胞术(FCM)分析血小板膜糖蛋白。原理是选用不同荧光素标记的血小板膜糖蛋白单克隆抗体与受检者血小板膜上的特异性糖蛋白结合,在流式细胞仪上检测荧光信号,根据荧光的强弱分析,计算出阳性血小板的百分率或者定量检测血小板膜上糖蛋白含量。

(二)参考区间

GPⅠb(CD42b)、GPⅡb(CD41)、GPⅢa(CD61)、GPⅤ(CD42d)、GPⅨ(CD42a)阳性血小板百分率大于 98 %。

定量流式细胞分析。①GPⅢa(CD61):(53±12)×10³ 分子数/血小板。②GPⅠb(CD42b):(38±11)×10³ 分子数/血小板。③GPⅠa(CD49b):(5±2.8)×10³ 分子数/血小板。

（三）临床应用

1.方法学评价

用FCM分析血小板的临床应用还包括：循环血小板活化分析［血小板膜P选择素（CD62P）］、CD63（溶酶体完整膜糖蛋白，LIMP）、PAC-1（活化血小板GPⅡb/Ⅲa复合物）的表达，以及血小板自身抗体测定、免疫血小板计数等。

由于血小板极易受到环境因素的影响发生活化，FCM分析血小板功能时要特别注意样本的采集、抗凝剂的选择、血液与抗凝剂的混匀方式、样本的运送与贮存、固定剂的种类和时间等，尤其还要合理设定各种对照，以避免各种可能造成的假阳性或假阴性反应。

2.临床意义

GPⅠb（CD42b）缺乏见于巨大血小板综合征，GPⅡb/Ⅲa（CD41/CD61）缺乏见于血小板无力症。

六、血小板自身抗体和相关补体检测

在某些免疫性疾病或因服用某些药物、输血等情况下，机体可产生抗血小板自身抗体或补体（platelet associated complement，PAC），导致血小板破坏过多或生成障碍，使循环血小板减少，从而引发出血性疾病。血小板自身抗体可分为血小板相关免疫球蛋白（platelet associated immunoglobulin，PAIg），包括PAIgG、PAIgA、PAIgM，以及特异性膜糖蛋白自身抗体、药物相关自身抗体、抗同种血小板抗体等。测定血小板自身抗体或补体的表达有助于判断血小板减少的原因。

（一）原理

血小板免疫相关球蛋白常用的检测方法为ELISA及流式细胞术。抗血小板膜糖蛋白抗体一般用ELISA检测，FCM分析方法尚不成熟。

（二）参考区间

LISA法：PAIg G（0～78.8）ng/10^7血小板；PAIg A（0～2）ng/10^7血小板；PAIg M（0～7）ng/10^7血小板；PAC_3（0～129）ng/10^7血小板。FCM法：PAIg<10%。

（三）临床应用

（1）90%以上的特发性血小板减少性紫癜（idiopathic thrombocytopenic purpura，ITP）患者PAIgG增加，同时测定PAIgA、PAIgM及PAC_3阳性率达100%。治疗后有效者上述指标下降，复发则增加。ITP患者在皮质激素治疗后，PAIgG不下降可作为切脾的适应证。其他疾病如同种免疫性血小板减少性紫癜（如多次输血）、伊文思综合征、药物免疫性血小板减少性紫癜、慢性活动性肝炎、系统性红斑狼疮、恶性淋巴瘤、慢性淋巴细胞白血病、多发性骨髓瘤等PAIg也可增加。

（2）特异性抗血小板膜糖蛋白的自身抗体阳性对诊断ITP有较高的特异性，其中以抗GPⅡb/Ⅲa、GPⅠb/Ⅸ复合物的抗体为主。

七、血小板生存时间检测

本试验可反映血小板生成与破坏之间的平衡，是测定血小板在体内破坏或消耗速度的一项重要试验。

(一)原理

阿司匹林可使血小板膜花生四烯酸（AA）代谢中的关键酶（环氧化酶）失活，致血小板 AA 代谢受阻，代谢产物丙二醛（MDA）和血栓烷 B_2（TXB_2）生成减少。而新生血小板未受抑制，MDA 和 TXB_2 含量正常。故可根据患者口服阿司匹林后血小板 MDA 和 TXB_2 生成量的恢复曲线推算出血小板的生存时间。MDA 含量可用荧光分光光度计法测定，TXB_2 可以用 ELISA 法测定。

(二)参考区间

MDA 法：6.6～15 d。TXB_2 法：7.6～11 d。

(三)临床应用

血小板生存期缩短，见于：①血小板破坏增多性疾病，如原发性血小板减少性紫癜、同种和药物免疫性血小板减少性紫癜、脾功能亢进、系统性红斑狼疮。②血小板消耗过多性疾病，如 DIC、血栓性血小板减少性紫癜（TTP）、溶血尿毒症综合征（HUS）。③各种血栓性疾病，如心肌梗死、糖尿病伴血管病变、深静脉血栓形成、肺梗死、恶性肿瘤等。

八、血小板钙流检测

血小板活化时，储存于血小板致密管道系统和致密颗粒内的 Ca^{2+} 释放出来，胞质内 Ca^{2+} 浓度升高形成 Ca^{2+} 流。Ca^{2+} 流信号随即促进血小板的花生四烯酸代谢、信号传导、血小板的收缩及活化等生理反应。

(一)原理

利用荧光探针如 Fura2、Fluro3-AM 等标记血小板内钙离子，在诱导剂作用下，血小板的钙离子通道打开，用共聚焦显微镜或流式细胞术观察血小板荧光强度变化，以分析血小板胞内钙流的变化。

(二)参考区间

正常血小板内 Ca^{2+} 浓度为 20～90 nmol/L，细胞外钙浓度为 1.1～1.3 nmol/L。

(三)临床应用

测定血小板胞内 Ca^{2+} 的方法可用于临床诊断与 Ca^{2+} 代谢有关的血小板疾病，也可用于判断钙通道阻滞剂的药理作用。

第三节　凝血系统的检验

凝血系统由内源性凝血途径、外源性凝血途径和共同凝血途径三部分组成，各部分常用的凝血系统检测方法介绍如下。

一、内源凝血系统的检验

(一)全血凝固时间测定

1.原理

静脉血与异物表面（如玻璃、塑料等）接触后，因子Ⅻ被激活，启动内源凝血系统，最后生成纤维蛋白而使血液凝固，其所需时间即凝血时间（coagulation time，CT），是内源凝血系统的一项筛选试验。目前采用静脉采血法,有3种检测方法。

(1)活化凝血时间(activated clotting time,ACT)法:在待检全血中加入白陶土-脑磷脂悬液,以充分激活因子Ⅻ和Ⅺ,并为凝血反应提供丰富的催化表面,启动内源凝血途径,引发血液凝固。

(2)硅管凝血时间测定法(silicone clotting time,SCT):涂有硅油的试管加血后,硅油使血液与玻璃隔离,凝血时间比普通试管法长。

(3)普通试管法(Lee-White法):全血注入普通玻璃试管而被激活,从而启动内源性凝血。

2.参考区间

每个实验室都应建立其所用测定方法的相应参考区间。ACT为1.2～2.1 min;SCT为15～32 min;普通试管法为5～10 min。

3.临床应用

(1)方法学评价:静脉采血法由于血液中较少混入组织液,因此对内源凝血因子缺乏的灵敏度比毛细血管采血法要高。①普通试管法:仅能检出FⅧ促凝活性水平低于2 %的重型血友病患者,本法不敏感,目前趋于淘汰。②硅管法:较敏感,可检出FⅧ促凝活性水平低于45 %的血友病患者。③ACT法:检出内源凝血因子缺陷敏感的筛检试验之一,能检出FⅧ促凝活性水平低至45 %的血友病患者;ACT法也是体外监测肝素治疗用量较好的实验指标之一。

上述测定凝血时间的诸方法,在检测内源性凝血因子缺陷方面,ACT的灵敏度和准确性最好。

(2)质量控制:ACT试验不是一个标准化的试验,此试验的灵敏度与准确度受多种因素的影响,如激活剂种类、仪器判定血液凝固的原理(如电流法、光学法和磁珠法等)等。不同的激活剂如硅藻土和白陶土,凝固时间不同,较常用硅藻土作激活剂,因白陶土有抵抗抑肽酶(一种抗纤溶药物,可减低外科手术后出血)的作用,不适宜用于与此药有关的患者。各种方法之间必须与现行的标准方法进行相关性和偏倚分析,以便调节ACT监测肝素浓度所允许的测定时间。

理论上,CT能检出APTT所能检出的凝血因子及血小板磷脂的缺陷,而事实上,只要有微量的Ⅱa形成,就足以发生血液凝固;即使患者有极严重的血小板减低症,少量PF₃就足以促进Ⅱa形成,故血小板减低症患者CT可正常,只在极严重的凝血因子缺乏时CT才延长。CT的改良方法如塑料试管法、硅化试管法、活化凝固时间法等,虽然灵敏度有所提高,但不能改变上述的局限性。因此,作为内源凝血筛检试验,CT测定已被能够更好地检测内源性凝血异常的指标APTT所替代。

(3)临床意义:CT主要反映内源凝血系统有无缺陷。①CT延长:除FⅦ和FⅩⅢ外,所有其他凝血因子缺乏,CT均可延长。主要见于:FⅧ、FⅨ显著减低的血友病和FⅪ缺乏症;vWD;严重的FⅤ、FⅩ、纤维蛋白原和FⅡ缺乏,如肝病、阻塞性黄疸、新生儿出血症、吸收不良综合征、口服抗凝剂、应用肝素,以及低(无)纤维蛋白原血症和纤溶亢进使纤维蛋白原降解增加;DIC,尤其在失代偿期或显性DIC时CT延长;病理性循环抗凝物增加,如抗FⅧ抗体或抗FⅨ抗体、SLE等。②监测肝素抗凝治疗的用量:行体外循环时,APTT试验不能反映体内肝素的安全水平,因而用 ACT 监测临床肝素的应用。③CT 缩短见于:血栓前状态如 DIC 高凝期等,但敏感性差;血栓性疾病,如心肌梗死、不稳定心绞痛、脑血管病变、糖尿病血管病变、肺梗死、深静脉血栓形成、妊娠期高血压疾病、肾病综合征等。

(二)活化部分凝血活酶时间测定

1.原理

37 ℃条件下,以白陶土(激活剂)激活因子Ⅻ和Ⅺ,以脑磷脂(部分凝血活酶)代替血小板,提供凝血的催化表面,在 Ca^{2+} 参与下,观察贫血小板血浆凝固所需时间,即活化部分凝血活酶时间(activated partial thromboplastin time,APTT),其是内源凝血系统较敏感和常用的筛选试验,有手工法和仪器法。

仪器法指血液凝固分析仪,主要有 3 种判断血浆凝固终点的方法。

(1)光学法:当纤维蛋白原逐渐变成纤维蛋白时,经光照射后产生的散射光(散射比浊法)或透射光(透射比浊法)发生变化,根据一定方法判断凝固终点。

(2)电流法(钩方法):根据纤维蛋白具有导电性,利用纤维蛋白形成时的瞬间电路连通来判断凝固终点。

(3)黏度法(磁珠法):血浆凝固时血浆黏度增高,使正在磁场中运动的小铁珠运动强度减弱,以此判断凝固终点。

还有一种适用于床边检验的血液凝固仪,其采用干化学测定法,其原理是将惰性顺磁铁氧化颗粒(paramagnetic iron oxide particle,PIOP)均匀分布于产生凝固或纤溶反应的干试剂中,血液与试剂发生相应的凝固或纤溶反应时,PIOP 随之摆动,通过检测其引起的光量变化即可获得试验结果。

2.参考区间

20～35 s(通常小于 35 s),每个实验室应建立所用测定方法相应的参考区间。

3.临床应用

(1)方法学评价:手工法虽重复性差一点,且耗时较多,但操作简便,有相当程度的准确性,现仍作为参考方法。仪器法快速、敏感和简便,所用配套的试剂、质控物、标准品均保证了试验的高精度;在诊断的准确性方面,仪器法并不比手工法更高;仪器本身也会产生一定误差。

APTT 是一个临床常用、较为敏感的检测内源凝血因子缺乏的简便试验,已替代普通试管法 CT 测定。但 APTT 对诊断血栓性疾病(thrombotic disease)和血栓前状态(prethrombotic state)缺乏敏感性,也无特异性,临床价值有限。

新生儿由于凝血系统尚未发育完善,多种凝血因子尤其是维生素 K 依赖凝血因子(FⅡ、FⅦ、FⅨ、FⅩ)和接触系统凝血因子(FⅪ、FⅫ、PK、HMWK)血浆水平不到成人的 50 %,其 APTT 检测将延长,一般出生后半年凝血因子可达正常成人水平。

(2)质量控制:标本采集、抗凝剂用量、仪器和试剂、实验温度等均会对 APTT 试验的准确性产生重要的影响,故对实验的要求基本与 PT 相同(见 PT 测定)。由于缺乏标准的试剂和技术,APTT 测定的参考区间也随所用的检测方法、仪器和试剂而变化,因此按仪器和试剂要求进行认真检测比选择测定的方法更为重要。①激活剂和部分凝血活酶试剂:来源及制备不同,均可影响测定结果。常用的激活剂有白陶土(此时 APTT 又称为 kaolinpartial thromboplastin time,KPTT),还可以用硅藻土、鞣花酸。应根据不同目的检验的选用合理的激活剂:对凝血因子相对敏感的激活剂是白陶土;对肝素相对敏感的是硅藻土;对狼疮抗凝物相对敏感的是鞣花酸。部分凝血活酶(磷脂)主要来源于兔脑组织(脑磷脂),不同制剂质量不同,一般选用 FⅧ、FⅨ和 FⅪ的血浆浓度为200～250 U/L 时敏感的试剂。②标本采集和处理:基本要求同 PT 试验。注意冷冻血浆可减低 APTT 对狼疮抗凝物,以及对 FⅫ、FⅪ、HMWK、PK 缺乏的灵敏度;室温下,FⅧ易失活,必须快速检测;高脂血症可使 APTT 延长。

(3)临床意义:APTT 反映内源凝血系统凝血因子(Ⅻ、Ⅺ、Ⅸ、Ⅷ)及共同途径中 FⅡ、FⅠ、FⅤ 和 FⅩ 的水平。虽然 APTT 测定的临床意义与凝血时间基本相同,但灵敏度较高,可检出低于正常水平15 ％～30 ％凝血因子的异常。APTT 对 FⅧ 和 FⅨ 缺乏的灵敏度比对 FⅪ、FⅫ 和共同途径中凝血因子缺乏的灵敏度高。必须指出,单一因子(如因子 FⅧ)活性增高就可使 APTT 缩短,其结果则可能掩盖其他凝血因子的缺乏。

APTT 超过正常对照 10 s 以上即延长。主要见于:①轻型血友病,可检出 FⅧ 活性低于15 ％的患者,对 FⅧ 活性超过 30 ％和血友病携带者灵敏度欠佳。在中轻度 FⅧ、FⅨ、FⅪ 缺乏时,APTT 可正常。②vWD,Ⅰ型和Ⅲ型患者 APTT 可显著延长,但不少Ⅱ型患者 APTT 并不延长。③血中抗凝物如凝血因子抑制物、狼疮抗凝物、华法林或肝素水平增高,FⅡ、FⅨ 及 FⅤ、FⅩ 缺乏时灵敏度略差。④纤溶亢进,大量纤维蛋白降解产物(fibrin degradation product,FDP)抑制纤维蛋白聚合,使 APTT 延长,DIC 晚期时,伴随凝血因子大量被消耗,APTT 延长更为显著。⑤其他如肝病、DIC、大量输入库血等。

APTT 缩短见于血栓前状态及血栓性疾病、DIC 早期(动态观察 APTT 变化有助于 DIC 的诊断)。APTT 对血浆肝素的浓度较敏感,是目前广泛应用的肝素治疗监测指标。此时,要注意 APTT 测定结果必须与肝素治疗范围的血浆浓度呈线性关系,否则不宜使用。一般在肝素治疗期间,APTT 维持在正常对照的 1.5～3.0 倍为宜。

(三)血浆因子Ⅷ、Ⅸ、Ⅺ和Ⅻ促凝活性测定

1.原理

一期法:受检血浆中分别加入乏 FⅧ、FⅨ、FⅪ 和 FⅫ 的基质血浆,以及白陶土脑磷脂悬液和钙溶液,分别记录开始出现纤维蛋白丝所需的时间。从各自的标准曲线中,分别计算出受检血浆中 FⅧ:C、FⅨ:C、FⅪ:C 和 FⅫ:C 相当于正常人的百分率(％)。

2.参考区间

FⅧ:C,103 ％±25.7 ％;FⅨ:C,98.1 ％±30.4 ％;FⅪ:C,100 ％±18.4 ％;FⅫ:C,92.4 ％±20.7 ％。

3.临床应用

(1)方法学评价:本试验是在内源凝血筛选试验的基础上,省略以往逐级筛选和纠正试验,直接检测各相应凝血因子促凝活性的较为理想和直观的实验方法,同时也是血友病评价和分型的重要指标之一。

(2)质量控制:急性时相反应及严重肝实质损伤时,FⅧ:C 可明显增加,但在 vWF 缺陷时,FⅧ:C 降低,因此需与 vWF 含量同时测定。加入的基质血浆中缺乏因子应小于 1 ％,而其他因子水平必须正常,放置于−80～−40 ℃冰箱中保存,每次测定都应作标准曲线,正常标

准血浆要求 20 人以上混合血浆,分装冻干保存于 $-40\sim-20$ ℃,可用 2~3 个月。

(3)临床意义。①增高:主要见于血栓前状态和血栓性疾病,如静脉血栓形成、肺栓塞、妊娠期高血压疾病、晚期妊娠、口服避孕药、肾病综合征、恶性肿瘤等。②减低:FⅧ:C 减低见于血友病甲(其中重型≤1 %;中型 2 %~5 %;轻型 6 %~25 %;亚临床型 26 %~45 %)、血管性血友病(尤其是Ⅰ型和Ⅲ型)、DIC、血中存在因子Ⅷ抗体(此情况少见);FⅨ:C 减低见于血友病乙(临床分型同血友病甲)、肝脏疾病、DIC、维生素 K 缺乏症和口服抗凝剂等。FⅪ:C 减低见于 FⅪ 因子缺乏症、DIC、肝脏疾病等;FⅫ:C 减低见于先天性 FⅫ 缺乏症、DIC 和肝脏疾病等。

二、外源凝血系统的检验

(一)血浆凝血酶原时间测定(一期法)

1.原理

在受检血浆中加入过量的组织凝血活酶(人脑、兔脑、胎盘及肺组织等制品的浸出液)和钙离子,使凝血酶原变为凝血酶,后者使纤维蛋白原转变为纤维蛋白。观察血浆凝固所需时间即凝血酶原时间(prothrombin time,PT)。该试验是反映外源凝血系统最常用的筛选试验。有手工和仪器检测两类方法。仪器法判断血浆凝固终点的方法和原理与 APTT 检测时基本相同。

2.参考区间

每个实验室应建立所用测定方法相应的参考区间。①成人 10~15 s;新生儿延长2~3 s;早产儿延长 3~5 s(3~4 d 达到成人水平)。②凝血酶原时间比值(prothrombin time ratio,PTR):0.85~1.15。③国际标准化比值(international normalized ration,INR):口服抗凝剂治疗不同疾病时,需要不同的 INR。

3.临床应用

(1)方法学评价。①手工法:常用普通试管法,曾用毛细血管微量法,后者虽采血量少,但操作较烦琐,已淘汰;也可用表面玻皿法,尽管准确性较试管法高,但操作不如后者方便。手工法虽重复性差一些,耗时较多,但仍有相当程度的准确性,且操作简便,故仍在临床应用,并可作为仪器法校正的参考方法。②仪器法:血凝仪可连续记录凝血过程引起的光、电或机械运动的变化,其中黏度法(磁珠法)可不受影响因素(黄疸、乳糜、高脂血症、溶血等)的干扰。

半自动仪器法(加样、加试剂仍为手工操作)提高了 PT 测定的精确度和速度,但存在标本交叉污染的缺点。全自动仪器法(加样、加试剂全部自动化)使检测更加精确、快速、敏感和简便;仪器法所用的试剂、质控物、标准品均有可靠的配套来源,保证了试验的高精度。但在临床诊断的准确性方面,仪器法并不比手工法高。凝血仪干化学法测定,操作简单,特别有助于床边 DIC 的诊断,但价格较贵,尚未能普及。

(2)质量控制:血液标本采集、抗凝剂用量、仪器和试剂、实验温度,以及 PT 检测的报告方式均对 PT 试验的准确性和实用性产生重要影响。

标本采集和处理:患者应停用影响止凝血试验的药物至少 1 周。抗凝剂为 0.109 mol/L 柠檬酸钠,其与血液的容积比为 1∶9。若血标本的 Hct 异常增高或异常减低,推荐矫正公式:抗凝剂用量＝0.001 85×血量(mL)×(100－患者 Hct)。在采血技术和标本处理时应注意止血带使用时间要短,采血必须顺利快捷,避免凝血、溶血和气泡(气泡可使 Fg、F V、F Ⅷ变性和引起溶血,溶血又可引起 F Ⅶ激活,使 PT 缩短);凝血检测用的血标本最好单独采集,并立即分离血浆,按规定的离心力除去血小板;创伤性或留置导管的血标本,以及溶血、凝血不适宜做凝血试验;对于黄疸、溶血、脂血标本如用光学法测定,结果应排除本底干扰,标本送检时应注意储存温度和测定时间。低温虽可减缓凝血因子的失活速度,但可活化 F Ⅶ、F Ⅺ。如储存血标本,也要注意有效时间,储存时间过长,凝血因子(尤其 F Ⅷ)的活性明显减低,因此从标本采集到完成测定的时间通常不宜超过 2 h。

组织凝血活酶试剂质量:该试验的灵敏度依赖组织凝血活酶试剂的质量。试剂可来自组织抽提物,应含丰富的凝血活酶(TF 和磷脂);现也用纯化的重组 TF(recombinant-tissue factor,r-TF)加磷脂作试剂,r-TF 比动物性来源的凝血活酶对 F Ⅱ、F Ⅶ、F Ⅹ灵敏度更高。组织凝血活酶的来源及制备方法不同,使各实验室之间及每批试剂之间 PT 结果差异较大,可比性差,特别影响对口服抗凝剂患者治疗效果的判断,因此应使用标有国际敏感指数(international sensitivity index,ISI)的试剂。

国际敏感指数和国际标准化比值:为了校正不同组织凝血活酶之间的差异,早在 1967 年,世界卫生组织就将人脑凝血活酶标准品(批号 67/40)作为以后制备不同来源组织凝血活酶的参考物,并要求计算和提供每批组织凝血活酶的 ISI。ISI 值越低,试剂对有关凝血因子降低的敏感度越高。目前,各国大体是用国际标准品标化本国标准品。对口服抗凝剂的患者必须使用国际标准化比值(international normalization ratio,INR)作为 PF 结果报告形式,并作为抗凝治疗监护的指标。INR=患者凝血酶原时间/正常人平均凝血酶原时间。

正常对照:必须在来自 20 名以上且男女各半的混合血浆所测结果。目前,许多试剂制造商能提供 100 名男女各半的混合血浆作为对照用的标准血浆。

报告方式:一般情况下,可同时报告受检者 PT(s)和正常对照 PT(s)及凝血酶原比率(PTR),PTR=被检血浆 PT/正常血浆 PT。若用于监测口服抗凝剂用量,则必须同时报告INR 值。

(3)临床意义:PT 是检测外源性凝血因子有无缺陷较为敏感的筛检试验,也是监测口服抗凝剂用量的有效监测指标之一。

PT 延长指 PT 超过正常对照 3 s 以上或 PTR 超过参考区间。主要见于:①先天性 F Ⅱ、F V、F Ⅶ、F Ⅹ减低(较为少见,一般在低于参考人群水平的 10 %时才会出现 PT 延长,PTR 增大),纤维蛋白原缺乏(Fg<500 mg/L)或无纤维蛋白原血症,异常纤维蛋白原血症。②获得性凝血因子缺乏,如 DIC、原发性纤溶亢进症、阻塞性黄疸和维生素 K 缺乏、循环抗凝物质增多等。香豆素治疗(注意药物如氨基水杨酸、头孢菌素等可增强口服抗凝药物的药效,而巴比妥盐等可减弱口服抗凝药物的药效)时,若 F Ⅱ、F V、F Ⅶ、F Ⅹ浓度低于正常人水平 40 %,PT 即延长。

PT 对 F Ⅶ、F Ⅹ缺乏的敏感性较对 F Ⅰ、F Ⅱ缺乏的要高,但对肝素的敏感性不如 APTT。此外,少数 F Ⅸ严重缺乏的患者,由于 F Ⅶa 活化 F Ⅸ的途径障碍,也可延长 PT,但其延长程度不如 F Ⅷ、F Ⅹ、凝血酶原和纤维蛋白原缺乏时显著。

PT 缩短见于:①先天性 F V 增多。②DIC 早期(高凝状态)。③口服避孕药、其他血栓前状态及血栓性疾病。

PT 是口服抗凝药的实验室监测的首选指标。临床上,常将 INR2~4 作为口服抗凝剂治疗时剂量适宜范围。当 INR 大于 4.5 时,如 Fg 和血小板数仍正常,则提示抗凝过度,应减低或停止用药。当 INR 低于 4.5 而同时伴有血小板减低时,则可能由 DIC 或肝病等所致,也应减低或停止口服抗凝剂。口服抗凝剂达有效剂量时的 INR 值:预防深静脉血栓形成为 1.5~2.5;治疗静脉血栓形成、肺栓塞、心脏瓣膜病为 2.0~3.0;治疗动脉血栓栓塞、心脏机械瓣膜转换、复发性系统性栓塞症为 3.0~4.5。

(二)血浆因子Ⅱ、Ⅴ、Ⅶ、Ⅹ促凝活性检测

1.原理

一期法:受检血浆分别与凝血因子Ⅱ、Ⅴ、Ⅶ、Ⅹ基质血浆混合,再加兔脑粉浸出液和钙溶液,分别作血浆凝血酶原时间测定。将受检者血浆测定结果与正常人新鲜混合血浆比较,分别计算出各自的因子FⅡ:C,FⅤ:C,FⅦ:C 和 FⅩ:C 促凝活性。

2.参考区间

FⅡ:C,97.7 %±16.7 %;FⅤ:C,102.4 %±30.9 %;FⅦ:C,103 %±17.3 %;FⅩ:C,103 %±19.0 %。

3.临床应用

(1)方法学评价:本试验是继外源凝血系统筛选试验异常,进而直接检测诸因子促凝活性更敏感、更可靠的指标,也是诊断这些因子缺陷的主要依据。

(2)质量控制:同凝血因子Ⅷ、Ⅸ、Ⅺ和Ⅻ促凝活性测定。

(3)临床意义:活性增高主要见于血栓前状态和血栓性疾病。活性减低见于肝病变、维生素 K 缺乏(FⅤ:C 除外)、DIC 和口服抗凝剂;血循环中存在上述因子的抑制物等;先天性上述因子缺乏较罕见。

目前 FⅡ:C、FⅤ:C、FⅦ:C、FⅩ:C 的测定主要用于肝脏受损的检验,因子 FⅦ:C 下降在肝病的早期即可发生;因子 FⅤ:C 的测定在肝损伤和肝移植中应用较多。

(三)血浆组织因子活性测定

1.原理

发色底物法:组织因子(Tissue factor,TF)与 FⅦ结合形成 TF-FⅦ复合物,激活 FⅩ和 FⅨ,活化的 FⅩa水解发色底物(S-2222),释放出对硝基苯胺(PNA),405 nm 波长下测其吸光度(A),PNA 颜色的深浅与血浆组织因子活性(TF:A)成正比。

2.参考区间

81 %~114 %。

3.临床应用

(1)方法学评价:相比于组织因子含量的测定,组织因子活性测定更能反映组织因子在外源性凝血途径中所发挥的作用。发色底物法,技术成熟,操作简单,适用于临床检测。

(2)质量控制:对于黄疸、溶血、脂血标本,读取结果时应扣除本底吸光度值或重新抽血。每次测定前都应作标准曲线,正常标准血浆要求 20 人以上混合血浆,分装冻干保存于−40~−20 ℃,可用2~3 个月。

(3)临床意义:组织因子活性增加见于内毒素血症、严重创伤、广泛手术、休克、急性呼吸窘迫综合征(acute respiratory distress syndrome,ARDS)、DIC、急性白血病等。

三、共同凝血途径的检验

(一)纤维蛋白原测定

1.原理

(1)凝血酶法(Clauss法):受检血浆中加入过量凝血酶,将血浆中的纤维蛋白原(fibrinogen,Fg)转变为纤维蛋白,使血浆凝固,其时间长短与Fg含量呈负相关。受检血浆的Fg含量可从国际标准品Fg参比血浆测定的标准曲线中获得。

(2)免疫法。①免疫火箭电泳法(Laurell法):在含Fg抗血清的琼脂板中,加入一定量的受检血浆(抗原),在电场作用下,抗原体形成火箭样沉淀峰,峰的高度与Fg含量成正比。②酶联免疫法:用抗Fg的单克隆体、酶联辣根过氧化酶抗体显色、酶联免疫检测仪检测血浆中的Fg含量。

(3)比浊法(热沉淀比浊法):血浆经磷酸二氢钾一氢氧化钠缓冲液稀释后,加热至56 ℃,使Fg凝集,比浊测定其含量。

(4)化学法(双缩脲法):用12.5%亚硫酸钠溶液将血浆中的Fg沉淀分离,然后以双缩脲试剂显色测定。

2.参考区间

成人,2~4 g/L;新生儿,1.25~3 g/L。

3.临床应用

主要用于出血性疾病(包括肝病)或血栓形成的诊断,以及溶栓治疗的监测。

(1)方法学评价:①Clauss法为功能检测,操作简单、结果可靠,故被WHO推荐为测定Fg的参考方法。当凝血仪通过检测PT方法来换算Fg浓度时,结果可疑,则应用Clauss法复核确定。②免疫法、比浊法和化学法操作较烦琐,均非Fg功能检测法,故与生理性Fg活性不一定总是呈平行关系。

(2)质量控制:Clauss法参与血浆必须与检测标本同时测定,以便核对结果;如标本中存在肝素、FDP增加或罕见的异常Fg,则Clauss法测定的Fg含量可假性减低,此时应用其他方法核实。由于凝血酶的活性将直接影响Clauss法所测定的Fg含量,因此对凝血酶试剂应严格保存,一般应在低温保存。稀释后,在塑料(聚乙烯)试管中置4 ℃可保存活性24 h。

(3)临床意义。①增高见于:急性时相反应,可出现高纤维蛋白原血症如炎症、外伤、肿瘤等,慢性活动性炎症反应如风湿病、胶原病等。Fg水平超过参考区间上限是冠状动脉粥样硬化心脏病和脑血管病发病的独立危险因素之一。②减低见于:纤维蛋白原合成减少或结构异常性疾病,如先天性低(无)蛋白原血症;异常纤维蛋白原血症(但用免疫法检测抗原可正常);严重肝实质损伤,如肝硬化、酒精中毒等;纤维蛋白原消耗增多,如DIC(纤维蛋白原定量可作为DIC的筛查试验);原发性纤溶亢进,如中暑、缺氧、低血压等;药物,如雌激素、鱼油、高浓度肝素、纤维蛋白聚合抑制剂等。③可用于溶栓治疗(如用UK、t-PA)、蛇毒治疗(如用蝮蛇抗栓酶、去纤酶)的监测。

（二）凝血因子ⅩⅢ定性试验和亚基抗原检测

1.凝血因子ⅩⅢ定性试验

（1）原理：受检血浆加入钙离子后，使 Fg 转变成 Fb 凝块，将此凝块置入 5 mol/L 尿素溶液或 2 ％单氨(碘)醋酸溶液中，如果受检血浆不缺乏因子ⅩⅢ，则形成的纤维蛋白凝块不溶于尿素溶液或 2 ％单氨(碘)醋酸溶液；反之，则易溶于尿素溶液或 2 ％单氨(碘)醋酸溶液中。

（2）参考区间：24 h 内纤维蛋白凝块不溶解。

（3）临床应用。①方法学评价：本试验简单、可靠，是十分实用的过筛试验。在临床上，若发现伤口愈合缓慢、渗血不断或怀疑有凝血因子ⅩⅢ缺陷者，均可首先选择本试验。②质量控制：凝块对结果判断有直接影响，因此抽血时要顺利，不应有溶血及凝血，且采血后应立即检测，不宜久留。加入的钙离子溶液应新鲜配制。③临床意义：若纤维蛋白凝块在 24 h 内，尤其 2 h 内完全溶解，表示因子ⅩⅢ缺乏，见于先天性因子ⅩⅢ缺乏症和获得性因子ⅩⅢ明显缺乏，后者见于肝病、SLE、DIC、原发性纤溶症、转移性肝癌、恶性淋巴瘤，以及抗 FⅩⅢ抗体等。

2.凝血因子ⅩⅢ亚基抗原检测

（1）原理（免疫火箭电泳法）：分别提纯人血小板和血浆中的ⅩⅢα亚基和ⅩⅢβ亚基，用以免疫家兔，产生抗体。在含 FⅩⅢα亚基和 FⅩⅢβ亚基抗血清的琼脂凝胶板中，加入受检血浆(抗原)，在电场作用下，出现抗原抗体反应形成的火箭样沉淀峰，此峰的高度与受检血浆中 FⅩⅢ亚基的浓度成正比。根据沉淀峰的高度，从标准曲线中计算出 FⅩⅢα：Ag 和 FⅩⅢβ：Ag 相当于正常人的百分率。

（2）参考区间：FⅩⅢα，100.4 ％±12.9 ％；FⅩⅢβ，98.8 ％±12.5 ％。

（3）临床应用：血浆凝血因子ⅩⅢ亚基抗原的检测，对凝血因子ⅩⅢ四聚体的缺陷性疾病诊断和分类具有十分重要价值。①先天性因子ⅩⅢ缺乏症：纯合子型者的 FⅩⅢα：Ag 明显减低(≤1 ％)，FⅩⅢβ：Ag轻度减低；杂合子型者的 FⅩⅢα：Ag 减低(常≤50 ％)，FⅩⅢβ：Ag 正常。②获得性因子ⅩⅢ减少症：见于肝疾病、DIC、原发性纤溶症、急性心肌梗死、急性白血病、恶性淋巴瘤、免疫性血小板减少紫癜、SLE 等。一般认为，上述疾病的 FⅩⅢα：Ag 有不同程度的降低，而ⅩⅢβ：Ag 正常。

（三）凝血酶生成的分子标志物检测

1.血浆凝血酶原片段 1+2(F_{1+2})测定

（1）原理（ELISA 法）：以抗 F_{1+2}抗体包被酶标板，加入标准品或待测标本后，再加入用辣根过氧化物酶标记的凝血酶抗体，与游离 F_{1+2}抗原决定簇结合，充分作用后，凝血酶抗体上带有的辣根过氧化物酶在 H_2O_2 溶液存在的条件下分解加入的邻苯二胺，使之显色，溶液颜色的深浅与样本中的 F_{1+2}含量成正比。

（2）参考区间：0.4～1.1 nmoL/L。

（3）临床应用。①方法学评价：凝血酶的半衰期极短，因此不能直接测定。凝血酶原被凝血酶(由 FⅩa、FⅤa、Ca^{2+} 和磷脂组成)作用转化为凝血酶时，凝血酶原分子的氨基端(N 端)释放出 F_{1+2}，通过测定 F_{1+2}可间接反映凝血酶的形成及活性，是体内凝血酶活化的分子标志物，对血液高凝状态的检验有重要意义。但因目前 ELISA 法测定一般适用于批量标本检测，而且耗时太长，因此其在临床急诊使用时受到一定限制。②质量控制：血液采集与保存将直接影响

血浆 F_{1+2} 的测定结果,且止血带太紧或压迫时间太长,都可导致采血过程的人工凝血活化,因此采血过程要求尽量顺利。③临床意义:血浆 F_{1+2} 增高见于高凝状态,血栓性疾病如 DIC、易栓症、急性心肌梗死、静脉血栓形成等。溶栓、抗凝治疗 AMI 时,若溶栓治疗有效,缺血的心肌成功实现再灌注,则 F_{1+2} 可锐减;用肝素治疗血栓性疾病时,一旦达到有效治疗浓度,血浆 F_{1+2} 可由治疗前的高浓度降至参考区间内;口服华法林,血浆 F_{1+2} 浓度可降至参考区间以下;当用 F_{1+2} 作为低剂量口服抗凝剂治疗的监测指标时,浓度在 0.4 nmol/L～1.2 nmol/L,可达到最佳抗凝治疗效果。

2.血浆纤维蛋白肽 A 测定

(1)原理:待检血浆用皂土处理,以除去纤维蛋白原,含纤维蛋白肽 A(fibrinopepide-A,FPA)标本先与已知过量的兔抗人 FPA 抗体结合,部分液体被转移至预先包被 FPA 的酶标板上,上步反应中剩余的为结合 FPA 抗体可与 FPA 结合,结合于固相的兔抗人 FPA 抗体被羊抗兔(带有辣根过氧化物酶)IgG 结合,在 H_2O_2 溶液存在的条件下使 OPD 基质显色,颜色的深浅与 FPA 含量呈负相关。

(2)参考区间:男性不吸烟者 1.83 μg/L$\pm$0.61 μg/L;女性不吸烟、未服用避孕药者 2.24 μg/L$\pm$1.04 μg/L。

(3)临床应用:FPA 是纤维蛋白原转变为纤维蛋白过程中产生的裂解产物之一,因此若待检血浆中出现 FPA,则表明有凝血酶生成。FPA 升高见于深静脉血栓形成、DIC、肺栓塞、SLE、恶性肿瘤转移、肾小球肾炎等。

3.可溶性纤溶蛋白单体复合物测定

(1)原理:根据酶免疫或放射免疫的检测原理,用抗纤维蛋白单克隆抗体测定血浆中可溶性纤维蛋白单体复合物(solube fibrin monomer complex,sFMC)的含量。

(2)参考区间:ELISA 法为 48.5 mg/L $\pm$ 15.6 mg/L;放射免疫法为 50.5 mg/L $\pm$26.1 mg/L。

(3)临床应用:纤维蛋白单体是纤维蛋白原转变为纤维蛋白的中间体,是凝血酶水解纤维蛋白原使其失去 FPA 和 FPB 而产生的。当凝血酶浓度低时,纤维蛋白单体不足以聚合形成纤维蛋白凝块,它们自行和纤维蛋白原或纤维蛋白降解产物结合形成复合物。sFMC 是凝血酶生成的另一标志物。sFMC 升高多见于肝硬化失代偿期、急性白血病(M_3 型)、肿瘤、严重感染、多处严重创伤、产科意外等。

第四节　抗凝与纤溶系统的检验

一、生理性抗凝物质检测

(一)抗凝血酶活性及抗原测定

1.抗凝血酶活性(antithrombin activity,AT：A)检测

(1)检测原理(发色底物法):受检血浆中加入过量凝血酶,使 AT 与凝血酶形成 1：1 复合物,剩余的凝血酶作用于发色底物 S-2238,释出显色基团对硝基苯胺(PNA)。显色的深浅与剩余凝血酶

呈正相关,而与 AT 呈负相关,根据受检者所测得的吸光度(A 值)从标准曲线中计算出 AT：A。

(2)参考区间:108.5 %±5.3 %。

(3)临床应用:AT 活性或抗原测定是临床上评估高凝状态良好的指标,尤其是 AT 活性下降。AT 抗原和活性同时检测,是遗传性 AT 缺乏的分型主要依据。

遗传性 AT 缺乏分为两型:①交叉反应物质(cross reaction material,CRM)阴性型(CRM-),即抗原与活性同时下降。②CRM+ 型,抗原正常,活性下降。

获得性 AT 缺乏或活性减低主要原因:①AT 合成降低,主要见于肝硬化、重症肝炎、肝癌晚期等,可伴发血栓形成。②AT 丢失增加,见于肾病综合征。③AT 消耗增加,见于血栓前期和血栓性疾病,如心绞痛、脑血管疾病、DIC 等。在疑难诊断 DIC 时,AT 水平下降具有诊断价值。而急性白血病时 AT 水平下降更可看作 DIC 发生的危险信号。

AT 水平和活性增高见于血友病、白血病和再生障碍性贫血等疾病的急性出血期,以及口服抗凝药治疗过程中。在抗凝治疗中,如怀疑肝素治疗抵抗,可用 AT 检测来确定。抗凝血酶替代治疗时,也应首选 AT 检测来监护。

(二)抗凝血酶抗原(antithrombin antigen,AT：Ag)检测

1.原理

(1)免疫火箭电泳法:受检血浆中 AT 在含 AT 抗血清的琼脂糖凝胶中电泳,抗原和抗体相互作用形成火箭样沉淀峰。沉淀峰的高度与血浆中 AT 的含量呈正相关。从标准曲线中计算出受检血浆中 AT 抗原的含量。

(2)酶联免疫吸附法:将抗 AT 抗体包被在固相板上,标本中的 AT 与固相的抗 AT 抗体相结合,再加入酶标的抗 AT 抗体,则形成抗体-抗原-酶标抗体的复合物,加入显色基质后,根据发色的深浅来判断标本中的 AT 含量。

2.参考区间

(0.29±0.06) g/L。

3.临床评价

见血浆 AT 活性检测。在免疫火箭电泳法中样品不可用肝素抗凝,只可用柠檬酸盐抗凝而且样本不可以反复冻融。

(三)凝血酶-抗凝血酶复合物(thrombin-antithrombin,TAT)测定

1.原理

酶联免疫吸附法:抗凝血酶包被于固相,待测血浆中的 TAT 以其凝血酶与固相上的 AT 结合,然后加入过氧化物酶标记的抗 AT,后者与结合于固相的 TAT 结合,并使底物显色。反应液颜色的深浅与 TAT 浓度呈正相关。

2.参考区间

健康成人柠檬酸钠抗凝血浆(n＝196):1.0～4.1 μg/L,平均 1.5 μg/L。

3.临床应用

(1)方法学评价:TAT 一方面反映凝血酶生成的量,另一方面也反映抗凝血酶被消耗的量。

(2)质量控制:在 2～8 ℃环境下,共轭缓冲液、工作共轭液和样本缓冲液可保存 4 周,稀释过的洗涤液可在 1 周内使用。稀释过的标准血浆和质控血浆在 15～25 ℃下，可放置 8 h。工作底物液必须避光保存，且应在 1 h 内使用。共轭缓冲液、标准血浆、质控血浆和样本缓冲液在 −20 ℃可保存 3 个月。剩余的工作底物液应在配置后 30 min 内冻存，2 周内使用。血浆样本采集不当可影响检测结果，溶血、脂血、含类风湿因子的血浆样本不可使用。

（3）临床意义：血浆 TAT 含量增高，见于血栓形成前期和血栓性疾病，如 DIC、深静脉血栓形成、急性心肌梗死、白血病、肝病等。脑血栓形成在急性期 TAT 可较正常值升高 5～10 倍，DIC 时 TAT 升高的阳性率为 95 %～98 %。

二、病理性抗凝物质检测

(一)复钙交叉试验(cross recalcification test,CRT)

1.原理

血浆复钙时间延长可能由凝血因子缺乏或血液中存在抗凝物质所致。延长的复钙时间如能被 1/10 量正常血浆纠正，则提示受检血浆中缺乏凝血因子；如果不被纠正，则提示受检血浆中存在抗凝物质。

2.参考区间

若受检血浆与 1/10 量正常血浆混合，血浆复钙时间不在正常范围内（2.2～3.8 min），则认为受检血浆中存在异常抗凝物质。

3.临床应用

本试验可区别血浆复钙时间延长的原因，除可鉴别有无血液循环抗凝物质外，还可筛选内源性凝血系统的功能异常，但由于其敏感性不如 APTT，同时受血小板数量和功能的影响，目前其主要用来筛检病理性抗凝物质增多。另外，复钙交叉试验对受检血浆中低浓度的肝素及类肝素物质不敏感，必要时可考虑做肝素定量试验。

血浆中存在异常的抗凝物质，见于反复输血的血友病患者、肝病患者、系统性红斑狼疮、类风湿关节炎及胰腺疾病等。

抽血应顺利，不应有溶血及凝血；取血后应立即检测，血浆在室温中放置不超过 2 h。

(二)血浆肝素水平测定

1.原理发色底物法

AT 是血浆中以丝氨酸蛋白酶为活性中心凝血因子（凝血酶、F X a 等）的抑制物，在正常情况下，AT 的抑制作用较慢，而肝素可与 AT 结合成 1:1 的复合物，使 AT 的精氨酸反应中心暴露，此反应中心与凝血酶、F X a 的丝氨酸活性部位作用，从而使激活的因子灭活，这样 AT 的抑制作用会大大增强。低分子量肝素（LMWH）对 F X a 和 AT 间反应的催化作用较其对凝血酶和 AT 间反应的催化更容易，而标准肝素对两者的催化作用相同。在 AT 和 F X a 均过量的反应中，肝素对 F X a 的抑制速率直接与其浓度成正比，用特异性 F X a 发色底物法检测剩余 F X a 的活性，发色强度与肝素浓度呈负相关。

2.参考区间

本法检测肝素的范围是 0～800 U/L，正常人的血浆肝素为 0 U/L。

3.临床应用

在用肝素防治血栓性疾病，以及血液透析、体外循环的过程中，可用本试验对肝素的合理用量进行检测。在过敏性休克、严重肝病或 DIC、肝叶切除或肝移植等患者的血浆中,肝素亦增多。另需注意:①采血与离心必须细心,以避免血小板激活,导致血小板第 4 因子(PF_4)释放,后者可抑制肝素活力。②反应中温育时间和温度均应严格要求,否则将影响检测结果。③严重黄疸患者检测中应设自身对照。④制作标准曲线的肝素制剂应与患者使用的一致。

(三)凝血酶时间及其纠正试验

1.凝血酶时间(thrombin time,TT)检测

(1)原理:受检血浆中加入"标准化"的凝血酶溶液后,从测定开始到出现纤维蛋白丝所需要的时间为 TT。

(2)参考区间:10～18 s(手工法和仪器法有很大不同,凝血酶浓度不同差异更大),各实验室应建立适合自己的参考区间。

(3)临床应用:TT 是凝血酶使纤维蛋白原转变为纤维蛋白所需要的时间,它可反映血浆中是否含有足够量的纤维蛋白原,以及纤维蛋白原的结构是否符合人体的正常生理凝血要求。在使用链激酶、尿激酶做溶栓治疗时,可用 TT 作为监护指标,以控制在正常值的 3～5 倍。

凝血酶时间延长:受检 TT 值延长超过正常对照 3 s,以 DIC 时纤维蛋白原消耗为多见,也有部分属于先天性低(无)纤维蛋白原血症、原发性纤溶及肝脏病变,也可见于肝素增多或类肝素抗凝物质增多及 FDP 增多。

凝血酶时间缩短:主要见于某些异常蛋白血症或巨球蛋白血症,此外,较多的是技术原因,如标本在 4 ℃环境中放置过久,组织液混入血浆等。另外,血浆在室温下放置不得超过3 h;不宜用 EDTA 和肝素作为抗凝剂;凝血酶时间的终点,若用手工法,以出现浑浊的初期凝固为准。

2.凝血酶时间纠正试验(甲苯胺蓝纠正试验)

(1)原理:甲苯胺蓝可纠正肝素的抗凝作用,在凝血酶时间延长的受检血浆中加入少量的甲苯胺蓝,若延长的凝血酶时间恢复正常或明显缩短,则表示受检血浆中肝素或类肝素样物质增多,否则为其他类抗凝物质或者是纤维蛋白原缺陷。

(2)参考区间:在 TT 延长的受检血浆中,加入甲苯胺蓝后,TT 明显缩短,两者相差 5 s 以上,提示受检血浆中肝素或类肝素样物质增多,否则提示 TT 延长不由肝素类物质所致。

(3)临床应用:单纯的甲苯胺蓝纠正试验有时对肝素类物质不一定敏感,而众多的肝素类物质增多的病理状态,往往伴有高水平的 FDP、异常纤维蛋白原增多等情况,因此最好与正常血浆、硫酸鱼精蛋白等纠正物同时检测。

血中类肝素物质增多,多见于过敏性休克、严重肝病、肝叶切除、肝移植、DIC,也可见于使用氮芥及放疗后的患者。

凝血酶溶液在每次操作时都应做校正实验,使正常血浆的 TT 值在 16～18 s。

(四)凝血因子Ⅷ抑制物测定

1.原理

受检血浆与一定量正常人新鲜血浆混合,在 37 ℃温育一定时间后,测定混合血浆的Ⅷ因子活性,若受检血浆中存在Ⅷ因子抑制物,则混合血浆的Ⅷ因子活性会降低,以 Bethesda 单位来计算抑制物的含量,1 个 Bethesda 单位相当于灭活 50 %因子Ⅷ活性。

2.参考区间

正常人无因子Ⅷ抑制物,剩余因子Ⅷ:C 为 100 %。

3.临床应用

Bethesda 法不仅可用于因子Ⅷ抑制物检测,还可用于其他因子(Ⅸ、Ⅹ、Ⅺ)抑制物的检测。本法对同种免疫引起的因子抑制物测定较为敏感,对自身免疫、药物免疫、肿瘤免疫和自发性凝血因子抑制物则不敏感。因子Ⅷ抑制物的确定,最终需要狼疮样抗凝物质的检测进行排除。

血浆因子Ⅷ抑制物的出现常见于反复输血或接受抗血友病球蛋白治疗的血友病 A 患者,也可见于某些免疫性疾病和妊娠期的妇女。

三、纤维蛋白溶解活性检测

(一)组织纤溶酶原激活物活性及抗原测定

1.组织纤溶酶原激活物活性(t-PA:A)检测

(1)原理(发色底物法):在组织型纤溶酶原激活物(t-PA)和共价物作用下,纤溶酶原转变为纤溶酶,后者使发色 S-2251 释放出发色基团 PNA,显色的深浅与 t-PA:A 呈正相关。

(2)参考区间:300~600 U/L。

2.组织纤溶酶原激活物抗原(t-PA:Ag)检测

(1)原理(酶联免疫吸附法):将纯化的 t-PA 单克隆抗体包被在固相载体上温育,然后加含有抗原的标本,标本中的 t-PA 抗原与固相载体上的抗体形成复合物,此复合物与辣根过氧化物酶标记的 t-PA 单克隆抗体起抗原抗体结合反应,形成双抗体夹心免疫复合物,后者可使邻苯二胺基质液呈棕色反应,其反应颜色深浅与标本中的 t-PA 含量呈正相关。

(2)参考区间:1~12 μg/L。

(3)临床应用:①t-PA 抗原或活性增高表明纤溶活性亢进,见于原发及继发性纤溶症如 DIC,也见于应用纤溶酶原激活物类药物。②t-PA 抗原或活性减低表示纤溶活性减弱,见于高凝状态和血栓性疾病。

(二)纤溶酶原活化抑制物活性及抗原测定

1.血浆纤溶酶原活化抑制物活性(PAI:A)检测

(1)原理(发色底物法):过量的纤溶酶原激活物(t-PA)和纤溶酶原加入待测血浆中,部分 t-PA 与血浆中的 PAI 作用形成无活性的复合物,剩余的 t-PA 作用于纤溶酶原,使其转化为纤溶酶,后者水解发色底物 S-2251,释放出对硝基苯胺(PNA),显色强度与 PAI 活性呈负相关。

(2)参考区间:100~1 000 U/L。

(3)临床应用:目前,PAI 的检测主要目的是观察 PAI 与 t-PA 的比例,以及了解机体的潜在纤溶活性。因此,PAI 与 t-PA 应同时检测,单纯检测 PAI,不管是抗原含量还是活性,意义都不大。①增高:见于高凝状态和血栓性疾病。②减低:见于原发性和继发性纤溶。

2.血浆纤溶酶原活化抑制物抗原(PAI:Ag)检测

(1)原理。①酶联免疫吸附法:双抗体夹心法同 t-PA:Ag 检测。②SDS-PAGE 凝胶密度法:受检血浆中加入过量纤溶酶原激活物(PA)与血浆中 PAI 形成 PA-PAI 复合物,然后将作用后的血浆置于 SDS 凝胶平板上电泳,同时用已知标准品做对照,确定复合物的电泳位置,电泳完毕后染色,再置于自动凝胶板密度扫描仪上扫描,可得知样品中 PAI 含量。

(2)参考区间:酶联免疫吸附法 4~43 g/L;SDS-PAGE 凝胶密度法<100 U/L。

(3)临床应用:同 PAI 活性测定。酶联免疫吸附法应采用缺乏血小板血浆标本,否则将影响检测结果。SDS-PAGE 凝胶密度法试剂中丙烯酰胺、双丙酰胺、TEMED 是有毒物质,操作中应注意避免与皮肤接触。

(三)血浆纤溶酶原活性及抗原测定

1.血浆纤溶酶原活性(PLG:A)检测

(1)原理(发色底物法):纤溶酶原在链激酶或尿激酶作用下转变为纤溶酶,纤溶酶作用于发色底物S-2251,释放出对硝基苯胺(PNA)而显色。颜色深浅与纤溶酶活性呈正相关。

(2)参考区间:85.55 %±27.83 %。

(3)临床应用:PLG 测定可替代早先的优球蛋白溶解时间测定和染色法进行的纤溶酶活性测定,尤其是 PLG 活性测定,在单独选用时较为可靠。在溶栓治疗时,因使用的链激酶不同,在治疗开始阶段 PLG 含量和活性的下降,不一定是纤溶活性增高的标志,应同时进行 FDP 的测定,以了解机体内真正的纤溶状态。先天性纤溶酶原缺乏症必须强调抗原活性和含量同时检测,以了解是否存在交叉反应物质。①增高:表示其激活物的活性(纤溶活性)减低,见于血栓前状态和血栓性疾病。②减低:表示纤溶活性增高,常见于原发性纤溶症和 DIC 外,还见于前置胎盘、胎盘早剥、肿瘤扩散、严重感染、大手术后、重症肝炎、肝硬化、肝移植、门脉高压、肝切除等获得性纤溶酶原缺乏症。③PLG缺陷症可分为交叉反应物质阳性(CRM+)型(PLG:Ag 正常和 PLG:A 减低)和 CRM-型(PLG:Ag 和 PLG:A 均减低)。

2.血浆纤溶酶原抗原(PLG:Ag)检测

(1)原理(酶联免疫吸附法):将纯化的兔抗人纤溶酶原抗体包被在酶标反应板上,加入受检血浆,血浆中的纤溶酶原(抗原)与包被在反应板上的抗体结合,然后加入酶标记的兔抗人纤溶酶原抗体,酶标抗体与结合在反应板上的纤溶酶原结合,最后加入底物显色,显色的深浅与受检血浆中纤溶酶原的含量呈正相关。根据受检者测得的 A 值,从标准曲线计算标本中 PLG 的抗原含量。

(2)参考区间:0.22 g/L±0.03 g/L。

(3)临床应用:同纤溶酶原活性测定。

四、纤维蛋白降解产物检测

(一)血浆硫酸鱼精蛋白副凝固试验(plasma protamine paracoagulation test,3P)

1.原理

在凝血酶的作用下,纤维蛋白原释放出肽 A、B 后转变为纤维蛋白单体(FM),纤维蛋白在纤溶酶降解的作用下产生纤维蛋白降解产物(FDP),FM 与 FDP 形成可溶性复合物,硫酸鱼精蛋白可使该复合物中FM 游离,后者又自行聚合,呈肉眼可见的纤维状、絮状或胶冻状,反映FDP 尤其是碎片 X 的存在。

2.参考区间

正常人为阴性。

3.临床应用

(1)阳性:DIC 的早期或中期。本试验假阳性常见于大出血(创伤、手术、咯血、呕血)和样品置于冰箱等。

(2)阴性:正常人、DIC 晚期和原发性纤溶症。

(二)纤维蛋白(原)降解产物测定

1.原理

胶乳凝集法:用抗纤维蛋白(原)降解产物(FDP)抗体包被的胶乳颗粒与 FDP 形成肉眼可见的凝集物。

2.参考区间

小于 5 mg/L。

3.临床应用

(1)原发性纤溶亢进时,FDP 含量可明显升高。

(2)高凝状态、DIC、器官移植的排异反应、妊娠期高血压疾病、恶性肿瘤,以及由心、肝、肾疾病和静脉血栓、溶栓治疗等所致的继发性纤溶亢进时,FDP 含量升高。

另外,试剂应储存于 2~8 ℃,用前取出置于室温中;包被抗体的乳胶悬液,每次用前应充分混悬;待测血浆用 0.109 mol/L 柠檬酸钠抗凝,每分钟 3 000 r 离心 15 min。类风湿因子强阳性存在时,可产生假阳性反应。样本保存时间为:20 ℃下可保存 24 h,−20 ℃下可保存 1 个月。

(三)D-二聚体定性及定量测定

1.原理

(1)定性测定(乳胶凝集法):抗 D-二聚体单克隆抗体包被在乳胶颗粒上,受检血浆若含有 D-二聚体,通过抗原-抗体反应,乳胶颗粒发生聚集,形成肉眼可见的粗大颗粒。

(2)定量测定(酶联免疫吸附法):一种单抗包被于聚苯乙烯塑料板上,另一种单抗标记辣根过氧化物酶。加入样品后在孔内形成特异抗体-抗原-抗体复合物,可使基质显色,生色深浅与标本中 D-二聚体含量成正比。

2.参考区间

定性:正常人阴性。定量:正常为 0~0.256 mg/L。

3.临床应用

(1)质量控制:定量试验应注意以下几点。①第一份样品与最后一份样品的加入时间相隔不宜超过15 min,包括标准曲线在内不超过 20 min。②加标准品和待测样品温育 90 min 后,第一次洗涤时,切勿使洗涤液漏出,以免孔与孔之间交叉污染而影响定量的准确性。③血浆样品,常温下保存8 h,4 ℃下保存 4 天,−20 ℃以下保存 1 个月,临用前 37 ℃水浴中快速复溶。④所用定量移液管必须精确。⑤操作过程中尽量少接触酶标板的底部,以免影响板的光洁度而给检测带来误差。读数前用软纸轻轻擦去底部可能附着的水珠或纸痕。⑥如样品 D-二聚体含量超过标准品上限值,则适当稀释样品后再检测,含量则应再乘稀释倍数。

(2)临床意义:①D-二聚体是交联纤维蛋白降解中的一个特征性产物,在深静脉血栓、DIC、心肌梗死、重症肝炎、肺栓塞等疾病中升高,也可作为溶栓治疗有效的观察指标。②凡有血块形成的出血,D-二聚体均呈阳性或升高,该试验敏感度高,但缺乏特异性;陈旧性血栓患者 D-二聚体并不高。③大量循证医学证据表明,D-二聚体阴性是排除深静脉血栓(deep vein thrombosis,DVT)和肺栓塞(PE)的重要试验。

(四)纤维蛋白单体(fibrin monomer,FM)测定

1.原理

醛化或鞣酸化的 O 型人红细胞作为固相载体与特异性抗纤维蛋白单体 IgG 结合,形成固相抗体,加入血浆后,与可溶性纤维蛋白单体发生抗原抗体反应,使红细胞发生凝聚,从而可间接测得血浆中存在的纤维蛋白单体的含量。

2.参考区间

红细胞凝聚为阳性反应,正常人为阴性。

3.临床应用

临床各种易诱发高凝状态的疾病都可能出现阳性结果,如败血症、感染性疾病(细菌与病毒感染)、休克、组织损伤、肿瘤、急性白血病、肝坏死、急性胰腺炎及妊娠期高血压疾病等。DIC 患者为强阳性反应。

第六章 白细胞检验

第一节 白细胞概述

循环血液中的白细胞包括嗜中性粒细胞、嗜酸性粒细胞、嗜碱性粒细胞、淋巴细胞、单核细胞 5 种。

一、嗜中性粒细胞

中性粒细胞(neutrophil, N)来源于骨髓造血干细胞,根据其功能和形态特点,可将粒细胞的成熟过程划分为干细胞池、生长成熟池和功能池 3 个阶段。前两个阶段在骨髓中增殖分化,后一个阶段是指成熟的粒细胞在血液或组织中发挥作用的阶段。干细胞池的细胞形态目前尚未阐明。生长成熟池中的嗜中性粒细胞已经可以从细胞形态上加以辨认。一个原粒细胞经 3～5 次分裂,经过早幼粒细胞阶段最后可增殖为 8～32 个中幼粒细胞。中幼粒细胞再经晚幼粒细胞最后形成成熟的分叶核粒细胞,晚幼粒细胞和成熟粒细胞不再有细胞分裂功能。成熟后的分叶核粒细胞并不立即释放至外周血中,而是在骨髓贮存池中贮留 3～5 d(贮存池中的粒细胞数量可为外周血中的 15～20 倍),然后释放至外周血进入功能池。进入外周血的粒细胞约半数随着血液循环运行(循环粒细胞池),其余则附着于小静脉或毛细血管管壁上(边缘粒细胞池)。循环池和边缘池的粒细胞经常随机交换,形成动态平衡。中性粒细胞在贮留时间 10～12 h,半衰期 6～7 h,平均 6.3 h。然后在毛细血管丰富的脏器如肺、肝、脾、消化道等以随机方式逸出血管壁,进入组织(组织粒细胞池)。组织中的粒细胞约是血管内的 20 倍。进入组织的粒细胞不再返回血液循环,在组织中的生存期为 1～3 d。衰老死亡的中性粒细胞主要在单核巨噬细胞系统被破坏,少数通过唾液、痰液、消化道、泌尿生殖道排出。从外周血中消亡的中性粒细胞则由骨髓贮存池中的成熟粒细胞释放加以补充,维持循环血液中细胞数量的相对恒定。正常情况下,每小时约有 10 % 的粒细胞进行更新。中性粒细胞具有趋化、变形、黏附、吞噬和杀菌等多种功能,在机体防御和抵抗病原菌侵袭过程中起着重要作用。能趋化中性粒细胞的物质有 C_{3a}、C_{5a}、C_{567}、细菌释放的代谢产物、病毒感染的细胞或坏死组织的分解产物等。当病原菌感染时,成熟的中性粒细胞在趋化物质的作用下,以手镜形移动方式趋向炎性病灶区。与病原菌接触后,中性粒细胞的胞膜向内陷入,病原菌被逐渐陷进细胞内,形成吞噬体。吞噬体与粒细胞胞质中的溶酶体颗粒接触后相互融合,溶酶体释放酶类物质和蛋白质,起到杀死病原菌的作用。

二、嗜酸性粒细胞

嗜酸性粒细胞的增殖和成熟过程与中性粒细胞相似。但成熟的嗜酸性粒细胞在外周血中很少,仅为全部白细胞的 0.005～0.05,绝对值不超过 $0.5×10^9$/L(500/mm³),占白细胞总数的 1 % 左右,大部分存在于骨髓和组织中。嗜酸性粒细胞与免疫系统之间有着密切的关系,它可以吞噬多种物质,如酵母细胞壁,带有抗体的红细胞、抗原抗体复合物、细菌等。异物被吞噬后,被嗜酸性颗粒中的过氧化物酶氧化分解。嗜酸性粒细胞的趋化因子主要有 C_{3a}、C_{5a}、C_{567}(其中 C_{5a} 最为重要)、免疫复合物、寄生虫、某些细菌、肿瘤细胞及从肥大细胞或嗜碱性粒细胞而来的组胺等。

三、嗜碱性粒细胞

嗜碱性粒细胞仅占白细胞总数的 0～1%。它也由骨髓干细胞产生。主要生理功能是参与超敏反应。嗜碱性粒细胞表面有 IgE 的 Fc 受体,其与 IgE 结合后即致敏,再受相应抗原攻击时即引起颗粒释放反应。嗜碱性颗粒中含有多种活性物质,如组胺、肝素、慢反应物质、嗜酸性粒细胞趋化因子、血小板活化因子等。组胺能使小动脉和毛细血管扩张并增加其通透性。它反应快而作用时间短,故又称快反应物质。肝素具有抗凝作用;慢反应物质与前列腺素有关,它可以改变血管的通透性,并使平滑肌收缩,特别是使支气管和细支气管的平滑肌收缩,从而引起支气管哮喘发作;嗜酸性粒细胞趋化因子则对嗜酸性粒细胞起正向趋化作用;血小板活化因子能使血小板释放 5-羟色胺。嗜碱性粒细胞对各种血清因子、细菌、补体和激肽释放酶等物质有趋化作用。

四、淋巴细胞

淋巴细胞在人体中分布较广,成人的淋巴细胞总量约占体重的 1.5%。淋巴细胞因发育和成熟的途径不同,可分为胸腺依赖淋巴细胞(T 淋巴细胞)和骨髓依赖淋巴细胞(B 淋巴细胞)两种类型,T 淋巴细胞的前体细胞依赖胸腺发育为有功能活性的 T 淋巴细胞,参与细胞免疫功能,占血液中淋巴细胞的50%～70%,寿命较长,可存活数月甚至数年。T 细胞主要参加淋巴细胞的再循环,再循环活动具有加强免疫反应、散布记忆细胞、充实淋巴组织,并使进入体内的抗原与抗原反应细胞广泛接触等作用。B 淋巴细胞的前体细胞则是通过骨髓(胎儿期是在肝)发育成熟为 B 淋巴细胞,参与体液免疫功能,占血液中淋巴细胞的 15%～30%,寿命较短,仅存活4～5 d。B 淋巴细胞经抗原激活后转化为浆细胞前体。浆细胞在形态上与淋巴细胞不同,属骨髓依赖淋巴细胞分化来的终末细胞,在体液免疫中发挥重要作用。另外,还有非 T 非 B 淋巴细胞,即 K 细胞和 NK 细胞,它们分别执行着不同的功能。

五、单核细胞

单核细胞与中性粒细胞有共同的前体细胞,即粒-单核细胞系祖细胞(CFU-GM)。有人认为,CFU-GM 在低水平的集落刺激因子影响下,向单核细胞系分化,经原单核细胞、幼单核细胞阶段发育为成熟的单核细胞而进入血液。成熟的单核细胞在血液中仅逗留1～3 d 便逸出血管进入组织或体腔内,转变为巨噬细胞,形成单核-吞噬细胞系统。血液中的单核细胞在功能上还不成熟,进入组织转变为巨噬细胞,其功能才完全趋于成熟。巨噬细胞体积增大,细胞表面微绒毛增多,有免疫球蛋白的 Fc 受体,胞质中颗粒和线粒体数目增多,这些颗粒大部分是溶酶体。吞噬细胞的吞噬功能很强,能活跃地吞噬经过调理作用的生物体(如细菌),为单核-巨噬细胞系统的主要功能期。

第二节 白细胞检验的基本方法

一、白细胞功能检验

(一)墨汁吞噬试验

1.原理

血液中中性粒细胞及单核细胞对细菌、异物等具有吞噬作用。在一定量的肝素抗凝血中，加入一定量的墨汁，经37 ℃温育4 h，涂片染色镜下观察吞噬细胞对墨汁的吞噬情况，并计算吞噬率及吞噬指数。

2.参考值

成熟中性粒细胞吞噬率74 %±15 %，吞噬指数126±60；成熟单核细胞吞噬率95 %±5 %，吞噬指数313±86。

3.临床评价

粒细胞的吞噬功能仅限于成熟阶段，单核细胞幼稚型和成熟型都具有吞噬能力。急性单核细胞白血病 M_{5a} 为弱阳性，M_{5b} 吞噬指数明显增高。急性粒细胞白血病（M_2）、急性淋巴细胞白血病和急性早幼粒细胞白血病的原始及幼稚细胞多无吞噬能力，吞噬试验为阴性。急性粒-单核细胞白血病呈阳性反应，对鉴别有一定价值。慢性粒细胞白血病的成熟中性粒细胞吞噬能力明显减低。

(二)白细胞吞噬功能试验

1.原理

分离白细胞悬液，将待测的吞噬细胞与某种可被吞噬而又易于查见计数的颗粒物质如葡萄球菌混合，温育一定时间后，细菌可被中性粒细胞吞噬，可在镜下观察中性粒细胞吞噬细菌的情况，根据吞噬率和吞噬指数即可反映吞噬细胞的吞噬功能。

2.参考值

吞噬率(%)＝吞噬细菌的细胞数/200 个(中性粒细胞)×100 %，正常人为62.8 %±1.4 %；吞噬指数＝200 个中性粒细胞吞噬细胞总数/200 个(中性粒细胞)，正常人为1.06±0.05。

3.临床评价

吞噬细胞分大吞噬细胞和吞噬细胞两大类。前者包括组织中的巨噬细胞和血循环中的大单核细胞，后者主要是中性粒细胞。本试验可了解中性粒细胞的吞噬功能。比如，吞噬率和吞噬指数增高，反映中性粒细胞吞噬异物功能的增强，常见于细菌性感染。其对疑有中性粒细胞吞噬功能低下者，有帮助确诊的价值。

(三)血清溶菌酶活性试验

1.原理

溶菌酶能水解革兰氏阳性球菌细胞壁乙酰氨基多糖成分，使细胞失去细胞壁而破裂。以对溶菌酶较敏感的微球菌悬液为作用底物，根据微球菌的溶解程度来检测血清或尿中溶菌酶的活性。

2.参考值

血清(5～15)mg/L,尿(0～2)mg/L(比浊法)。

3.临床评价

在人体血清中的溶菌酶,主要来自血中的单核细胞和粒细胞,其中以单核细胞含量最多。在中性粒细胞中,从中幼粒到成熟粒细胞,其可随细胞的成熟程度而增高。嗜酸性粒细胞,除中幼阶段外,均无此酶活性。淋巴细胞中则含量极低。血清和血浆中的溶菌酶大部分是由破碎的白细胞所释放。血清溶菌酶含量增高。可见于部分急性髓细胞白血病。急性单核细胞白血病(简称急单)的血清溶菌酶含量明显增高,由于成熟单核细胞溶菌酶的含量很多,因而在周围血中成熟单核细胞的多少,直接影响血清溶菌酶的测定值。一般认为急单血清溶菌酶增高,是患者的单核细胞不能转移到组织内或溶菌酶迅速从单核细胞释放入血的结果。尿溶菌酶含量也增高,故尿溶菌酶阴性可排除急单的诊断。急性粒-单核细胞白血病血清溶菌酶含量也有明显增高,其增高程度与白细胞总数有关,在治疗前其含量明显高,表示细胞分化程度较好,预后亦较好。急性粒细胞白血病的血清溶菌酶的含量可正常或增高,临床意义与急性粒-单核细胞白血病相似。急性粒细胞白血病和急性单核细胞白血病都是在治疗缓解,白细胞减少时,其含量也同时下降,但在复发时上升。血清溶菌酶含量减低。急性淋巴细胞白血病多数减低,少数正常。慢性粒细胞白血病血清溶菌酶含量正常,但急变时下降。

(四)硝基四氮唑蓝还原试验

1.原理

硝基四氮唑蓝(nitrotetrazolium blue chloride,NBT)是一种染料,其水溶液呈淡黄色。当被吞入或掺入中性白细胞后,有产生过氧化物酶的作用,可接受葡萄糖中间代谢产物葡萄糖-6-磷酸在己糖磷酸旁路代谢中 NADPH 氧化脱下的氢,而被还原成非水溶性的蓝黑色甲臜颗粒,呈点状或片状沉着在胞质内有酶活性的部位,可在显微镜下观察并计数阳性细胞百分比。

2.参考值

正常成人的阳性细胞数在 10% 以下。若有 10% 以上中性粒细胞能还原 NBT,即 NBT还原试验阳性,低于 10% 则为阴性。

3.临床评价

其用于中性粒细胞吞噬杀菌功能异常的过筛鉴别和辅助诊断儿童慢性肉芽肿(chromosomal gonadal dysgenesis,CGD)、葡萄糖-6-磷酸脱氢酶(G-6-PD)缺乏症、髓过氧化物酶缺乏症和高免疫球蛋白 E 综合征,NBT 还原试验阳性如在涂片中能查出几个出现甲臜沉淀的中性粒细胞,即可排除 CGD。故本试验可用于这些疾病的过筛鉴别和辅助诊断。如在涂片中未查出有甲臜沉淀的中性粒细胞而又不能确定是 CGD,可做细菌内毒素激发试验以确诊。方法如下:将10 g大肠杆菌内毒素溶于 50 mL 生理盐水,取0.05 mL与 0.5 mL 肝素抗凝血(12.5 单位肝素/mL血)在试管内混匀,盖住管口置室温 15 min 后,按前述方法进行 NBT 还原试验。若NBT 还原阳性细胞超过 29%,即可否定 CGD;若仍在 10% 以下,即可诊断为中性粒细胞吞噬杀菌功能异常。用于细菌感染的鉴别:全身性细菌感染时,患者的 NBT 还原阳性细胞在 10%以上,而病毒感染或其他原因发热的患者则在 10% 以下。但若细菌感染而无内毒素等激发白细胞还原 NBT 的物质入血,也可在 10% 以下。器官移植后发热的鉴别:器官移植后发热,若非细菌感染所致,其 NBT 还原试验阴性;若该试验阳性,则提示可能有细菌感染。无丙种球蛋白血症、镰状细胞病、恶性营养不良、系统性红斑狼疮、类风湿性关节炎、糖尿病等,以及应用激素、细胞毒药物、保泰松等治疗时,NBT 还原阳性细胞比例可降低。新生儿、小儿成骨不全症、心肌梗死急性期、淋巴肉瘤、变应性血管炎、脓疱性银屑病、皮肌炎、某些寄生虫感染(如疟疾)和全身性真菌感染(如白色念珠菌性败血症)、注射伤寒菌苗后、口服避孕药或孕酮后,NBT 还原阳性细胞比例可增高。

(五)白细胞趋化性试验

1.原理

在微孔滤膜的一侧放入粒细胞,另一侧放入趋化因子(细菌毒素、补体 C_{3a}、淋巴因子等),检测离体粒细胞潜过滤膜到达趋化因子这一侧定向移动的能力。

2.参考值

趋化指数 3.0~3.5。

3.临床评价

趋化性是粒细胞到达炎症局部所必需的。本试验是观察粒细胞向感染灶运动能力的一项重要检测方法。趋化功能异常可见于威斯科特-奥尔德里奇综合征、幼年型牙周炎、糖尿病、烧伤、新生儿、慢性皮肤黏膜白念珠菌病、高 IgE 综合征、先天性鱼鳞病、膜糖蛋白(相对分子质量 11 000)缺陷症、肌动蛋白功能不全症、白细胞异常色素减退综合征。

(六)吞噬细胞吞噬功能试验

1.原理

活体巨噬细胞、单核细胞在体内外均有吞噬细菌、异物的功能,在体外将细胞与异体细胞或细菌混合孵育后,染色观测其吞噬异体细胞或细菌的数量,可了解其吞噬功能。利用中药斑蝥在人的前臂皮肤上发疱,造成非感染性炎症,诱使单核细胞游出血管大量聚集于疱液内,抽取疱液则成为天然提纯的吞噬细胞悬液。以鸡红细胞为靶细胞,在体外 37 ℃条件下观察吞噬细胞对鸡红细胞的吞噬消化活性,取试管内的细胞进行涂片染色和镜检并计算吞噬百分率和吞噬指数。

2.参考值

吞噬百分率(62.77 ± 1.38) %,吞噬指数 1.058 ± 0.049。

3.临床评价

吞噬细胞是机体单核-吞噬系统的重要组成部分,而单核-吞噬系统与肿瘤的发生、发展有密切关系。吞噬细胞在组织中含量多,分布广,移动力强且能识别肿瘤细胞,所以吞噬细胞在机体免疫监视系统中发挥主要作用。吞噬细胞功能检测对基础理论研究和临床治疗都有重要意义,此法可测定吞噬细胞的非特异性吞噬功能。吞噬细胞吞噬功能低下主要见于各种恶性肿瘤,吞噬率常低于 45 %,手术切除好转后可以上升,故可作为肿瘤患者化疗、放疗、免疫治疗疗效的参考指标。一些免疫功能低下的患者,吞噬率降低,该试验可作为预测感染发生的概率、观测疗效、判断预后的指标。

二、白细胞代谢及其产物检验

(一)末端脱氧核苷酰转移酶检测

1.酶标免疫细胞化学显示法

(1)原理:末端脱氧核苷酰转移酶(terminal deoxynucleotidyl transferase,TdT)是一种DNA 聚合酶,它不需要模板的指导,就可以催化细胞的脱氧核苷酸,使脱氧核苷酸转移到低聚核苷酸或多聚核苷酸的 3′-OH 端,合成单链 DNA。兔抗牛 TdT 抗体能和人细胞的 TdT 产生交叉反应,可采用免疫荧光技术或酶标免疫细胞化学技术,用辣根过氧化物酶-抗酶复合物在细胞涂片上定位,显示细胞内的 TdT。

(2)结果:阳性反应为棕黄色颗粒,定位在细胞核上。TdT 为早期 T 淋巴细胞的标志,在正常情况下不成熟的胸腺淋巴细胞出现阳性反应,正常人外周血细胞中极少或无活性。

(3)临床评价:95 %以上急性淋巴细胞白血病和大约 30 %慢性粒细胞白血病急淋变患者外周血细胞有明显的 TdT 活力,病情缓解后阳性率逐渐减弱。在急性淋巴细胞白血病中,由于细胞表面标志不同,TdT 活性也有变化,T-ALL,早 B 前体-ALL 细胞的阳性率很高,B-ALL 细胞阴性。外周血中此酶活性升高,就预示着血细胞的恶性变。因此,TdT 的测定对急性白血病的鉴别和治疗都有一定的意义。

2.同位素检测法

(1)原理:以 ^{3}H或 ^{14}C 标记的脱氧核苷三磷酸等的 dXTP 为基质,用低聚脱氧核苷(dA)等人工同聚物作为引物,由于酶反应与引物重合,基质不溶于三氯醋酸,可用玻璃纤维盘将其吸附,从未被放射性核素标记的反应基质中分离出反应的生成物,计测放射活性。除去不加引物所测定的内源性反应所引起的活性之后,可测算酶的活性。

(2)参考值:正常人骨髓细胞的活性为 dGTP 掺入 1×10^8 个细胞的量为(0~0.09)mmol/L。

(3)临床评价:急性淋巴细胞白血病(B-ALL 除外)可检出较高的 TdT 活性,慢性粒细胞性白血病急性变时,约有 1/3 的病例在原始细胞中能检出高活性的 TdT。恶性淋巴瘤中,原始淋巴细胞性淋巴瘤的淋巴结细胞中能检出高的 TdT 活性。此检测法在研究造血细胞的分化与白血病的关系、白血病细胞的起源、白血病的治疗药物选择上都有较重要的价值。

(二)N-碱性磷酸酶检测

1.原理

用 P-硝基酚磷酸盐(P-NPP)作为细胞碱性磷酸酶(APase)总活性检测的基质,在反应中生成 P-硝基酚,测量 400 nm 时的吸光密度,借以检测出细胞 APase 的总活性。此外,可通过CASP 作为基质来测定 N-碱性磷酸酶(N-APase)的活性。通过酶反应,生成巯基乙胺,这是用二硝基苯(DNTB)置换 5-硫-硝基酚酸;检测 412 nm 的吸光密度,借以检测 N-APase 的总活性。在基质液中加入用 N-丁醇:水(1:3)的混合液提取粗酶液,室温下放置 60 min,记录酶反应,求出酶反应的速度。一般情况下,N-APase 的 P-NPP 与 CASP 的水解速度之比(VP-NPP/VCASP)在 1.1 ~ 2.0 的范围内,平均为 1.8。因此,N-APase 的活性许可用VP-NPP-1.8VCASP求出,再用(VP-NPP-1.8VCASP)VP-NPP 计算 N-APase 的百分率。

2.参考值

正常人的粒细胞、淋巴细胞中不能检出 N-APase 的活性。

3.临床评价

在急性粒细胞白血病(acute myeloblastic leukemia，AML)及慢性髓细胞性白血病(chronic myelogenous leukemia，CML)慢性期、CML 急性变的原粒细胞中，均不能检出N-APase。但在 ALL 和 CML 急淋变时，原始淋巴细胞能检出 N-APase，且不仅在非 T-ALL、非 B-ALL 的幼稚细胞，在 T-ALL 及具有 B 细胞标志物的原始细胞中亦可检出。因此，此酶是从未成熟的白血病性原始淋巴细胞向 T 细胞、B 细胞分化过程中，未成熟的淋巴系统的细胞标志酶。此外，在鼻咽癌、喉癌等被认为是病毒感染的肿瘤细胞中，以及与 EB 病毒有关的传染性单核细胞增多症、伯基特淋巴瘤等病中，均可检出此酶。

(三)酸性 α-醋酸酯酶检测

1.原理

血细胞中的酸性 α-醋酸酯酶(acidalpha naphthyl aetate esterase，ANAE)，在弱酸性(pH5.8)条件下能将基质液中的 α-醋酸萘酯水解，产生 α-萘酚。产生的 α-萘酯酚再与六偶氮副品红偶联形成不溶性暗红色偶氮副品红萘酚沉淀，定位于胞质内酶活性处，呈现单一的或散在的红色点块状或颗粒状。

2.结果

酸性 α-醋酸酯酶(ANAE)主要分布在 T 细胞和单核细胞内。粒细胞、B 细胞、红系细胞、巨核细胞和血小板中含量较少。T 细胞为 ANAE 阳性细胞，胞质内有大小不等、数量不一的紫红色颗粒或斑块；B 细胞为 ANAE 阴性细胞，胞质呈黄绿色，胞质内无红色斑块；单核细胞为 ANAE 阳性，其胞质内有细小红褐色颗粒斑块。

3.临床评价

该检测有助于区分 T 细胞和 B 细胞 ANAE 染色在 T 细胞胞质中呈现点状颗粒或大块局限阳性反应；B 细胞大多数为阴性反应，偶见稀疏弥散细小颗粒。鉴别急性白血病类型；急性T 细胞白血病细胞为点状或块状阳性，局限分布；急性粒细胞白血病细胞 ANAE 染色大部分呈阴性或弱阳性反应，颗粒增多的早幼粒白血病细胞阳性反应较强，为弥散性分布；急单呈强阳性反应，胞质为均匀一致的弥散样淡红色或深红色，无点状颗粒。

三、白细胞动力学检验

(一)氚标记脱氧胸苷测定

1.原理

分离的粒细胞并在培养过程中加入 PHA 或特异性抗原刺激后，进入有丝分裂期，此时加入 ^{3}H-TdR，可被细胞摄入并参与 DNA 合成，其掺入量与 DNA 合成的量，以及增殖细胞数成正比，用液体闪烁计数器测定 ^{3}H-TdR 的掺入量，即可判定粒细胞的增殖水平。

2.参考值

SI<2。

3.临床评价

在正常情况下，体内粒细胞在增殖池(骨髓)、循环池(血液)及边缘池(组织)之间处于平衡状态，末梢血中成熟粒细胞数为 $(2.5\sim5.5)\times10^9$/L。在罹患血液病等病理情况下，这种平衡状态会受到不同程度的破坏，即可能出现异常。研究白血病细胞动力学时给急性白血病患者

连续静脉输入 ^{3}H-TdR,8～10 d,观察到仍有 8 ％～10 ％的白血病细胞未被标记,这一部分白血病细胞增殖相当缓慢。说明白血病细胞是一群非同步化增殖的细胞。

(二)泼尼松刺激试验

1.原理

正常时骨髓中粒细胞储备量大于外周血中的 10～15 倍,泼尼松具有刺激骨髓中性粒细胞从储备池向外周血释放的功能。如果受检者骨髓的粒细胞储备池正常,服用泼尼松后经过一定时间储备池大量释放至血流而使外周血中性粒细胞的绝对值明显增高。反之,则无此作用或作用不明显。此可间接测定骨髓粒细胞池粒细胞的储备功能。

2.参考值

服药后中性粒细胞最高绝对值 $>20 \times 10^9$/L(服药后 5 h 为中性粒细胞上升到高峰的时间)。

3.临床评价

泼尼松试验可反应骨髓中性粒细胞储备池的容量。中性粒细胞减少患者,如服用泼尼松后外周血中性粒细胞最高绝对值大于 20×10^9/L,表明患者中性粒细胞的储备池正常,粒细胞减少可能由骨髓释放障碍或其他因素所致。这对于某些骨髓受损引起粒细胞减少的轻微病例有一定参考及诊断价值。反之,则反映储备不足。

(三)肾上腺素激发试验

1.原理

白细胞(主要是指中性粒细胞)进入血流后,约半数进入循环池,半数黏附于血管壁成为边缘池的组成成分。此部分白细胞在外周血白细胞计数中不能得到反映。注射肾上腺素后血管收缩,黏附于血管壁上的白细胞脱落,从边缘池进入循环池,致外周血白细胞数增高,其作用持续时间为 20～30 min。分别在注射前和注射后 20 min 取血,计数中性粒细胞数。

2.参考值

粒细胞上升值一般低于 $(1.5 \sim 2) \times 10^9$/L。

3.临床意义

白细胞减少者,注射肾上腺素后,如外周血白细胞能较注射前增加一倍以上或粒细胞上升值超过 $(1.5 \sim 2) \times 10^9$/L,则表示患者白细胞在血管壁黏附增多,提示患者粒细胞分布异常,即边缘池粒细胞增多,如无脾大,可考虑为"假性"粒细胞减少。如果增高低于上述值,则应进行其他检查,进一步确定白细胞减少的病因。

(四)二异丙酯氟磷酸盐标记测定

1.原理

二异丙酯氟磷酸盐标记(DF^{32}P)指利用含有放射性磷的二异内酯氟磷酸作为胆碱酯酶的抑制剂,与细胞上的胆碱酯酶结合,即使细胞崩解,也不再与其他细胞结合。因此,该法对测定血液循环中细胞池的大小及滞留的时间均非常方便。其用于粒细胞动力学研究时,一旦采血制成离体标记物后,即进行静脉注射。经过一段时间再次采血。分离粒细胞,通过追踪观察其放射活性的变化,可测知外周血中有关粒细胞池的参数。

2.参考值

(1)粒细胞总数的测定。①标记粒细胞半衰期($T_{1/2}$):4～10 h。②血中滞留时间:10～14 h。

③全血粒细胞池（TBGP）:(35～70)×10^7/kg。④循环粒细胞池（CGP）:(20～30)×10^7/kg。⑤边缘粒细胞池（MGP）:(15～40)×10^7/kg。⑥粒细胞周转率（GTR）:(60～160)×10^7/(kg·d)。

(2)单核细胞总数的测定。①标记单核细胞半衰期:4.5～10.0 h。②全血单核细胞池（TBMP）:(3.9～12.7)×10^7/kg。③循环单核细胞池（CMP）:(1.0～2.7)×10^7/kg。④边缘单核细胞池（MMP）:(2.4～11.7)×10^7/kg。⑤单核细胞周转率（MTR）:(7.2～33.6)×10^7/kg。

3.临床评价

慢性白血病、真性红细胞增多症和骨髓纤维化时，TBGP 及 GTR 显著增加，粒细胞半寿期明显延长。急性粒细胞白血病时有轻微的延长，而再生障碍性贫血时各指数测定值均偏低。流式细胞仪检测 DNA 合成及含量:流式细胞仪（FCM）是对单细胞快速定量分析和分选的新技术。当被测细胞被制成单细胞悬液，经特异性荧光染料染色后加入样品管中，在气体压力推动下，流经 100 μm 的孔道时，细胞排成单列，逐个匀速通过激光束，被荧光染料染色的细胞受到强烈的激光照射后发出荧光，同时产生散射光。荧光被转化为电子信息，在多道脉冲高度分析仪的荧光屏上，以一维组方图或二维点阵图及数据表或三维图形显示，计算机快速而准确地将所测数据计算出来，结合多参数分析，从而实现细胞的定量分析。

(五)DNA 合成的检测

1.原理

此检测与氚-胸腺嘧啶标记法的原理一样，用 5-溴脱氧尿嘧啶（5-BrdU）掺入 S 期细胞的 DNA，然后用抗5-BrdU抗原的特异性抗体，通过免疫荧光技术，用 FCM 准确测定 DNA 合成速率。

2.结果

此检测可快速提供有关细胞周期各时相分布的动态参数，间接了解 DNA 的合成情况。

3.临床评价

此检测可直接用于白血病患者体内细胞增殖的动态研究，据此按化疗药物对细胞动力学的干扰理论设计最佳治疗方案，静止期肿瘤细胞对化疗不敏感而增殖期（SG_2M）敏感，可将 G_0 期细胞分化诱导进入 SG_2M 期，再予以细胞杀伤药物，以达到最佳杀伤瘤细胞的效果。

(六)DNA 含量的检测

1.原理

碘化丙啶（propidium iodide,PI）荧光染料可嵌入双链 DNA 和 RNA 的碱基对中，并与之结合。PI 染色 DNA 后，细胞能在指定波长的光波激发下产生红色荧光，利用 FCM 可将细胞按不同的荧光强度，即 DNA 含量分类并绘出 DNA 直方图。细胞在增殖周期的不同阶段，其 DNA 含量不同，从 DNA 直方图中可以得出细胞周期不同阶段的细胞百分数。

2.结果

细胞 DNA 含量。V1 细胞中 DNA 含量多少用 DNA 指数（DI）来表示。

根据 DI 值来判断细胞 DNA 倍体的方法是:以正常同源组织细胞作为样品 2CDNA 含量细胞的内参标准。DNA 倍体的判断标准为 DI＝0.1±2 CV。二倍体:DI＝1.0±2 CV(直方图上仅 1 个 G_0/G_1 峰)。非整倍体（aneuplid,AN）:DI 值<0.91,>1.10。DNA 指数（DI）＝样品 G_0/G_1 期 DNA 量平均数/标准二倍体 DNA 量平均数。细胞周期各时相细胞比率包括 G_0/G_1 期、S 期和

G_2M 期,计算各时相细胞的百分比。其中 S 期细胞百分比也叫 SPF。SPF(%)＝[S(G_0/G_1＋S＋G_2M)]×100 % 细胞增殖指数(PI)(%)＝[(S＋G_2M)÷(G_0/G_1＋S＋G_2M)]×100 %。

临床评价:DNA 非整倍体细胞是肿瘤的特异性标志,从 FCM 的 DNA 图形分析中,可得知血细胞和骨髓细胞 DNA 的相对含量,从而了解白血病细胞的倍体水平及增殖活动。用纵坐标表示细胞数,横坐标表示 DNA 相对含量,可绘出 DNA 不同含量血细胞分布曲线,得到 G 期、S 期和 $G_2＋M$ 期细胞的百分比,尤其对白血病患者血细胞动力学的了解更为重要。急性白血病患者在未经治疗时,其骨髓细胞(大多数为白血病细胞)S %(S 期细胞 DNA 的百分含量)明显低于正常骨髓。用流式细胞仪对白血病化疗后监测药效是目前较为灵敏的方法,对比化疗后的细胞内 DNA 含量表化,可迅速得出是否敏感的结论,从而指导临床对初治或复发白血病患者选用和及时更换化疗方案。白血病患者外周血白血病细胞多处于 G_0 或 G_1 期。S 期细胞百分率(S %)高者对常用周期特异性药物较为敏感,患者的完全缓解率高,但容易复发。S %低者对化疗不敏感,但一旦缓解,则不易复发。根据增殖期细胞对周期特异药物比静止期细胞更为敏感,应用 G-CSF 来复苏 G_0 期白血病细胞有利于提高化疗效果。

四、粒细胞抗体检测

(一)荧光免疫法检测

1.原理

受检血清中的抗体和粒细胞结合后,加标记荧光物质的羊抗人 IgG 血清,可使粒细胞膜显示荧光,然后在荧光显微镜下观察阳性比率和荧光强度。

2.结果

阳性反应表示受检血清中存在粒细胞抗体。

3.临床评价

本法敏感性较好,特异性强,临床上常作为确诊免疫性粒细胞减少症的方法。

(二)化学发光法检测

1.原理

用化学发光技术测定单个核细胞与抗体被覆的粒细胞相互作用产生的代谢反应,间接测定抗粒细胞抗体。

2.结果

用发光仪测定增强的化学发光反应,用发光指数表示结果。

3.临床评价

本法比间接荧光免疫法更灵敏,可用于确诊免疫性粒细胞减少症。

(三)流式细胞技术检测

1.原理

采用正常人 O 型抗凝血分离出单核细胞和粒细胞,经 1 %多聚甲醛固定,二者再等量混合制成细胞悬液,加受检血清孵育,再加结合异硫氰酸荧光素(fluorescein isothiocyanate,FITC)和抗人 F(ab)2IgG,采用流式细胞分析仪进行分析来检测同种反应性粒细胞抗体。

2.结果

荧光强度与粒细胞抗体量呈线性关系,根据荧光强度便可得出粒细胞抗体的量。

3.临床评价

本法不但可对粒细胞抗体做半定量测定,还可以对抗体类型进行分析,以确定是否存在免疫复合物。

五、白细胞免疫标记检测

(一)荧光显微镜计数检测

1.原理

将抗体标记上荧光素制成的荧光抗体,在一定条件下与细胞表面的分化抗原簇相互作用,洗去游离的荧光抗体后,结合于细胞表面的荧光素在一定波长激发光照射下,发出一定波长的荧光,借此用荧光显微镜就可检测到与荧光抗体特异结合的表面标志。以鼠抗羊 IgG 做阴性对照,标本中有明显荧光现象就证明有相应的抗原存在,借此对标本中的抗原作鉴定和定位。根据标记物和反应程序的不同,其分为:①直接荧光法,即把荧光素直接标记在特异性抗体上,直接与相应抗原起反应,根据有无荧光来检测抗原。②间接荧光法,即用荧光素标记抗体,待基质标本中的抗原与相应抗体(一抗)反应,再用荧光标记抗抗体(二抗)结合第一抗体,呈现荧光现象。另外,还有双标记法,即用两种荧光素分别标记不同抗体,对同一基质标本进行染色,可使两种抗原分别显示不同颜色的荧光。主要用于同时观察细胞表面两种抗原的分布与消长关系。常用异硫氰酸荧光素(FITC)和藻红蛋白作双重标记染色,前者发黄绿色荧光,后者发红色荧光。

2.结果

观察标本的特异性荧光强度一般用+号表示,-表示无荧光;±为极弱的可疑荧光;+为荧光较弱但清楚可见;++为荧光明亮;3+~4+为荧光闪亮。

3.计算公式

阳性细胞率=荧光阳性细胞/(荧光阳性细胞+荧光阴性细胞)×100%。

(二)流式细胞仪计数检测

1.原理

流式细胞仪可看作荧光显微镜的延伸,指将标本细胞用荧光标记制备成悬液,使荧光标记的细胞一个个地通过仪器的毛细管,分别辨认细胞形态大小和荧光特征,称为荧光活化细胞分选法(fluorescence-activated cell sorter,FACS)。与荧光显微镜相比,流式细胞仪的优势是短期可分析数万个细胞,还可用计算机记录处理,对各个细胞进行快速多参数定量分析。多色荧光分析还可识别一个细胞上同时存在的数种荧光颜色。

2.结果

流式细胞术的数据显示以直方图(histogram)形式表示。

(1)单参数直方图:一维数据用得最多的图形,可用来进行定性分析和定量分析。横坐标表示荧光信号或散射光强度的相对值,其单位用"道数"(channel)表示。"道",即多道脉冲分析器中的道,亦可看成相对荧光(或散射光)的单位。横坐标可以是线性的,也可以是对数的。直方图的纵坐标通常代表细胞出现的频率或相对细胞数。

(2)二维点阵图:为了显示两个独立数与细胞定量的关系,可采用二维点阵图的显示方式。例如,点阵图横坐标是 CD8 淋巴细胞的相对含量,纵坐标是 CD4 细胞的相对含量。图上每一点代表1个细胞,每个点与纵轴的距离即表示该点的相对值(CD4值)。可以由点阵图得到两个直方图,但两个直方图无法反演成一个二维点阵图。这说明一个点阵图所携带的信息量大于两个直方图所携带的信息量。此外,用流式细胞仪检测时,为分析一群较纯的细胞的表面标志,也可用门技术(gating)把其他细胞排除于被分析的细胞外。

(三)碱性磷酸酶-抗碱性磷酸酶桥联酶标法检测

1.原理

碱性磷酸酶-抗碱性磷酸酶(alkaline phosphatase anti-alkaline phosphatase,APAAP)桥联酶标法用碱性磷酸酶作为标记物标记已知抗体或抗抗体,进行抗体抗原反应。先用鼠单抗制备一种碱性磷酸酶-抗碱性磷酸酶单克隆抗体(APAAP)复合物,然后按照细胞抗原成分与第1抗体(鼠抗人单抗)、第2抗体(兔抗鼠抗体)、APAAP复合物依次结合后,通过碱性磷酸酶水解外来底物显色,达到抗原定位。

2.结果

高倍镜下计数200个有核细胞,其中细胞膜上或细胞质内有红色标记物着染的细胞为阳性,无红色标记为阴性细胞,计算出各片阳性细胞百分率,该百分率即分别代表各单抗所针对抗原的阳性百分率。阳性细胞≥20％为阳性结果。

(四)生物素-亲和素酶标法检测

1.原理

生物素-亲和素酶标(ABC)法依据亲和素(avitin)和生物素(biotin)者间有很强的亲和力,生物素可以和抗体相结合,且结合后仍保持与亲和素连接的强大能力。辣根过氧化物酶标记在亲和素与生物素复合物上形成亲和素-生物素-过氧化物酶复合物,即ABC。细胞抗原成分与特异性抗体称第1抗体结合后,与已标记上生物素的第2抗体起反应,再与ABC结合。ABC上辣根过氧化物酶作用于显色剂,使其产生有色沉淀,指示抗原存在部位。

2.结果

同APAAP法。

3.临床评价

抗人白细胞分化抗原CD系列单克隆抗体与流式细胞仪和多色荧光染料的联合应用,成为研究造血细胞免疫表型,分化发育、激活增生,生物学功能和恶变关系,以及造血细胞分离纯化强有力的手段,大大促进了血液学和免疫学的发展。由于$CD34^+$ HCS/HPC具有自我更新、多向分化,以及重建长期造血的细胞生物学性质与功能,分离纯化造血干/祖细胞具有重要的理论与应用价值,也是研究造血增殖、分化、调控机制、干/祖细胞体外扩增、干细胞库的建立、造血干细胞移植净化,以及基因治疗等的条件与手段。目前,CD34已成为能识别人类最早造血干/祖细胞的重要标志。人类$CD34^+$细胞分别占骨髓、脐血和外周血有核细胞的1％～4％、0.5％～1.5％和0.05％～0.1％。用阴性选择(用各种成熟血细胞单抗去除成熟细胞)和阳性选择(CD34单抗选择出$CD34^+$细胞),开展分离造血干细胞、祖细胞的研究,还可用流式细胞仪或免疫磁珠吸附分离法对$CD34^+$细胞进行亚群的分选和分析。

T细胞亚群检测:用CD4和CD8单抗可将外周淋巴器官和血液中的T细胞分为$CD4^+$、$CD8^-$(Th)和$CD4^-$、$CD8^+$(Ts)两个主要亚群。临床上常用测定全T(CD3)、Th(CD4)、

(CD8),以及计算 Th/Ts(CD4/CD8)比值作为机体免疫状态,某些疾病诊断、病期分析,监测治疗和判断预后的参数。可用 T_4/T_8 之比作为排斥检测的指标,比值增高,提示有排斥反应。急性白血病分型诊断。白血病是白细胞在分化到某个阶段受阻滞后呈克隆性异常增殖的结果。它的发病是多阶段的,不同病因引起白血病的发病机制不同,白血病细胞具有与其对应的正常细胞相同的分化抗原,利用白细胞分化不同阶段出现的细胞表面标记可以对白血病进行免疫分型。使用单克隆抗体和 FCM 检测已成为对血细胞免疫分型的一种有效方法,既客观,重复性又好。该法结合形态学、细胞化学,可大大提高对血细胞的识别能力,对白血病分型诊断的准确性从 60 %～70 %提高到 97 %。

恶性淋巴瘤分类与诊断中的应用:淋巴瘤的正确分类有助于提高诊断治疗效果和预后的客观判断。免疫表型与组织学、细胞学的密切结合,使淋巴瘤的分类与诊断更为合理,更能反映其生物学特性。通过淋巴细胞表面抗原进行连续性评价,可清楚了解淋巴细胞分化过程各阶段抗原表达情况。一个单一表型淋巴细胞群体的检出,表明某一淋巴细胞亚群的单克隆性增生,这是恶性淋巴瘤的特征。利用 McAb 和细胞免疫标记技术不仅可确定淋巴瘤细胞来源(B 细胞、T 细胞、组织细胞或树突状细胞),而且可对细胞在组织中的分布情况进行精确视察。如 B 细胞淋巴细胞瘤单一细胞群体的标志,是具有某一种类型的轻链或重链和(或)某一特定 B 细胞分化抗原的表达。

微量残留白血病诊断:通过检测白血病细胞特异的异常抗原表达来研究微量残留病(minimal residual disease,MRD),观察有特异标志的细胞所占的比率大小。还有某些特殊标志,如 TdT 正常只表达于 T 细胞上,存在于胸腺和骨髓有限的细胞中,大部分白血病细胞表达 TdT,因此,如在外周血或脑脊液中发现 TdT 阳性细胞,可立即确定其为恶性细胞。应用多种标志组合的方式,包括 CD34、CD56、TdT、淋系抗原,结合其抗原密度,也可敏感地检测大部分 AML 的 MRD。FCM 结合双标记技术或多参数多色荧光 FACS,是可定量的快速而敏感的鉴定 MRD 的方法,也可根据白血病时白血病细胞在外周增殖、分裂,用 FCM 检测分裂期 SM 峰来研究 MRD。

在血小板研究中的应用:血小板膜糖蛋白(glycoprotein,GP)是血小板参与止血与血栓形成等多种病理生理反应的基础。用抗 GP 的单抗作为分子探针对血小板进行免疫荧光标记检测,对临床上诊断先天性、获得性血小板 GP 异常所致疾病诊断、治疗、预防,尤其是对血栓性疾病的诊断、预防有重要的理论与实践意义。如 CD62P(P-选择素)、CD63 是活化血小板最为特异灵敏的分子标记物。血小板无力症时 CD41、CD61 明显缺乏。巨大血小板综合征有 CD42b、CD42a 的缺乏。

骨髓移植及免疫重建的鉴定:可通过标记的 CD34 单抗来检测外周血中的干细胞并对其定量。对移植前骨髓细胞免疫表型分析,可清楚地了解骨髓处理情况,如 T 细胞剔除,化学净化和用免疫磁珠对特殊细胞进行剔除的结果,并能确定为患者进行移植的类型。还可研究各种细胞因子在移植前的变化与并发症产生的因果关系。并可检测活化淋巴细胞来诊断移植排斥反应,若发现 $CD8^+ HLA-DR^+$ 细胞增加或 $CD16^+ HLA-DR^+$ 细胞增加,则表示可能产生排斥现象。

第三节　白细胞计数

白细胞目视计数法和白细胞计数的质量控制。

一、目视计数法

(一)原理

用稀醋酸溶液将血液稀释后,红细胞被溶解破坏,但白细胞可保留完整的形态,混匀后充入计数池,在显微镜下计数一定体积中的白细胞,经换算得出每升血液中的白细胞数。

(二)试剂

(1)2 %冰醋酸:冰醋酸 2 mL,蒸馏水 98 mL;10 g/L 亚甲蓝溶液 3 滴。2 %冰醋酸稀释液为低渗溶液,可溶解红细胞,醋酸可加速其溶解,并能固定核蛋白,使白细胞核显现,便于辨认。

(2)21 %盐酸:浓盐酸 1 mL 加蒸馏水 99 mL。

(三)器材

器材与红细胞计数相同。

(四)方法

取小试管 1 支,加白细胞稀释液 0.38 mL。用血红蛋白吸管准确吸取末梢血 20 μL。擦去管尖外部余血,将吸管插入盛 0.38 mL 稀释液的试管底部,轻轻吹出血液,并吸取上清液洗涮 3 次,注意每次不能冲混稀释液,最后用手振摇试管混匀。充液,将计数池和盖玻片擦净,盖玻片盖在计数池上,再用微量吸管迅速吸取混匀悬液,充入计数池中,静置 2～3 min 镜检。用低倍镜计数四角的 4 个大方格内的白细胞总数。对于压线的白细胞,应采取数上不数下、数左不数右的原则,保证计数区域的计数结果的一致性和准确性。

(五)计算

白细胞数/L=4 个大方格内白细胞总数/4×10×20×10^6=4 个大方格内白细胞数×50×10^6。式中:总数除以 4,得每个大格内白细胞数;×10 由 0.1 μL 换算为 1 μL;×20 乘稀释倍数,得 1 μL 血液中白细胞数;×10^6 由 1 μL 换算为 1L。

(六)正常参考值

成人,(4～10)×10^9/L(4 000～10 000/μL);新生儿,(15～20)×10^9/L(15 000～20 000/μL);6 个月～2 岁,(11～12)×10^9/L(11 000～12 000/μL)。

(七)目视计数的质量控制

稀释液和取血量必须准确。向计数池冲液前应先轻轻摇动血样 2 min 再冲池,但不可产生气泡,否则应重新冲池。白细胞太低者(白细胞<5×10^9/L),可计数 9 个大方格中的白细胞数或计数 8 个大方格内的白细胞,然后在上面的计算公式中除以 9(或除以 8)。或取血 40 μL,将所得结果除以 2,白细胞太高者,可增加稀释倍数或适当缩小计数范围,计算方法则视实际稀释倍数和计数范围而定。计数池中的细胞分布要均匀。判定白细胞在计数池的分布是否均匀,可以采用常规考核标准(RCS)来衡量。

$RCS=(max-min)/\bar{x}\times100\%$，max 为 4 个大方格计数值中的最高值，min 为其中的最低值，$\bar{x}$ 为 4 个大方格计数值中的平均值$[\bar{x}(X_1+X_2X_3+X_4)/4]$，由于计数的白细胞总数不同，对 RCS 的要求也不一样，见表 6-1。

表 6-1　白细胞计数(WBC)的常规考核标准(RCS)

WBC/($\times10^9$/L)	RCS/%
≤4	30~20
4.1~14.9	20~15
≥15	<15

RCS 大于上述标准，说明白细胞在计数池中明显大小不均，应重新冲池计数。

当有核红细胞增多时，应校正后再计数，校正方法如下：核准值=100A/(100+B)。

A 为校准前白细胞值，B 为白细胞分类计数时 100 个白细胞所能见到的有核红细胞数，当 B≥10 时，白细胞计数结果必须校正。

质量考核与质量要求：根据变异百分数(V)法可以对检验人员进行质量(准确度)考核。$V=|X-T|/T\times100\%$，T 为靶值，X 为测定值。质量得分=100-2V。V 值越大，说明试验结果的准确度越低。质量评级优 90~100 分，良 80~89 分，中 70~79 分，差 60~69 分，不及格<60 分。根据两差比值(r)法(见红细胞计数的质量控制)可以对个人技术进行(精密度)考核，r≥2 说明两次检查结果的差异显著。

白细胞分类计数法和质量控制。白细胞分类计数法：先用低倍镜观察全片的染色质量和细胞分布情况，注意血片的边缘和尾部是否有巨大异常细胞和微丝蚴等，然后选择血涂片体尾交界处染色良好的区域，用油镜自血膜的体尾交界处向头部方向迂回检查，线路呈"弓"字形，但不要检查血膜的边缘(大细胞偏多，没有代表性)，将所见白细胞分别记录，共计数 100 或者 200 个白细胞，最后求出各种细胞所占的比值。

正常参考值：中性杆状核粒细胞 0.01~0.05；中性分叶核粒细胞 0.50~0.70；嗜酸性粒细胞0.005~0.050；嗜碱性粒细胞 0~0.01；淋巴细胞 0.20~0.40；单核细胞 0.03~0.08。

二、白细胞分类计数的质量控制

一般先选血膜体尾交界处或中末 1/3 邻界处用油镜计数，移动线路呈"弓"字形，避免重复计数。

分类计数时应同时注意白细胞、红细胞、血小板的形态是否异常，以及是否有血液寄生虫。

(一)白细胞

白细胞总数超过 20×10^9/L，应分类计数 200 个白细胞，白细胞数明显减少时($<3\times10^9$/L)可检查多张血片。

白细胞分类计数的可信限：在白细胞分类中，中性粒细胞和淋巴细胞所占的比例较大，它们呈正态分布。白细胞分类的可信限可采用分类值±2s 的方式。

$$s=[Q(1-Q)/n]^{1/2}=Q(1-Q)/n$$

Q：白细胞分类百分比(%)。n：分类所计数的细胞数(一般为 100)。

例如,中性粒细胞分类结果为 70 %,如果计数 100 个白细胞,代入上式得 s＝0.045,95 %的可信限为 70 %±4.5 %,如果计数 200 个白细胞,那么 sD＝0.032,则 95 %可信限为 70 %±3.2 %。

以上说明,计数的白细胞越多,精密度越高。

白细胞分类计数的质量评价如下。

1.PD 可靠性试验

将同一张血片做两次分类计数,种种白细胞计数的百分数(或小数)之差总数即 PD 值。根据陈士竹等对 2 080 个标本的调查,PD＝24 %(0.24)为及格,质量得分＝100－182PD(182 为失分系数,即40÷22 %＝182)。PD 评分法分级标准见表 6-2。

表 6-2　PD 评价法分级标准

级别	分值	PD/%	意义
A	85～100	0～8	优
B	70～82	10～16	良
C	60～67	18～22	及格
D	<60	≥24	不及格

2.准确性试验

中心实验室将同一血液标本制成多张血片并固定,一部分由中心实验室有经验的技师分类计数20 次,求其均值作为靶值,另一部分发至考评者或考评单位,随常规标本一起检查,并将考核者的分类结果与靶值进行比较,计算出被考核者分类计数结果与靶值之差总和。质量评级方法同 PD 可靠性试验。质量要求:PD 可靠性和准确性试验均应在 60 分(C 级)以上。

白细胞计数和白细胞分类计数的临床意义:通常,白细胞总数高于 $10×10^9$/L(10 000/mm³)称白细胞增多,低于 $4×10^9$/L(4 000/mm³)称白细胞减少。外周血中白细胞的组成主要是中性粒细胞和淋巴细胞,并以中性粒细胞为主,故在大多数情况下,白细胞增多或减少与中性粒细胞的增多或减少有着密切关系。现将各种类型的白细胞增多或减少的临床意义分述如下。

(二)中性粒细胞

1.中性粒细胞增多

(1)生理性中性粒细胞增多:在生理情况下,下午较早晨为高。饱餐、情绪激动、剧烈运动、高温或严寒等均能使中性粒细胞暂时性升高。新生儿、月经期、妊娠 5 个月以上,以及分娩时白细胞均可增高。生理性增多都是一过性的,通常不伴有白细胞质量的变化。

(2)病理性中性粒细胞增多:大致上可归纳为反应性增多和异常增生性增多两大类。

反应性增多是机体对各种病因刺激的应激反应,由骨髓贮存池中的粒细胞释放或边缘池粒细胞进入血液循环所致。因此,反应性增多的粒细胞大多为成熟的分叶核粒细胞或较成熟的杆状核粒细胞。反应性增多可见于:①急性感染或炎症是中性粒细胞增多最常见的原因,尤其是化脓性球菌引起的局部或全身性感染。此外,某些杆菌、病毒、真菌、立克次体、螺旋体、梅毒、寄生虫等都可使白细胞总数和中性粒细胞增高。白细胞增高程度与病原体种类、感染部位、感染程度,以及机体的反应性等因素有关。如局限性的轻度感染,白细胞总数可在正常范围或稍高于正常,仅可见中性粒细胞百分数增高,并伴有核左移。严重的全身性感染如发生菌血症、败血症或脓毒血症时,白细胞可明显增高,甚至可达$(20\sim30)\times10^9/L$,中性粒细胞百分数也明显增高,并伴有明显核左移和中毒性改变。②广泛组织损伤或坏死。严重外伤、手术、大面积烧伤,以及血管栓塞(如心肌梗死、肺梗死)所致局部缺血性坏死等组织严重损伤者,白细胞显著增高,以中性分叶核粒细胞增多为主。③急性溶血。红细胞大量破坏引起组织缺氧,以及红细胞的分解产物刺激骨髓贮存池中的粒细胞释放,致使白细胞增高,以中性分叶核粒细胞升高为主。④急性失血。急性大出血时,白细胞总数常在$1\sim2$ h内迅速增高,可达$(10\sim20)\times10^9/L$,其中主要是中性分叶核粒细胞。内出血者如消化道大量出血、脾破裂或输卵管妊娠破裂等,白细胞增高常较外部出血显著。同时伴有血小板增高。这可能由大出血引起缺氧和机体的应激反应,动员骨髓贮存池中的白细胞释放所致。但此时患者的红细胞数和血红蛋白量仍暂时保持正常范围,待组织液吸收回血液或经过输液补充循环血容量后,才出现红细胞和血红蛋白降低。因此,白细胞增高可作为早期诊断内出血的参考指标。⑤急性中毒。如化学药物中毒、生物毒素中毒、尿毒症、糖尿病酸中毒、内分泌疾病危象等常见白细胞增高,均以中性分叶核粒细胞增高为主。⑥恶性肿瘤。非造血系统恶性肿瘤有时可出现持续性白细胞增高,以中性分叶核粒细胞增多为主。这可能是肿瘤组织坏死的分解产物刺激骨髓中的粒细胞释放造成的;某些肿瘤如肝癌、胃癌等肿瘤细胞还可产生促粒细胞生成因子;当恶性肿瘤发生骨髓转移时,其可破坏骨髓对粒细胞释放的调控作用。

异常增生性中性粒细胞增多:由造血组织中原始或幼稚细胞大量增生并释放至外周血中所致,是一种病理性的粒细胞。多见于:①白血病。在急性髓细胞性白血病(AML)的亚型中,急性粒细胞性白血病(M_1、M_2 型)、急性早幼粒细胞性白血病(M_3 型)、急性粒-单核细胞性白血病(M_4 型)和急性红白血病(M_6 型)均可有病理性原始粒细胞在骨髓中大量增生,而外周血中白细胞数一般增至$(10\sim50)\times10^9/L$,超过 $100\times10^9/L$ 者较少,其余病例白细胞数在正常范围或低于正常,甚至显著减少。慢性粒细胞性白血病中,多数病例的白细胞总数显著增高,甚至可达$(100\sim600)\times10^9/L$,早期无症状病例在 $50\times10^9/L$ 以下,各发育阶段的粒细胞都可见到。粒细胞占白细胞总数的 90 %以上,以中幼和晚幼粒细胞增多为主,原粒及早幼粒细胞不超过 10%。②骨髓增殖性疾病。真性红细胞增多症、原发性血小板增多症和骨髓纤维化症。慢性粒细胞性白血病也可包括在此类疾病的范畴中。本组疾病由多能干细胞的病变引起,具有潜在演变为急性白血病的趋势。其特点是除一种细胞成分明显增多外,还伴有一种或两种其他细胞的增生,白细胞总数常在$(10\sim30)\times10^9/L$。

2.中性粒细胞减少

白细胞总数低于 $4\times10^9/L$ 称为白细胞减少。中性粒细胞绝对值低于 $1.5\times10^9/L$,称为粒细胞减少症;低于 $0.5\times10^9/L$ 时称为粒细胞缺乏症。引起中性粒细胞减少的病因很多,大致可归纳为以下几个方面。①感染性疾病:病毒感染是粒细胞减少的常见原因,如流感、麻疹、病毒性肝炎、水痘、风疹、巨细胞病毒等。某些细菌性感染如伤寒杆菌感染也是粒细胞减少的常见原因,甚至可以发生粒细胞缺乏症。②血液系统疾病:再生障碍性贫血、粒细胞减少症、粒细胞缺乏症、部分急性白血病、恶性贫血、严重缺铁性贫血等。③物理化学因素损伤:放射线、放射性核素、某些化学物品及化学药物等均可引起粒细胞减少。常见的引起粒细胞减少的化学药物有退热镇痛药、抗生素(如氯霉素)、磺胺类药、抗肿瘤药、抗甲状腺药、抗糖尿病药等,必须慎用。④单核-吞噬细胞系统功能亢进:脾功能亢进、某些恶性肿瘤、类脂质沉积病等。⑤其他:系统性红斑狼疮、某些自身免疫性疾病、过敏性休克等。

(三)嗜酸性粒细胞

1.嗜酸性粒细胞增多

(1)变态反应性疾病:支气管哮喘、药物变态反应、荨麻疹、血管神经性水肿、血清病、异体蛋白过敏等疾病时,嗜酸性粒细胞轻度或中度增高。

(2)寄生虫病:血吸虫、中华分支睾吸虫、肺吸虫、丝虫、包囊虫,钩虫等感染时,嗜酸性粒细胞增高,有时甚至可达0.10或更多。呈现嗜酸性粒细胞型类白血病反应。

(3)皮肤病:湿疹、剥脱性皮炎、天疱疮、银屑病等疾病时嗜酸性粒细胞可轻度或中度增高。

(4)血液病:慢性粒细胞白血病、多发性骨髓瘤、恶性淋巴瘤。真性红细胞增多症等疾病时嗜酸性粒细胞可明显增多。嗜酸性粒细胞白血病时,嗜酸性粒细胞极度增多,但此病在临床上少见。

(5)其他:风湿性疾病、脑垂体前叶功能减退症、肾上腺皮质功能减退、某些恶性肿瘤、某些传染疾病的恢复期等嗜酸性粒细胞增多。

2.嗜酸性粒细胞减少

嗜酸性粒细胞减少见于长期应用肾上腺皮质激素或肾上腺皮质激素分泌增加,某些急性传染病(如伤寒)的急性期,但传染病的恢复期嗜酸性粒细胞应重新出现。如嗜酸性粒细胞持续下降,甚至完全消失,则表明病情严重。

(四)嗜碱性粒细胞

嗜碱性粒细胞增多见于慢性粒细胞白血病、骨髓纤维化症、慢性溶血及脾切除后。嗜碱性粒细胞白血病则为极罕见的白血病类型。

(五)淋巴细胞

1.淋巴细胞增多

(1)生理性增多:新生儿初生期在外周血中大量出现中性粒细胞,到第6~9 d中性粒细胞逐步下降至与淋巴细胞大致相等,以后淋巴细胞又渐增加。整个婴儿期淋巴细胞较高,可达70％。2~3岁后,淋巴细胞渐下降,中性粒细胞渐上升,至4~5岁二者相等,形成变化曲线上的两次交叉,至青春期,中性粒细胞与成人相同。

(2)病理性淋巴细胞增多:见于感染性疾病,主要为病毒感染,如麻疹、风疹、水痘、流行性腮腺炎、传染性单核细胞增多症、传染性淋巴细胞增多症、病毒性肝炎、流行性出血热等。也可见于百日咳杆菌、结核杆菌、布氏杆菌、梅毒螺旋体等引起的感染。

(3)相对增高:再生障碍性贫血、粒细胞减少症和粒细胞缺乏时因中性粒细胞减少,故淋巴细胞比例相对增高,但淋巴细胞的绝对值并不增高。其他,如淋巴细胞性白血病、淋巴瘤、急性传染病的恢复期、组织移植后的排斥反应或移植物抗宿主病(GVHD)。

2.淋巴细胞减少

淋巴细胞减少主要见于应用肾上腺皮质激素、烷化剂、抗淋巴细胞球蛋白,以及接触放射线、免疫缺陷性疾病、丙种球蛋白缺乏症等。

3.异形淋巴细胞

在外周血中有时可见到一种形态变异的不典型的淋巴细胞,其称为异形淋巴细胞。唐尼(Downey)根据细胞形态特点将其分为 3 型。

Ⅰ型(泡沫型):胞体较淋巴细胞稍大,呈圆形或椭圆形,部分为不规则形。核偏位,呈圆形、肾形或不规则形,核染质呈粗网状或小块状,无核仁。胞质丰富,呈深蓝色,含有大小不等的空泡。胞质呈泡沫状,无颗粒或有少数颗粒。通常此型最为多见。

Ⅱ型(不规则型):胞体较Ⅰ型大,细胞外形常不规则,似单核细胞,故也称单核细胞型。胞质丰富,呈淡蓝色或淡蓝灰色,可有少量嗜天青颗粒,一般无空泡。核形与Ⅰ型相似,但核染质较Ⅰ型细致,亦呈网状,核仁不明显。

Ⅲ型(幼稚型):胞体大,直径 15~18 μm。呈圆形或椭圆形。胞质量多,蓝色或深蓝色,一般无颗粒,有时有少许小空泡。核圆或椭圆形,核染质呈纤细网状,可见1~2 个核仁。

除上述 3 型外,有时还可见到少数呈浆细胞样或组织细胞样的异形淋巴细胞。外周血中的异形淋巴细胞大多数具有 T 淋巴细胞的特点(占 83 %~96 %),故认为异形淋巴细胞主要由 T 淋巴细胞受抗原刺激转化而来,少数为 B 淋巴细胞。这种细胞在正常人外周血中偶可见到,一般不超过 2 %。异形淋巴细胞增多可见于病毒感染性疾病、某些细菌性感染、螺旋体病、立克次体病、原虫感染(如疟疾)、药物过敏、输血、血液透析或体外循环术后、免疫性疾病、粒细胞缺乏症、放射治疗等。

4.单核细胞

正常儿童单核细胞较成人稍高,平均为 0.09。2 周内婴儿可达 0.15 或更多。均为生理性增多。病理性增多见于:某些感染,如疟疾、黑热病、结核病、亚急性细菌感染性心内膜炎等;血液病,如单核细胞白血病、粒细胞缺乏症恢复期;恶性组织细胞病、淋巴瘤、骨髓增生异常综合征等;急性传染病或急性感染的恢复期。

第四节 嗜酸性粒细胞直接计数

嗜酸性粒细胞虽然可以从白细胞总数和分类计数中间接求出,但直接计数较为准确,故临床上多采用直接计数法。

一、原理

用适当稀释液将血液稀释一定倍数,同时破坏红细胞和部分其他白细胞,保留嗜酸性粒细胞,并将其颗粒着色,然后在患者计数池中,计数一定体积内嗜酸性粒细胞数,即可求得每升血液中嗜酸性粒细胞数。

二、试剂

嗜酸性粒细胞稀释液有多种,现介绍常用的两种。①乙醇-伊红稀释液 20 g/L:伊红10.1 mL,碳酸钾 1.0 g,90 % 乙醇 30.0 mL,甘油 10.0 mL,柠檬酸钠 0.5 g,蒸馏水加至100.0 mL。本稀释液中乙醇为嗜酸性粒细胞保护剂,甘油可防止乙醇挥发;碳酸钾可促进红细胞和中性粒细胞破坏,并增加嗜酸性粒细胞着色,柠檬酸钠可防止血液凝固,伊红为染液,可将嗜酸性颗粒染成红色。本试剂对红细胞和其他白细胞的溶解作用较强,即使有少数未被溶解的白细胞,也会被稀释成灰白色半透明状,视野清晰,与嗜酸性粒细胞有明显区别。嗜酸性粒细胞颗粒呈鲜明橙色,在此稀释液内 2 h 不被破坏。该试剂可保存半年以上,缺点是含 10 %甘油,液体比较黏稠,细胞不易混匀,因此计数前必须充分摇荡。②伊红丙酮稀释液 20 g/L:伊红 5 mL,丙酮 5 mL,蒸馏水加至 100 mL。本稀释液中伊红为酸性染料,丙酮为嗜酸性粒细胞保护剂。该稀释液新鲜配制效果好,每周配 1 次。

三、操作

取小试管 1 支,加稀释液 0.36 mL。取血 40 μL,轻轻吹入上述试管底部,摇匀,放置 15 min,然后再摇匀。取少量混悬液滴入两个计数池内,静置 5 min,待嗜酸性粒细胞完全下沉后计数。低倍镜下计数 2 个计数池中所有的 18 个大方格中的嗜酸性粒细胞数,用下式求得每升血液中的嗜酸性粒细胞数。

四、计算

嗜酸性粒细胞数/L＝[18 个大方格中嗜酸性粒细胞数/18]×10×10×10^6＝18 个大方格中嗜酸性粒细胞数×5.6×10^6。第一个"×10"表示血液稀释 10 倍,第二个"×10"表示计数板深 0.1 min,换算成 1 mm,"×10^6"表示由每 μL 换算成每升。

五、注意事项

凡引起白细胞计数误差的因素在嗜酸性粒细胞计数时均应注意。如用伊红丙酮稀释液,标本应立即计数(<30 min),否则嗜酸性粒细胞渐被破坏,使结果偏低。血细胞稀释液在混匀过程中,不宜过分振摇,以免嗜酸性粒细胞破碎。若用甘油丙酮之类稀释液,稠度较大,不易混匀,应适当延长混匀时间。注意识别残留的中性粒细胞。若嗜酸性粒细胞破坏,可适当增加乙醇、丙酮剂量;反之,中性粒细胞破坏不全时,可适当减少剂量。住院患者嗜酸性粒细胞计数,应固定时间,以免受日间生理变化的影响。

六、正常参考值

国外报道为(0.04～0.44)×10^9/L,国内天津地区调查健康成人嗜酸性粒细胞数为(0～0.68)×10^9/L,平均 0.219×10^9/L。

七、临床意义

(一)生理变异

一天之内嗜酸性粒细胞波动较大,上午 10 点到中午最低,午夜至凌晨 4 点最高。在劳动、寒冷、饥饿、精神等因素刺激下,交感神经兴奋,促肾上腺皮质激素(ACTH)分泌增多,可阻止骨髓内嗜酸性粒细胞释放,并使其向组织浸润,从而使外周血中嗜酸性粒细胞减少。

(二)观察急性传染病的预后

肾上腺皮质激素有促进机体抗感染的能力。感染急性传染病时,肾上腺皮质激素分泌增加,嗜酸性粒细胞减少,恢复期嗜酸性粒细胞又逐渐增加。若嗜酸性粒细胞持续下降,甚至完全消失,则说明病情严重;反之,嗜酸性粒细胞重新出现为恢复期的表现。如果临床症状严重,而嗜酸性粒细胞不减少,则说明肾上腺皮质功能衰竭。

(三)观察手术和烧伤患者的预后

手术后 4 h 嗜酸性粒细胞显著减少,甚至消失,24～48 h 逐渐增多,增多速度与病情的变化基本一致。大面积烧伤患者,数小时后嗜酸性粒细胞下降至零,且维持时间较长,若手术或大面积烧伤后,患者嗜酸性粒细胞不下降或持续下降,则说明预后不良。

第五节　红斑狼疮细胞检查

一、红斑狼疮细胞的形成

红斑狼疮患者的血液中有一种红斑狼疮因子(le factor,LE),该因子是一种特殊的蛋白质,存在于 γ 球蛋白中,在体外可使白细胞退化,导致细胞核染色质失去正常结构,变成游离肿胀的圆形或椭圆形烟雾状的均匀性物质。均匀体可吸引吞噬细胞(常为中性粒细胞),并被吞噬细胞所吞噬形成红斑狼疮细胞,也有的均匀体同时吸引数个吞噬细胞于周围,形成花形细胞簇。形成红斑狼疮细胞有几个条件:①患者血清中存在有 LE 因子。②受损的或退变的细胞核,即被作用的细胞核,通常为中性粒细胞或淋巴细胞核,该细胞核没有特异性,由患者本身或白血病患者细胞供给。③具有吞噬能力的白细胞,通常为中性粒细胞,亦可为单核细胞,还可为嗜酸性或嗜碱性粒细胞。④在体外经一定温度及时间。

二、红斑狼疮细胞检查

抽取患者血液 2～3 mL,注于干燥洁净试管内,于室温待凝。凝固刚形成时,用竹签将凝块搅碎,并将残余凝块除去。2 000 转/分离心沉淀 10 min,使白细胞聚集在同一层面,以利于狼疮细胞形成。置 37 ℃培养箱内温育 2 h。将白细胞层附近的血浆和白细胞(包括部分红细胞)取出少许,置红细胞比积管内,2 000 转/分离心沉淀 10 min。吸去上层液,轻轻吸取白细胞层,制成薄片 3～4 张。以瑞氏染液染色、镜检。

三、红斑狼疮细胞的形态特征

(一)前期

LE 因子在体外与破损白细胞接触,数分钟后白细胞的核即开始肿胀,溶解成前红斑狼疮细胞。而后胞质崩溃,颗粒不清,胞膜消失,核成淡红色烟雾状均匀体,游离于血清中。

(二)花簇期

由于 LE 因子的调理素作用,其吸引了若干完整健康的中性粒细胞,围绕于均匀体周围呈花簇状。

(三)吞噬期(LE 细胞形成)

均匀体完整地被中性粒细胞或其他细胞吞噬,从而形成一个典型的 LE 细胞,典型的红斑狼疮细胞形态为一个吞噬了一个或数个圆形烟雾状的均匀体的中性分叶核细胞,此均匀体的大小可相当于 1/3 个甚至 3～4 个红细胞,边缘模糊,染棕红色,嗜中性粒细胞本身的核,被挤在一边,染为深紫红色。仅在均匀体的周围可见少许细胞质。偶尔亦可在单核细胞、中性晚幼粒细胞及中性杆状核粒细胞中见到同样的吞噬现象。有时也可见均匀体着色不均匀,但仍有疏松肿胀感,与被挤在一边的普通细胞核有明显的差别。均匀体偶分二叶,但边缘光滑清楚,直径多在10～30 μm,也可见一个细胞吞噬两个均匀体,或两个细胞共吞一个均匀体的现象。

整个操作时间不得超过 3 h,红斑狼疮细胞形成后会因时间过长而引起细胞溶解,检出率下降。应与果陷细胞区别,果陷细胞多由单核细胞吞噬淋巴细胞的核形成,核仍保持原细胞核的结构和染色特点,在此涂片上一般找不到游离的均匀体和玫瑰花形成簇,果陷细胞在任何骨髓涂片和血涂片都可见到无诊断意义。

四、结果报告

找到红斑狼疮细胞(有典型 LE 细胞)。未找到红斑狼疮细胞。若仅见均匀体或花形细胞簇,应多次反复观察,必须找到典型 LE 细胞,才能报告阳性。

五、临床意义

系统性红斑狼疮患者,LE 细胞阳性率一般为 70 ％～90 ％,通常在活动期容易找到,在缓解期消失。病情严重者,在血液、骨髓、胸腹水的直接涂片中,亦可找到 LE 细胞。因此,未找到 LE 细胞并不能否定红斑狼疮细胞的诊断,应进一步做其他方面的检验。LE 细胞的形成,为一种抗核抗体的免疫反应,除系统性红斑狼疮外,其自身免疫性疾病,亦可发现 LE 细胞,如类风湿、硬皮病、活动性肝炎等。因此,发现 LE 细胞,尚需结合临床表现,才能确诊系统性红斑狼疮症。

第六节　白细胞检验的临床应用

一、慢性粒细胞白血病

慢性粒细胞白血病(CML)简称慢粒,是起源于造血干细胞的克隆性增殖性疾患,以粒系增生为主。本病在亚洲发病率最高,占成人白血病总数的 40 ％,占慢性白血病的 95 ％以上,国内统计资料表明,慢粒仅次于急粒和急淋,占第 3 位,以 20～50 岁多见。本病的自然临床过程是慢性期进展为加速期,最后发展成急变期,一旦急变,往往在 3～5 个月死亡。慢性期起病缓慢,初期症状不明显,逐渐出现乏力、盗汗、消瘦及低热。最突出的体征是脾肿大,可有中等度肿大,胸骨压痛也较常见,随病程进展出现贫血并逐渐加重。发病 1～4 年有 70 ％患者转变为加速期及急变期,总的病程平均为 3.5 年,常规治疗不能延长生命。本病在细胞遗传学上有恒定的、特征性的费城染色体及其分子标志 bcr/abl 融合基因。

(一)检验

1.血常规

红细胞和血红蛋白早期正常,少数甚至稍增高,随病情发展渐呈轻、中度降低,急变期呈重度降低。贫血呈正细胞正色素性,分型中见有核红细胞、多染性红细胞和点彩红细胞。白细胞数显著升高,初期一般为 $50×10^9/L$,多数在$(100～300)×10^9/L$,最高可达 $1\,000×10^9/L$。可见各阶段粒细胞,其中以中性中幼粒及晚幼粒细胞增多尤为突出,分别可占 15 ％～40 ％及20 ％～40 ％,杆状核及分叶核也增多,原始粒细胞(Ⅰ型＋Ⅱ型)低于 10 ％,嗜碱性粒细胞可为 10 ％～20 ％,是慢粒特征之一。嗜酸性粒细胞和单核细胞也可增多。随病情的发展,原始粒细胞可增多,加速期可大于 10 ％,急变期可大于 20 ％。血小板增多见于1/3～1/2的初诊病例,有时可高达 $1\,000\times10^9/L$,加速期及急变期血小板可进行性减少。

2.骨髓象

有核细胞增生极度活跃,粒红比例明显增高,为(10~50):1。粒细胞分类类同于周围血象,这是慢粒慢性期的特点。显著增生的粒细胞中,以中性中幼粒、晚幼粒和杆状核粒细胞居多。原粒细胞和早幼粒细胞易见,原粒细胞<10 %。嗜碱和嗜酸性粒细胞增多,有时可见到与葡萄糖脑苷细胞和海蓝细胞相似的吞噬细胞。幼红细胞早期增生,晚期受抑制,巨核细胞增多,骨髓可发生轻度纤维化。加速期及急变期时,原始细胞逐渐增多。慢粒是多能干细胞水平上突变的克隆性疾病,故可向各系列急性变,以原粒细胞增多者为急粒变,占 50 %~60 %,以原始淋巴细胞(原淋+幼淋)增多者为急淋变,约占 30 %。此外,还可有慢粒急变为原始单核、原始红细胞、原始巨核细胞、早幼粒细胞、嗜酸或嗜碱粒细胞等急性白血病。急变期红系、巨核系均受抑制。慢粒的粒细胞有形态异常,细胞大小不一,核质发育不平衡,有些细胞核染色质疏松,胞质内有空泡或呈细胞破裂现象,偶见 Auer 小体,疾病晚期可见到佩尔格-韦特异常,分裂细胞增加,可见异常分裂细胞。

(二)慢性粒细胞白血病的临床分期及诊断标准

1.慢性期

具下列四项者诊断成立:①贫血或脾大。②外周血白细胞≥$30\times10^9/L$,粒系核左移,原始细胞(Ⅰ型+Ⅱ型)<10 %。③嗜酸粒细胞和嗜碱粒细胞增多。④可有少量有核红细胞。骨髓象:增生明显活跃至极度活跃,以粒系增生为主,中、晚幼粒和杆状粒细胞增多,原始细胞(Ⅰ型+Ⅱ型)≤10 %;中性粒细胞碱性磷酸酶积分极度降低或消失;费城染色体阳性及分子标志 bcr/abl 融合基因;CFU-GM 培养示集落或集簇较正常明显增加。

2.加速期

具下列之二者,可考虑为本期:不明原因的发热、贫血、出血加重和(或)骨骼疼痛,脾进行性肿,非药物引起的血小板进行性降低或增高,原始细胞(Ⅰ型+Ⅱ型)在血中和(或)骨髓中≥10 %,外周血嗜碱粒细胞≥20 %,骨髓中有显著的胶原纤维增生出现费城染色体以外的其他染色体异常,对传统的抗慢粒药物治疗无效,CFU-GM 增殖和分化缺陷,集簇增多,集簇和集落的比值增高。

3.急变期

具下列之一者可诊断为本期:原始细胞(Ⅰ型+Ⅱ型)或原淋+幼淋,或原单+幼单在外周血或骨髓中≥20 %,外周血中原始粒+早幼粒细胞≥30 %,骨髓中原始粒+早幼粒细胞≥50 %,有髓外原始细胞浸润。此期临床症状、体征比加速期更恶化,CFU-GM 培养呈小簇生长或不生长。

(三)细胞化学染色

NAP 阳性率及积分明显减低,甚至为 0 分。慢粒合并感染、妊娠及急变期,NAP 积分可升高。治疗获得完全缓解时,若 NAP 活力恢复正常,预示预后较好。

(四)免疫学检验

慢粒急变后标记表达较复杂。慢粒髓细胞变多表现 CD33、CD13、CD15、CD14 及 HLA-R阳性;淋巴细胞变往往有 CD3、CD7、CD2、CD5、CD10、CD19、CD20、CD22、SIg 及 HLA-DR 阳

性;巨核细胞变可现 CD41a、CD41b 及 PPO 阳性。

(五)血液生化

血清维生素 B_{12} 浓度及其结合力显著增高是本病特点之一,血及尿液中尿酸含量增高,血清乳酸脱氢酶、溶菌酶和血清钾亦增高。

(六)遗传学及分子生物学检验

费城染色体是 CML 的特征性异常染色体,检出率为 90 %～95 %,其中绝大多数为 t(9;22)(q^{34};q^{11}),称为典型易位。它不仅出现于粒细胞,也出现于幼红细胞、幼稚单核细胞、巨核细胞及 B 细胞,提示 CML 是起源于多能干细胞的克隆性疾病。基因分析发现,其正常位于染色体 9q^{34} 上的癌基因 c-abl 移位至 22q^{11} 的断裂点丛集区 bcr 基因,组成 bcr(break-point cluster)和 abl(同源基因)融合基因,表达具有高酪氨酸蛋白激酶(protein tyrosine kinase,PTK)活性的 bcr/abl 融合蛋白,该蛋白在本病发病中起重要作用。此外,少数 CML 可有变异移位,包括简单变异易位,即 22 号与非 9 号(2、10、13、17、19、21 号)之间的易位,及繁杂交异易位,即 3 条或更多条染色体易位,如 t(2;9;22)(q^{15};q^{34};q^{11})。费城染色体存在于 CML 的整个病程中,治疗缓解后,费城染色体却持续存在,因此采用骨髓移植,消除费城阳性克隆,才可能达到最终治愈的效果。费城阴性的 CML 均占 5 %～10 %。分子水平研究证明,部分费城阴性 CML 同样存在 bcr/abl 融合基因,但仍有小部分不能发现任何费城染色体的分子学证据。此类患者年龄较大,外周血单核细胞相对增多,骨髓病态造血更趋明显,染色体核型异常多见,ras 原癌基因突变发生率高,治疗效果差,有人认为与慢性粒细胞白血病有一定关系。在 CML 慢性期,出现新增加的染色体异常,如 2Ph、i(17q)、+16、+8、+19、+21 等常预示急变,核型改变可以在临床急变前 2～4 个月,甚至 18 个月之前出现,并发现急变类型与 bcr 断点亚区有关,bcr 断点亚区 2 多见于急粒变,断点亚区 3 多见于急淋变。有报道称降钙素(CT)基因甲基化异常同 CML 的进展有关。

(七)诊断

CML 诊断不困难,凡有不明原因的持续的细胞数增高、有典型的血象和骨髓象变化、NAP 阴性、脾肿大、骨髓细胞 Rh 阳性或检测到 BCR-ABL 基因,诊断即可确定。确诊后应予以准确的分期。慢粒的骨髓常发生轻度纤维化,应与骨髓纤维化相鉴别(表 6-3)。

表 6-3　慢粒与骨髓纤维化的鉴别

	慢粒	骨髓纤维化
发热	常见急变期	不常见
贫血	明显	不一致
脾肿大	更明显	明显
血象	不明显	不明显
异性红细胞	不明显	明显,见泪滴状红细胞
白细胞计数	增多	正常,减少或增多
有核红细胞	无或少见	常见,量多
NAP(积分)	降低或为零,急变可增高	正常,增多或减少
骨髓涂片	以中、晚、杆粒细胞增生	多为干抽

续表

	慢粒	骨髓纤维化
骨髓活检	粒系增生与脂肪组织取代一致	为纤维组织取代;有新骨髓组织形成,巨核细胞增多
费城染色体	90 %阳性	阴性
bcr/abl 融合基因	阳性	阴性

二、阴性恶性组织细胞病

恶性组织细胞病,简称恶组,是异常组织细胞增生所致的恶性疾病,本病在任何年龄均可以发病,15～40 岁占多数(68.4 ％),男女之比约为 3∶1。本病的病因和发病机制仍不清楚。恶组在病理上表现有异常组织细胞浸润,常累及多个脏器,包括非造血组织。故除常见的肝、脾、淋巴结、骨髓等处以外,其他许多器官和组织,如肺、胸膜、心、消化道、胰、胆囊、肾、皮肤、乳房、神经系统及内分泌腺等也可受累。异常的组织细胞呈斑片状浸润,有时也可呈粟粒、肉芽肿样或结节状改变,一般不形成肿块,很少见纤维组织增生。有吞噬血细胞现象。无原发灶与转移灶之分,这与实体瘤有所区别。病灶的多形性、异形性及吞噬性是恶组病理组织学的共同特点。临床起病急骤,以高热、贫血、肝、脾、淋巴结肿大、全血细胞减少、出血、黄疸和进行性衰竭为主要特征。其中又以发热最为突出,常为首发和最常见(97.2 ％)症状。患者多在半年内死亡。有些患者可因某一部位的病变比较突出,而产生相应的表现,如皮下结节、乳房肿块、胸腔积液、胃肠道梗阻、骨质破坏等。由于临床表现的多样性,本病极易造成误诊和漏诊。

(一)检验

1.血象

大多有全血细胞减少,早期即有贫血,多为中度,后期呈进行性加重。网织红细胞计数正常或轻度增高。白细胞计数在疾病早期高低不一,疾病中、晚期减少。血小板多数减少。晚期随着疾病的进展,全血细胞减少更加严重。白细胞分类中少数可有中、晚幼粒细胞,部分病例(17.71 ％)在片尾可找到异常组织细胞和不典型单核细胞。浓缩白细胞涂片,可提高异常组织细胞的检出率。中性粒细胞碱性磷酸酶阳性率和积分明显低于正常或阴性。大量异常组织细胞在外周血中出现,白细胞数在(10～100)×10^9/L 以上,则可称为"白血病性恶性组织细胞病"。

2.骨髓象

骨髓多数增生活跃,仍可见各系正常造血细胞。增生低下,病例多已达晚期。常可发现多少不一的异常组织细胞,这是本病的最重要的特征。这类细胞呈分散或成堆分布,由于病变分布不均,多次多部位骨髓穿刺可提高阳性检出率。根据恶性组织细胞的形态学特征,其可归纳为以下五个类型。

(1)异常组织细胞:细胞大小不等,一般体积较大,直径为 20～30 μm,形态畸异。核圆形、椭圆形或不规则形,有时有分支状,偶有双核者。染色质呈细致网状。核仁显隐不一,有的较大。胞质较丰富,着色深蓝或浅蓝,深蓝者常无颗粒,浅蓝者可有数目不等的小颗粒,并可出现空泡。该类细胞无吞噬细胞现象。此型细胞对诊断有价值。

(2)多核巨组织细胞:与异常组织细胞基本相似,其特点是体积巨大,胞核更多。胞体直径50～95 μm,外形极不规则,通常含核 3～6 个,彼此贴近或呈分叶状,核仁显隐不一。胞质浅蓝,无颗粒或有少数颗粒,此型细胞较少见,对诊断有重要意义。

(3)淋巴样组织细胞:如淋巴细胞大小、外形,和淋巴细胞或内皮细胞相似。细胞呈圆形、椭圆形、不规则圆形或狭长弯曲如拖尾状。胞核常偏于一侧,染色质较细致,偶见核仁,胞质浅蓝色,有时可含细小颗粒。

(4)单核样组织细胞:形似单核细胞,但核染色质较粗,胞质浅蓝色,有时含细小颗粒。

(5)吞噬性组织细胞:体积可以很大,单核或双核,椭圆形偏位,染色质疏松,核仁大而清楚,胞质中含有被吞噬的成熟红细胞或其碎片、幼红细胞、血小板及中性粒细胞等,一个吞噬性细胞最多可吞噬二十余个红细胞。

以上所列五种形态学类型组织细胞,以异形组织细胞和(或)多核巨组织细胞对恶组有诊断意义。吞噬性组织细胞在其他疾病中也可出现,因此缺乏特异性诊断价值。

(二)细胞化学染色

中性粒细胞碱性磷酸酶积分显著减低,苏丹黑 B 和 β-葡萄糖醛酸酯酶呈阴性反应,恶组细胞酸性磷酸酶、非特异性酯酶呈弥漫性中度到强阳性。以醋酸 α 萘酚为基质的特异性酯酶染色,单核细胞和异常组织细胞都为阳性,如改用 AS-D 萘酚作为基质,单核细胞可被氟化钠抑制,而恶性组织细胞非特异性酯酶染色仍为阳性。恶组细胞胞质溶菌酶阳性,粒细胞碱性磷酸酶阳性率及积分均明显低于正常值,有助于感染性疾病引起的反应性组织细胞增多的鉴别。

(三)其他检查

恶性组织细胞单克隆抗体表面标记检查为 CD68$^+$、Ia$^+$、LeuM3$^+$、63D3$^+$,提示恶组细胞起源于单核-吞噬细胞系统。恶性组织细胞病染色体核型变化常以多倍体显著,有较高比例的亚三倍体和超二倍体,此外可有染色体易位,恶组细胞在第 5 对染色体长臂有恒定破裂点(5q35bp)。与 5q35 有关的染色体易位已在较多的儿童与青年患者中发现,这可能是一种与本病有关的重要标志。本病 62 %患者有血清谷丙转氨酶增高,54.3 %尿素氮增高;47.6 %血沉增生减低或增生异常;肝功能异常(血乳酸脱氢酶显著增高,可超过 1 000 U/L)及凝血功能障碍(纤维蛋白原≤1.5 g/L),伴高铁蛋白血症;噬血组织细胞占骨髓涂片有核细胞 2 %及以上,或(和)有累及骨髓、淋巴结、肝脾及中枢神经系统的组织学证据。

三、类白血病反应

类白血病反应是指机体对某些刺激因素所产生的类似白血病表现的血象反应。类白血病反应简称类白反应。特点:血象类似白血病表现但非白血病,白细胞数显著增高,或有一定数量的原始和幼稚细胞出现;绝大多数病例有明显的致病原因,以感染和恶性肿瘤多见,某些药物的毒性作用或中毒次之;在原发疾病好转或解除后,类白反应也迅速自然恢复,本病预后良好。根据外周血白细胞总数的多少,类白反应可分为白细胞增多性和白细胞不增多性两型,临床以增多性类白反应多见。按病情的缓急,本症可分为急性和慢性两型。按细胞的类型,本症又可分为以下几种类型。

(一)类白反应的类型

1.中性粒细胞型

此型最常见。粒细胞显著增多,白细胞总数大于 $50×10^9/L$,可伴有中幼粒、早幼粒,甚至原始粒细胞出现。中性粒细胞碱性磷酸酶(NAP)积分显著增高。中性粒细胞常见中毒改变,如中毒性颗粒、核固缩、玻璃样变性和空泡等。本型见于各种感染、恶性肿瘤骨髓转移、有机农药或 CO 中毒、急性溶血或出血、严重外伤或大面积烧伤等,其中以急性化脓性感染最为常见。

2.淋巴细胞型

白细胞计数常为 $(20～30)×10^9/L$,也有超过 $50×10^9/L$ 者。分类淋巴细胞超过 40 %,其中多数为成熟淋巴细胞,并见幼稚淋巴细胞和异形淋巴细胞。常见于某些病毒性感染,如传染性单核细胞增多症、百日咳、水痘、风疹等,也可见于粟粒性结核、猩红热、先天性梅毒、胃癌等。本症原淋巴细胞和篮细胞增多不明显,是与急性淋巴细胞白血病区别的指标之一。

3.嗜酸性粒细胞型

白细胞计数大于 $20×10^9/L$,嗜酸性粒细胞显著增多,超过 20 %,甚至达 90 %,但基本上均为成熟型嗜酸性粒细胞。常由寄生虫病、过敏性疾病所致,其他如风湿性疾病、霍奇金病、晚期癌症等也可发生。

4.单核细胞型

白细胞计数常大于 $30×10^9/L$,一般不超过 $50×10^9/L$,其中单核细胞常大于 30 %,偶见幼单核细胞,表示单核-吞噬细胞系统受刺激或活性增强。见于粟粒性结核、感染性心内膜炎、细菌性痢疾、斑疹伤寒、风湿病并血管内皮细胞增多症等。对单核细胞增高的病例,应长期随访观察。白细胞不增多性类白血病反应,报道见于结核、败血症和恶性肿瘤等。不论嗜中性、嗜酸性粒细胞型抑或淋巴、单核细胞型,其外周血有较多该种类型的幼稚细胞。此时均有必要做骨髓检查,以排除相应细胞类型的急性白血病。

(二)检验

1.血常规

外周血白细胞计数除少数病例不增多外,大多显著增加,常大于 $50×10^9/L$,一般不超过 $120×10^9/L$,按细胞类型分为中性粒细胞型、淋巴细胞型、嗜酸性粒细胞型、单核细胞型,以及浆细胞型等。不同类型的白细胞呈现形态异常包括胞质中常见中毒颗粒、空泡、胞核固缩、分裂异常等。红细胞和血红蛋白无明显变化,血小板正常或增多。

2.骨髓象

类白反应患者骨髓象一般改变不大,除增生活跃及核左移外,常有毒性颗粒改变。少数病例原始和幼稚细胞增多,但形态正常。通常红细胞系和巨核细胞系无明显异常。

3.其他检查

中性粒细胞碱性磷酸酶活性和积分明显增高,费城染色体阴性,以及组织活检、病理学检查有助于排除白血病。

(三)诊断类白反应诊断条件

(1)有明确的病因:严重感染、中毒、恶性肿瘤、大出血、急性溶血、过敏性休克、服药史等。

(2)实验室检查:红细胞与血红蛋白测定值一般正常,血小板计数正常。①粒细胞型:白细

胞多在 $30×10^9/L$ 以上，或外周血出现幼稚细胞；血象中成熟中性粒细胞胞质中往往出现中毒颗粒和空泡，骨髓象除有增生、左移及中毒性改变外，没有白血病细胞的形态畸形等，没有染色体异常，NAP 积分则明显增高。②淋巴细胞型：白细胞计数轻度或明显增多，分类中成熟淋巴细胞占到 40 %以上，并可有幼稚淋巴细胞出现。③单核细胞型：白细胞计数在 $30×10^9/L$ 以上，单核细胞大于 30 %，并可有幼稚单核细胞出现。④嗜酸性粒细胞型：血象中嗜酸性粒细胞明显增加，以成熟型细胞为主，骨髓象原始细胞不增多，也无嗜酸粒细胞形态异常及费城染色体等。⑤红白血病型：外周血中有幼红及幼粒细胞，骨髓象除红细胞系增生外，尚有粒细胞系增生，但无红白血病中的细胞畸形；还应排除由其他骨髓疾病（如结核、纤维化、恶性肿瘤转移等）所致的幼粒幼红细胞增多症。⑥白细胞不增多型类白反应：白细胞计数不增多，但血象中出现幼稚细胞。

（3）治疗结果：原发病经治疗去除后，血象变化随之恢复正常。值得一提的是，确诊前有必要排除真正的白血病和骨髓增生异常综合征（myelodysplastic syndrome，MDS）。为此，骨髓涂片检查必不可少。

第七章　骨髓细胞检验

第一节　骨髓细胞检查步骤

一、骨髓取材

(一)穿刺部位

目前骨髓穿刺部位有胸骨、腰椎棘突、髂骨等,髂骨前上棘、后上棘穿刺术最常见。2 岁以下小儿主张胫骨穿刺。由于穿刺部位不同,取材可能有明显差异。如再生障碍性贫血往往髂骨最先受损,棘突次之,胸骨穿刺阳性率最高;黑热病检查利-杜体以腰椎穿刺阳性率较高;恶性组织细胞症以胸骨穿刺阳性率较高。因此,必要时多部位穿刺能全面了解骨髓情况。

(二)骨髓液抽取量

以 0.2 mL 为佳,抽量过多,易被血液稀释而失去诊断意义。

二、骨髓涂片制备

用推片蘸取有骨髓渣的骨髓液少许(若看上去很浓,蘸量少些,如稀,可多蘸些),尽量将骨髓渣蘸上,放于载玻片右端,将骨髓液迅速沿玻片与推片接触面扩散成一均匀的骨髓液粗线。然后将玻片与推片成 30°~45°角(骨髓液较浓时,角度小些,推的速度慢些;较稀时,角度大些,速度快些),自右向左用力均匀地向前滑动推之,直至玻片尾部。立即将涂好的骨髓片在空气中来回摇动,使之快干,以免细胞皱缩而形态变异。

(一)涂片染色

标本染色一般选用混合染色法(瑞氏-姬姆萨复合染色法)。染液的配制:瑞氏染料 1.0 g,姬姆萨染料 0.3 g,甲醇(分析纯)500 mL。将全部染料放入研钵中,加少量甲醇,慢慢研磨片刻,吸出上层染液。再加入少量甲醇,继续研磨后吸出上液。如此反复几次,使染料全部溶解于 500 mL 甲醇。收集于洁净的棕色瓶中,每天早、晚各振摇 3 min,共 5 天,存放 1 周即可使用。新配染料染色效果较差,放置时间越长,染色效果越好,但必须盖严瓶盖,以免甲醇挥发或氧化成甲酸。

pH 6.4~6.8 磷酸盐缓冲液;磷酸二氢钾(KH_2PO_4)6.64 g;磷酸氢二钠(Na_2HPO_4)2.56 g;加少量蒸馏水溶解,用磷酸盐溶液调整 pH,加水至 1 000 mL。

(二)染色方法

标本平放,最好置于架起的双玻棒上;甲醇固定 3 min;加染液 3~5 滴,覆盖整个涂片,静置 1 min;加染液 1~1.5 倍的磷酸盐缓冲液,使两液混匀,染色 10~15 min;冲洗涂片上的染液,冲洗后竖置于片架上自然干燥或用洁净吸水纸将水吸干。

三、骨髓象观察和细胞分类

骨髓涂片的低倍镜观察。观察骨髓涂片情况:是否符合取材标准,即骨髓涂片含有核细胞多少,涂片尾部有骨髓小粒、骨髓特有细胞或油滴;涂片厚薄是否适度,细胞分布是否均匀,以及有核细胞着色是否正常,细胞是否清晰易辨。若涂片情况较差,选良好涂片,并将情况填写记录。

四、观察骨髓有核细胞增生程度

根据骨髓涂片中所含有核细胞多少,确定骨髓的增生程度以了解造血功能。通常于骨髓涂片中段,选择几个细胞分布均匀的视野,观察成熟红细胞与有核细胞比例,将骨髓增生程度分为 5 级。

观察增生情况,同时要注意片体、片尾细胞分布不均的差异。对增生低下的标本应观察全部送检髓片,以防遗漏有代表性的标本。以上分级标准临床工作中仍感不足,为此,在上述划分的基础上,将增生减低、活跃和明显活跃按有核细胞数目的不同各分成Ⅰ和Ⅱ两级,共分成 8 级:增生极度活跃,有核细胞均数 $220 \times 10^9 \sim 1 \times 10^{12}/L$;增生明显活跃Ⅰ,有核细胞均数 $238 \times 10^9/L$;增生明显活跃Ⅱ,有核细胞均数 $156 \times 10^9/L$;增生活跃Ⅰ,有核细胞均数 $88 \times 10^9/L$;增生活跃Ⅱ,有核细胞均数 $61 \times 10^9/L$;增生减低Ⅰ,有核细胞均数 $41 \times 10^9/L$;增生减低Ⅱ,有核细胞均数 $31 \times 10^9/L$;增生重度减低,有核细胞均数少于 $5 \times 10^9/L$。

计数全片巨核细胞:浏览计数全部片膜内的巨核细胞,然后转换油镜进行分类计数,并观察巨核细胞及血小板形态。

观察有无特殊细胞:注意涂片尾部、上下边缘及骨髓小粒周围有无体积较大或成堆出现的特殊细胞,如转移癌细胞、高雪细胞、尼曼-匹克细胞、多核巨细胞等。骨髓涂片用油镜观察。

五、有核细胞分类

从涂片中段开始,由头部(右)向尾部(左),上下迂回渐进,计数有核细胞 200～500 个。根据细胞形态特点逐一加以辨认,分别计入不同的细胞系统和不同的发育阶段,然后计算其百分率。分类计数中破碎细胞和核分裂细胞不计在内(可另计)。

六、观察各系统细胞形态

(一)粒细胞系

除观察增生程度及各阶段细胞比值外,同时观察胞体的大小(如巨幼样变等),胞核的形态、成熟度(有无 Pelger 形核、核出芽、分叶过多、核溶解等),胞质有无颗粒异常、空泡、吞噬物等,嗜酸、嗜碱性粒细胞的比值和有无形态异常。

(二)红细胞系

除观察增生程度及各阶段细胞比值外,注意有无形态异常(巨幼样变等),胞核有无固缩、破裂、出芽,胞质中有无嗜碱性点彩、豪焦小体、卡波环等。同时观察成熟红细胞大小、形态、着色深浅、血红蛋白含量等是否正常。

(三)巨核细胞

分类计数并观察细胞形态有无异常,同时观察血小板数量、大小、形态、聚集性及颗粒变化,单核细胞、淋巴细胞、浆细胞、网状细胞、内皮细胞、嗜碱性粒细胞、吞噬细胞等有无数量及形态异常。

七、观察有无异常细胞及寄生虫

结果的计算:计算各系统各阶段细胞分别占有核细胞总数的百分率。计算粒红比例,将各阶段粒细胞百分率的总和与各阶段有核红细胞百分率的总和相比,即粒红比值(G/E)。

八、配合观察血象

(一)低倍镜检查

观察涂片及染色是否满意,估计有核细胞数。

(二)油镜检查

分类计数 100 有核细胞(包括幼稚细胞),注意细胞形态有无异常。注意成熟红细胞形态有无异常。观察血小板的数量及形态变化。观察有无寄生虫。

九、正常骨髓象

骨髓有核细胞增生活跃。粒红比值正常为(2~4):1。粒细胞系所占比例最大,占40 ％~60 ％,一般原粒细胞小于 2 ％,早幼粒细胞小于 5 ％,二者之和小于 10 ％,中、晚幼粒细胞各小于 15 ％,成熟粒细胞中杆状核多于分叶核,嗜酸性粒细胞小于 5 ％,嗜碱性粒细胞小于 1 ％。红细胞系占骨髓第二位,约 20 ％,原红细胞小于 1 ％,早幼红细胞小于 5 ％,以中、晚幼红细胞为主,平均各约为 10 ％,无巨幼红细胞。成熟红细胞大小、形态正常。淋巴细胞占20 ％(小儿可达 40 ％),难见到原始淋巴和幼稚淋巴细胞。单核细胞小于 4 ％,主要是成熟阶段。浆细胞小于 4 ％,主要是成熟阶段。巨核细胞,1.5 cm×3 cm 髓膜可见巨核细胞 7~35个,难见原始巨核细胞,其中幼巨核细胞 0~5 ％,颗粒型巨核细胞 10 ％~27 ％,产板型巨核细胞 44 ％~60 ％,裸核 8 ％~30 ％。髓片约每 25 个成熟红细胞应有一个血小板,无异形和巨大血小板。非造血细胞,如网状细胞、吞噬细胞、组织嗜酸细胞等可少量存在,它们的百分率虽然很低,却是骨髓的标志。无异常细胞和寄生虫,不易见核分裂象。

第二节　骨髓穿刺涂片检查

一、骨髓穿刺检查的适应证

各种贫血及白细胞减少症,急、慢性白血病,骨髓增殖异常综合征(MDS),血液系肿瘤如淋巴瘤、恶性组织细胞增生症、多发性骨髓瘤等,原发性或继发性血小板减少症及血小板增多症,红细胞增多症,骨髓纤维化及骨髓坏死,骨髓转移癌,类脂质沉积症如尼曼-匹克病、戈谢(高雪)病等,肝脾肿大及脾功能亢进症,类白血病反应。某些传染病或寄生虫病需要行骨髓细胞培养或涂片寻找病原体,发热待查。

二、常用的骨髓穿刺点

髂前上棘穿刺、髂后上棘穿刺、胸骨体穿刺、脊椎棘突穿刺、胫骨前穿刺(适用于 2 岁以内小儿)。局部定向穿刺:有些病损呈局灶性浸润,如经 X 线平片或 B 超检查定位,可行局部定向穿刺。

三、常见血液病的骨髓象

(一)缺铁性贫血

有核细胞增生活跃或明显活跃,粒红比值变小。红细胞增生显著,中、晚幼红细胞较多,以晚幼红为主,幼红细胞体积较小,核浓缩,染色质致密深染。骨髓铁染色见细胞外铁阴性。

(二)巨幼红细胞性贫血

有核细胞增生明显活跃,粒红比值低于正常,呈现各期巨幼红细胞,高者在 30 %～50 %,成熟红细胞明显大小不均,但多数偏大,个别可大于正常细胞数倍。粒细胞系相对减少,各阶段可巨幼变,但以巨晚幼粒、杆状核为多见,部分成熟粒细胞分叶过多,巨核细胞可出现分叶过多或巨大型。本骨髓象对叶酸、维生素 B_{12} 治疗反应很敏感,一般在用药后 24～72 h 巨幼红细胞消失。

(三)溶血性贫血

有核细胞增生明显活跃,红系增生显著,分裂象增多,粒红比值减少。成熟红细胞可见嗜多色性、点彩、豪焦小体、卡波环、细胞大小不均。某些溶血性贫血病可见特异性形态改变,如球形细胞溶血性贫血。粒细胞相对减少,巨核细胞正常或增多,形态皆无特殊变化。

(四)再生障碍性贫血

有核细胞增生明显降低,常见很多脂肪滴。红、粒、巨核细胞三系均少见,较多见的是肥大细胞、浆细胞、淋巴细胞等。在慢性再障时,红骨髓有一渐进性"向心性萎缩"过程,故在胸骨、脊椎棘突处可能存在部分造血功能或散在造血灶。因此,应多次、多部位穿刺或进行其他检查以协助诊断。

四、急性白血病

按 FAB 分类,急性淋巴细胞白血病可分为三型:L1,L2 和 L3。急性非淋巴细胞白血病分为若干亚型,即 M1、M2、M3、M4、M5、M6、M7。

(一)急性淋巴细胞性白血病

L1 型:原始和幼淋细胞以小细胞(直径≤12 μm)为主,其形态特征为染色质细而分散,结构一致,核形规则,核仁小而不清楚,胞质量少,轻度或中度嗜碱性,胞质中偶见空泡。

L2 型:原始和幼淋细胞以大细胞为主(直径＞12 μm),染色质细而分散或粗而浓,结构较不一致,核形不规则,核仁清楚,一个或多个,胞质量少,胞质中偶见空泡。

L3 型:原始和幼淋细胞为大小一致的大细胞,染色质细点状,均匀,核形规则,核仁明显,胞质较多,色深蓝,胞质空泡常明显,呈蜂窝状。

(二)急性非淋巴细胞性白血病

M1 型(急性粒细胞白血病未分化型):骨髓中原粒细胞≥90 %(非红系细胞),早幼粒很少,中幼粒以下阶段不见或罕见。

M2 型(急性粒细胞白血病部分分化型)原粒细胞在非红系细胞中占 30 %～90 %,早幼粒以下阶段至中性分叶核＞10 %,单核细胞＜20 %。如有的早期粒细胞既不像原粒,也不像早幼粒,核染色质很细,有 1～2 个核仁,胞质丰富,嗜碱性,有不等量颗粒,有时颗粒集聚,此类细胞＞10 %时亦属此型。

M3 型(急性早幼粒细胞白血病):骨髓中以多颗粒的早幼粒细胞为主。

M4 型(急性粒单细胞混合型白血病):①骨髓中非红系细胞中原始细胞＞30 %,原粒细胞加早幼粒、中性中幼粒、中性粒细胞在 30 %～79 %,不同成熟阶段的单核细胞(常为幼稚及成熟单核细胞)＞20 %。②骨髓象如上述,外周血中单核细胞系≥5×10⁹/L。③外周血单核细胞系＜5.0×10⁹/L,而血清溶菌酶及细胞化学支持单核细胞系的细胞有显著数量者。④骨髓象类似 M2 型,而单核细胞＞20 ％。⑤骨髓象类似 M2,而外周血单核细胞≥5×10⁹/L。

M5 型(急性单核细胞白血病)可分 2 个亚型:M5a,骨髓非红系细胞中原单核细胞≥80
％;M5b,骨髓非红系细胞中原单核细胞＜80 ％,其余为幼稚及成熟单核细胞。

M6 型(急性红白血病):骨髓非红系细胞中原始细胞(原粒或原单核)≥30 ％,红细胞系≥
50 ％。

M7 型(急性巨核细胞白血病):骨髓中原巨核≥30 ％,如原始细胞呈未分化型,形态不能
确定,则应做电镜血小板过氧化物酶活性检查,或用 GPⅡb,Ⅲa,ⅧR∶Ag,以证明其为巨核细
胞系。

五、慢性白血病

慢性粒细胞白血病:在慢性期中骨髓象除有核细胞增生极度活跃外,以粒系增生为主,中、
晚幼粒和带状核明显增多,嗜酸性、嗜碱性粒细胞亦增多。在加速期骨髓中原始细胞＞10 ％,
有显著的胶原纤维增生。在急变期骨髓中原始细胞＞20 ％,或原粒加早幼粒细胞＞50 ％。

慢性淋巴细胞白血病:骨髓有核细胞增生活跃或明显活跃,淋巴细胞≥40 ％,以成熟淋巴
细胞为主。在急变期原淋加幼淋细胞＞20 ％。

六、骨髓增殖异常综合征

骨髓中有核细胞增生,有两系或三系血细胞的病态造血,伴有原始细胞增多,各型的原始
细胞比例不同。

七、原发性血小板减少性紫癜(ITP)

骨髓有核细胞增生活跃或明显活跃,如无明显出血,则粒、红两系大致正常。巨核细胞增
生活跃,数量常增多,伴有成熟障碍,分类时原、幼及颗粒巨核细胞增多,产血小板巨核细胞减
少,成丛血小板亦少见。多发性骨髓瘤:骨髓中有核细胞一般多为增生活跃或明显活跃,可见
多于 10 ％以上的骨髓瘤细胞,其形态与正常浆细胞的突出区别在于细胞大小悬殊,成群簇集,
核旁浆区多消失,可见双核或多核,核仁易见,在部分患者的骨髓瘤细胞质中可见到 Russell
小体,其为球形玻璃状包涵体。

第三节　各阶段血细胞形态学特征

一、红细胞系统

(一)原红细胞

原红细胞直径 15～20 μm,呈圆形或椭圆形,边缘常有钝角状或瘤状突起。胞核圆形或椭
圆形,居中或稍偏位,占细胞直径的 4/5,核染色质呈细颗粒状,有 1～2 核仁,大小不均,染淡蓝
色。胞质量少,深蓝色,不透明,呈油墨蓝色,在核周形成淡染区。

(二)早幼红细胞

早幼红细胞较原红细胞小,直径 10～18 μm,呈圆形或椭圆形。胞核圆形,占细胞直径的
2/3 以上,多居中,核染色质呈较粗粒状或小块状,有聚集现象,核仁模糊或消失。胞质量相对
较多,染深蓝色,不透明,因开始合成血红蛋白,故着色较原红细胞淡,但不应出现红色调。瘤

状突起及核周淡染区仍可见。

(三)中幼红细胞

中幼红细胞较早幼红细胞明显为小,直径 8～15 μm,圆形。胞核圆形,占细胞的 1/2,核染色质成块状或条索状,核仁消失。胞质量明显增多,因血红蛋白含量逐渐增多而与嗜碱性物质同时存在,故呈嗜多色性,染灰色、灰蓝色或红蓝色。

(四)晚幼红细胞

晚幼红细胞细胞更小,直径 7～10 μm,圆形。胞核圆,居中或偏位,占细胞 1/2 以下,核染色质聚集成碎墨块状,染黑色。胞质量多,呈淡红或浅灰色。

(五)网织红细胞

网织红细胞为未完全成熟的红细胞,直径 8～9 μm,在正常血液内占 5 ％～15 ％。因胞质中残存核糖核酸等嗜碱性物质,煌焦油蓝活体染色呈浅蓝或深蓝色网状结构。

(六)巨幼红细胞

其见于胚胎早期及叶酸、维生素 B_{12} 缺乏的巨幼红细胞贫血。此类细胞亦有原始、早、中、晚幼四个阶段,成熟后为巨红细胞。其形态特点为胞体较大,胞质丰富,核染色质细致、疏松,有"核晚熟"现象。原巨幼红细胞:胞体巨大,直径 15～30 μm。胞核亦大,呈圆形或椭圆形,居中或偏位,核染色质呈细颗粒状,分布较为均匀,结成疏松纤细的网状,无任何聚集倾向,核仁 2～6 个,圆形,常融合。胞质量丰富,染色深蓝,着色不均,核周淡染区明显。早巨幼红细胞:直径13～22 μm,圆形,胞核大,核染色质开始聚集,因而略粗糙疏松,有时可见核仁。胞质丰富,呈蓝色或嗜多色性。中巨幼红细胞:直径 10～20 μm,圆形。胞核圆形,核染色质聚集成较粗的网状,但较正常中幼红细胞细致,看不见核仁。胞质丰富,胞质着色已近于正常成熟红细胞。晚巨幼红细胞:直径 8～18 μm,核呈椭圆形,常居一侧,可见多核、多核分裂或碎核等异常,核染色质比中巨幼红细胞粗,但比正常晚幼红细胞细致,大多数尚有网状结构痕迹,线条甚粗。胞质充满血红蛋白,呈粉红色。

二、粒细胞系统

(一)原粒细胞Ⅰ型

原粒细胞Ⅰ型直径 10～18 μm,圆形或椭圆形。胞核占细胞直径的 2/3 以上,圆形或椭圆形,居中或稍偏一侧,核染色质呈细砂粒状,分布均匀似一层薄纱,核仁 2～5 个,呈蓝色或无色。胞质量少,呈透明天蓝色或水彩蓝色。

(二)原粒细胞Ⅱ型

原粒细胞Ⅱ型具有原粒细胞Ⅰ型形态特点,不同的是胞质中有少量细小颗粒,但无具体标准,解释为量很少、无粗大颗粒。

1.早幼粒细胞

早幼粒细胞直径 12～20 μm,是粒细胞系各阶段细胞中最大者,呈圆形。胞核圆形或椭圆形,多偏位,核染色质开始聚集,呈颗粒状,多数细胞可见核仁。胞质量较原粒细胞为多,呈淡蓝色、蓝色或深蓝色,浆中出现大小不等、形态多样、多少不一、分布不均的紫红色嗜天青颗粒。

2.中幼粒细胞

中幼粒细胞直径 10～18 μm,圆形。胞核椭圆形或一侧变平,占细胞直径的 2/3～1/2,核染色质呈粗粒状或凝集小块,核仁消失。胞质中出现特异性颗粒,将中幼粒细胞分为:中性中幼粒细胞,胞质中含细小密集的紫红色或红色中性颗粒;嗜酸性中幼粒细胞,略大于中性中幼粒细胞,直径15～20 μm,胞质中充满大小均匀、排列紧密的橘红色颗粒,较中性颗粒大,有折光性;嗜碱性中幼粒细胞,略小于中性中幼粒细胞,直径 10～12 μm,胞质中含有数目不多、大小不等、排列不均的深蓝色颗粒。

3.晚幼粒细胞

晚幼粒细胞直径 10～16 μm,圆形。胞核明显凹陷,呈肾形、马蹄形、半月形,但凹陷程度不超过核假设直径的1/2,核染色质粗糙。胞质量增多,淡红色,充满特异性颗粒。根据胞质中的颗粒性质,其分为:中性、嗜酸性和嗜碱性晚幼粒细胞。

4.杆状核粒细胞

杆状核粒细胞直径 10～13 μm,圆形。胞核凹陷大于假设直径的 1/2,呈带状、马蹄状、S形等。根据胞质中颗粒性质,其分为:中性、嗜酸性和嗜碱性杆状核粒细胞。

5.分叶核粒细胞

分叶核粒细胞直径 10～13 μm,圆形。核分叶,叶与叶之间有一条线连接,中性粒细胞分为 2～5 叶;嗜酸性粒细胞分为 2 叶;由于大量嗜碱性颗粒散布在细胞核上,嗜碱性粒细胞分叶状态常看不清。根据胞质中颗粒性质,其分为:中性、嗜酸性、嗜碱性分叶粒细胞。

三、淋巴细胞系统

(一)原淋巴细胞

原淋巴细胞直径 10～18 μm,圆形或椭圆形。胞核圆形或椭圆形,居中或稍偏位,核染色质细粒状,但较原粒细胞染色质粗,核仁及核膜周围分布较密,核仁1～2个。胞质量极少,呈蓝色或天蓝色,透明,无颗粒,可见核周淡染区。

(二)幼淋巴细胞

幼淋巴细胞直径 10～16 μm,圆形或椭圆形。胞核圆形或椭圆形,核染色质较原淋巴细胞粗糙,核仁模糊或消失。胞质量增多,染淡蓝色,可出现少量紫红色嗜天青颗粒。

(三)淋巴细胞

淋巴细胞分大小两种:大淋巴细胞,直径 12～15 μm,胞核圆形、椭圆形或肾形,核染色质排列紧密,无核仁,胞质量较丰富,淡蓝色,透明,常有可数的几颗嗜天青颗粒;小淋巴细胞,直径6～9 μm,胞核圆形,可有切迹,核染色质致密,块状聚集,无核仁,胞质量极少或近无浆,无颗粒。

四、单核细胞系统

(一)原单核细胞

原单核细胞直径 15～20 μm,圆形、椭圆形或不规则形。胞核圆形或不规则形,核染色质纤细呈疏松网状,较其他原始细胞淡薄,核仁 1～3 个。胞质量较其他原始细胞丰富,灰蓝色,不透明,有时有伪足突出。

(二)幼单核细胞

幼单核细胞直径 15～25 μm,圆形或不规则形。胞核圆形或不规则形,可扭曲折叠或分叶,核染色质较原单细胞粗糙,仍呈网状,核仁模糊或消失,胞质量增多,染淡蓝色,可见少量细小的紫红色嗜天青颗粒。

（三）单核细胞

单核细胞直径12～20 μm，不规则形。胞核形态不规则，呈马蹄形、肾形、S形、分叶形、笔架形，并有明显扭曲折叠，核染色质呈疏松网状或条索状。胞质丰富，染灰蓝色，半透明，如毛玻璃样，含较多细小灰尘样的紫红色嗜天青颗粒。

五、浆细胞系统

（一）原浆细胞

原浆细胞直径14～18 μm，圆形或椭圆形。胞核圆形，占细胞直径的2/3以上，居中或偏位，核染色质呈粗颗粒网状，核仁3～5个不等。胞质量较多，深蓝色，不透明，较其他原始细胞胞质着色深而暗，无颗粒，有时有空泡。

（二）幼浆细胞

幼浆细胞直径12～16 μm，椭圆形。胞核圆形或椭圆形，占细胞1/2，居中或偏位，核染色质较原浆细胞粗糙紧密，开始聚集，核仁不清或消失。胞质最多，染灰蓝色，不透明，有浑浊或泡沫感，可见核周淡染区，偶见嗜天青颗粒。

（三）浆细胞

浆细胞直径8～15 μm，圆形或椭圆形。胞核缩小，圆形或椭圆形，常偏位，核染色质紧密成块，常排列成车轮状，无核仁。胞质丰富，染蓝色或红蓝相混色，有泡沫感，可见核周淡染区，有空泡，偶见少数嗜天青颗粒。

六、巨核细胞系统

（一）原巨核细胞

原巨核细胞直径15～30 μm，圆形或不规则形。胞核圆形或肾形，常有小切迹，核染色质呈粗大网状，染深紫褐色或淡紫红色，可见2～3个核仁，染淡蓝色。胞质量较丰富，边缘不规则，染深蓝色，无颗粒。

（二）幼巨核细胞

幼巨核细胞直径30～50 μm，外形不规则。胞核较大且不规则，核染色质粗糙，呈粗颗粒状或小块状，核仁可有可无。胞质最多，呈蓝色或浅蓝色，近核处呈浅蓝色或淡粉红色，可有嗜天青颗粒。

（三）巨核细胞

1.颗粒型巨核细胞

颗粒型巨核细胞直径40～70 μm，有时可达100 μm，形态不规则。胞核较大，圆形、不规则形或分叶状，核染色质粗糙，呈块状或条索状。胞质量极丰富，染粉红色，夹杂有蓝色，充满大量细小紫红色颗粒，但无血小板形成。

2.产板型巨核细胞

产板型巨核细胞是完全成熟的巨核细胞，是骨髓中最大的细胞，与颗粒型巨粒细胞的不同是胞质中局部或全部形成血小板。裸核型巨核细胞：产板型巨核细胞的胞质解体后，血小板完全脱落，只剩下一胞核，称为裸核，它将被巨噬细胞吞噬消化而消失。血小板，直径2～4 μm，多数呈圆形、椭圆形，也可呈菱形、逗点状、不规则形等，染浅蓝色或淡红色，中心部位有细小紫红色颗粒,无细胞核。

七、其他细胞系统

(一)嗜碱性粒细胞

嗜碱性粒细胞又称肥大细胞,直径 15~30 μm,呈梭形、棒形、锥形、不规则、椭圆形等。胞核较小,圆形,居中或稍偏位,核染色质模糊,被颗粒掩盖。胞质中充满圆形、大小均匀、排列紧密的暗紫红色嗜碱性颗粒。

(二)网状细胞

网状细胞是一组不典型的骨髓固有细胞,这些细胞具有黏附力,与支架细胞、纤维细胞共同组成造血微环境,不易被抽出,即便抽出,细胞也常遭破坏。一般来讲,此类细胞大小不一,不规则,呈撕纸状。胞核圆形或椭圆形,有 1~2 个清晰核仁,核染色质疏松,呈典型网状结构。胞质较丰富,有少许嗜天青颗粒。

(三)内皮细胞

内皮细胞直径 25~30 μm,来自毛细血管壁或淋巴管壁,形如长条形或梭形。胞核圆形、椭圆形、梭形,核染色质呈网状,无核仁。胞质丰富,向核的两极伸延,染蓝红色或灰蓝色,可有细小的紫红色颗粒。

(四)纤维细胞

纤维细胞胞体不规则,多为长尾形。胞核圆形或椭圆形,核染色质呈粗网状,成熟者无核仁。胞质量丰富,位于细胞两端,染淡蓝色,边缘不整齐,有撕扯感,浆中含纤维网状物、浅红色颗粒及少许嗜天青颗粒。脂肪细胞:直径 30~50 μm,圆形或椭圆形。胞核较小,形态不规则,常被挤在一侧,核染色体呈网状,无核仁。胞质中充满大量脂肪小球,大小不等,呈薄膜或空泡状,染色时脂肪常溶解,只剩下胞膜和一片空白。

(五)退化细胞

退化细胞又称破碎细胞,直径 11~30 μm,此种细胞有的还保留一定的细胞形态,有的只剩细胞核,有的呈网条状结构,形似篮子,故称篮细胞。

第四节　骨髓活体组织检查

骨髓穿刺涂片检查在临床上应用多年,具有许多重要的优点,随着临床工作的需要及研究工作的深入,造血细胞相互间的关系,分布状态、血管和间质细胞等之间组织联系,尤其是在骨髓有核细胞增生极度活跃或骨髓纤维化时,不能完全从骨髓涂片上反映出来,只有骨髓活体组织检查和骨髓涂片两者结合,相辅相成,互为补充,才能对骨髓的结构和功能状态做出较全面的评价。目前国内通用方法是活体组织进行塑料包埋切片技术,其逐渐代替了既往的石蜡包埋切片技术。深入认识骨髓细胞组织是技术上的改进。

一、适应证

骨髓干抽、骨髓纤维化、骨髓坏死、骨髓转移癌、淀粉样变、骨髓增殖异常综合征、低增生性白血病、毛细胞白血病等,以及原因不明的髓样化生。

二、血液病的骨髓活体组织的鉴别诊断

低增生性白血病:本病为骨髓有核细胞增生减低的急性白血病,临床上与再生障碍性贫血及 MDS 鉴别困难。在骨髓病理组织学所见骨髓增生程度低,脂肪细胞增多,脂肪细胞间幼稚细胞呈散在或小片状均一性浸润。较成熟阶段的粒、红系细胞较少或缺乏,巨核细胞明显减少。根据细胞形态可区分白血病细胞类型。一般以 M4 或 M5 型较多见。

三、骨髓增殖异常综合征

有核细胞增生大多活跃,少数增生低下,红系细胞形态异常及成熟停滞。"核幼浆老"的巨幼样变、巨大红细胞、双核及三核幼稚红细胞、核发芽、核不规则、凋亡现象及胞质空泡化。单圆核巨核细胞(检出率 96 %)及淋巴样小巨核细胞(检出率 46.9 %)增多对 MDS 的诊断有重要意义。较幼稚的粒细胞增多及分布异常,尤其是中幼粒以上细胞明显增多,成丛状(3 个)或成簇状(5 个)分布。正常位于骨小梁表面的原始粒细胞和早幼粒细胞远离骨小梁,约 5 个细胞直径以外的位置,称为幼前体细胞异常定位(abnormal localization of immature precursor, ALIP)。网状纤维及胶原纤维均明显增多。

四、骨髓转移癌

恶性肿瘤患者有 35 %见到骨髓内转移。最易转移至骨髓的肿瘤依次为:神经母细胞瘤、乳腺癌、小细胞肺癌、前列腺癌、甲状腺癌、肾癌、子宫癌、膀胱癌和肺癌。由于骨髓转移癌常伴发骨髓纤维增生,骨髓穿刺常发生干抽。而骨髓活体组织检查可以克服此缺陷,而且活检发现转移癌细胞的阳性率在 97 %以上。

五、骨髓纤维化

骨髓纤维化由骨髓造血组织被纤维组织增生替代所致。纤维组织增生包括成纤维细胞、纤维细胞及网状纤维增多。网状纤维的化学成分为网硬蛋白,需要用戈莫理染色显示。它是胶原纤维的前身,由成纤维细胞产生。电镜下胶原纤维为成束的网硬蛋白,但光镜下 HE 染色仅见淡红色的胶原纤维而不见网硬蛋白。

第五节 常见血液病的血象与骨髓象

一、贫血

贫血是一种症状,是指单位容积血液中的血红蛋白(Hb)量、红细胞(RBC)数和血细胞比容(Hct)低于正常标准。公认的贫血诊断标准为成人男性 Hb 小于 120 g/L 或 125 g/L,Hct 小于0.41;成人女性 Hb 小于100 g/L 或 110 g/L,Hct 小于 0.37;孕妇 Hb 小于100 g/L 或 105 g/L;3 个月~6 岁小儿 Hb 小于110 g/L,6~14 岁儿童小于 120 g/L。

(一)贫血的临床分级标准

贫血的临床分级标准见表 7-1。

表 7-1 贫血的临床分级标准

程度	血红蛋白/(g/L)	临床症状
轻度	91～120	症状轻微
中毒	61～90	体力劳动后心慌、气短
重度	31～60	卧床休息也感心慌气短
极中毒	<30	易合并贫血性心脏病

(二)贫血的类型

临床上按贫血的病因和发病机制确定贫血的类型。在实验诊断中,可按成熟红细胞的形态,红细胞指数 MCV、MCH、MCHC、RDW,骨髓象的改变确定类型。在骨髓检验中,贫血分为增生性贫血、增生不良性贫血、巨幼红细胞性贫血。增生性贫血包括缺铁性贫血、各种溶血性贫血、急性失血性贫血,其特点是骨髓有核细胞增生活跃或明显活跃。增生不良性贫血指骨髓增生减低或重度减低,如原发性或继发性再生障碍性贫血。巨幼红细胞性贫血是骨髓出现巨幼红细胞的增生性贫血,如营养性巨幼红细胞性贫血、恶性贫血。

1.缺铁性贫血血象

血红蛋白、红细胞均减少,血红蛋白减少更为明显,呈小细胞低色素性贫血。男性血红蛋白小于120 g/L,女性小于 110 g/L,MCV 小于 80 fL,MCH 小于 26 pg,MCHC 小于 31 %。成熟红细胞体积大小不均,多数偏小,中心淡染区扩大,甚至呈环状,可见嗜多染红细胞、点彩红细胞、幼红细胞。网织红细胞正常或增多。白细胞、血小板数多在正常范围。

2.溶血性贫血血象

红细胞、血红蛋白均减少,两者平衡下降。红细胞大小不等,易见异形红细胞、大红细胞、嗜多染红细胞、点彩红细胞、红细胞碎片,幼红细胞增多。遗传性球形红细胞增多症见小球形红细胞增多。遗传性椭圆形红细胞增多症见椭圆形红细胞增多。遗传性口形红细胞增多症见口形红细胞增多。网织红细胞显著增多,常可达 70 %甚至更高。粒细胞有核左移现象。血小板可呈反应性增多。

3.巨幼红细胞性贫血血象

红细胞、血红蛋白均减低,以红细胞减少更明显,呈大细胞高色素性贫血。MCV 大于94 fL,MCH 大于 32 pg,MCHC 32 %～36 %。成熟红细胞大小不均,但多数偏大,着色深,平均直径大于 8 μm,异形红细胞较多,易见嗜多染红细胞、晚巨幼红细胞。白细胞减少,中性粒细胞常见核分叶过多现象。网织红细胞正常或偏高。血小板可减少,有巨大血小板出现。

4.再生障碍性贫血血象

血红蛋白及红细胞减少,为正细胞正色素性贫血,红细胞形态正常,但可见大红细胞。白细胞总数减少,粒细胞减少明显,淋巴细胞相对增多,有时单核细胞也可相对增多。血小板明显减少,形态不规则,体积小,颗粒少。网织红细胞减少,急性型者网织红细胞绝对值小于15×10^9/L,慢性型者大于 90×10^9/L,但小于 90×10^9/L。

5.纯红细胞再生障碍性贫血血象

正细胞正色素性贫血。网织红细胞可极度减少或找不到。白细胞、血小板正常或偏低。

6.铁粒幼细胞贫血血象

红细胞、血红蛋白均减低。红细胞呈"双型性"(一部分红细胞为低色素性,另一部分为正色素性)、小细胞低色素,可见数量不等的靶形红细胞、红细胞碎片及幼红细胞。白细胞数正常或减少,血小板计数正常。网织红细胞正常或轻度增加。

二、白血病

(一)白血病的分类

1.按病程急缓和细胞分化程度分类

(1)急性白血病:起病急,发展快,病程短,以原始细胞为主。

(2)慢性白血病:起病慢,病情轻,病程长,以成熟细胞为主。

2.按白血病细胞形态分类

淋巴细胞型、粒细胞型、单核细胞型。

3.临床一般分类

(1)急性白血病:急性淋巴细胞白血病、急性粒细胞白血病、急性单核细胞白血病。

(2)慢性白血病:慢性淋巴细胞白血病、慢性粒细胞白血病、慢性单核细胞白血病。

(3)少见类型白血病:嗜酸性粒细胞白血病、嗜碱性粒细胞白血病、多毛细胞白血病。

急性非淋巴细胞白血病分型标准如下。

①急性粒细胞白血病未分化型(M_1):骨髓中原始粒细胞>90%(非红系细胞),早幼粒细胞很少,中幼粒细胞以下阶段不见或罕见。POX 或 SB(+)的原始细胞>3%。

②急性粒细胞白血病部分分化型(M_2)分以下 2 个亚型。M_{2a}:骨髓中原始粒细胞为30%~90%(非红系细胞),单核细胞<20%,早幼粒以下阶段>10%。M_{2b}:骨髓中原始及早幼粒细胞明显增多,以异常的中性中幼粒细胞增生为主,其胞核常有1~2个大核仁,核质发育显著不平衡,此类细胞>30%。

③急性颗粒增多的早幼粗细胞白血病(M_3):骨髓中以颗粒增多的异常早幼细胞增生为主,大于 30%(非红系细胞),其胞核大小不一,胞质中有大小不等的颗粒,可见束状的 Auer小体,也可逸出胞体之外。该分型依颗粒粗细分以下 2 个亚型:M_{3a}粗颗粒型,嗜天青颗粒粗大,密集甚至融合。M_{3b}细颗粒型,嗜天青颗粒密集而细小。

④急性粒-单核细胞白血病(M_4),按粒、单核细胞的比例、形态不同可分为以下 4 个亚型:M_{4a},以原始及早幼粒细胞增生为主,原、幼单核及成熟单核细胞>20%(非红系细胞)。M_{4b},以原、幼单核细胞增生为主,原粒和早幼粒细胞>20%(非红系细胞)。M_{4c},具有粒系又具有单核特征的原始细胞>30%(非红系细胞)。M_{4d},除上述特征外,有颗粒粗大且圆、着色较深的嗜酸性粒细胞,占 5%~30%(非红系细胞)。

⑤急性单核细胞白血病(M_5)分以下 2 个亚型。M_{5a}:未分化型,骨髓原单核细胞(非红系细胞)≥80%。M_{5b}:部分分化型,骨髓原始和幼稚单核细胞(非红系细胞)>30%,原始单核细胞<80%。

⑥红白血病(M_6):骨髓中红细胞系>50%,且常有形态学异常,红系 PAS 阳性,骨髓非红系细胞中原粒细胞(或原单+幼单核细胞)>30%,或血片中原粒(或原单)细胞>5%,骨髓非红系细胞中原粒细胞(或原单+幼单核)>20%。

⑦巨核细胞白血病(M_7):外周血有原巨核细胞;骨髓中原巨核细胞≥30％;原巨核有电镜、细胞化学或单克隆抗体证实;骨髓细胞少时往往干抽,活检有原始和巨核细胞、网状纤维增加。

(二)急性白血病

1.急性髓细胞白血病微分化型(M_0型)

(1)血象:红细胞及血红蛋白中度降低,有核红细胞罕见。白细胞计数多在$100×10^9$/L以上,也可正常或减少。外周血中以原淋巴细胞和幼稚淋巴细胞为主,可占10％～90％。由于此种细胞较脆,易于推破而成破碎细胞。血小板计数在$100×10^9$/L以下。

(2)细胞化学染色。①POX与SB染色:各阶段淋巴细胞均阴性,阳性的原始细胞<3％,此阳性细胞可能是残余的正常原粒细胞。②PAS染色:20％～80％原淋巴细胞呈阳性。③ACP染色:T淋巴细胞阳性,B淋巴细胞阴性。④NAP染色:淋巴细胞各期阴性,成熟中性粒细胞酶活性明显增高。

2.急性粒细胞白血病未分化型(M_1型)

(1)血象:红细胞及血红蛋白显著降低,有核红细胞较急性淋巴细胞白血病多见。白细胞计数以$(10～50)×10^9$/L多见,少数病例正常或减少。外周血以原粒细胞为主,可占30％～60％,有时高达90％,可见畸形原粒细胞,中、晚幼粒细胞不见或罕见。血小板中度或重度减少。

(2)细胞化学染色中POX与SB染色至少有3％原粒细胞阳性。特异性酯酶染色:氯乙酸萘酚酯酶染色呈阳性反应。

3.急性粒细胞白血病部分分化型(M_{2a}型)

(1)血象:贫血及血小板减少同ML。白细胞中度升高和ML相似,以原始粒细胞及早幼粒细胞为主。

(2)细胞化学染色中POX染色与SB染色呈阳性反应。PAS染色多数原粒细胞呈阴性反应,早幼粒细胞多为弱阳性反应,呈弥漫性粉红色,也可呈细颗粒状。NAP染色成熟中性粒细胞的NAP活性减低。特异性和非特异性酯酶染色:氯乙酸萘酚酯酶染色呈阳性反应。α-乙酸萘酚酯酶染色:呈阳性反应,但强度较弱,且不被氟化钠抑制。

4.急性粒细胞白血病部分分化型(M_{2b}型)

(1)血象:红细胞及血红蛋白减低较其他类型白血病明显。白细胞多数正常或低于正常,而少数病例可增高。外周血可见各个阶段幼稚粒细胞,以异常中性中幼粒细胞为主,嗜酸性、嗜碱性粒细胞可增多。血小板重度减少,形态多异常。

(2)细胞化学染色中POX与SB染色:阳性或强阳性。NAP染色阳性率减低。氯乙酸萘酚酯酶染色:强阳性反应。

5.急性颗粒增多的早幼粒细胞白血病(M_3型)

(1)血象:血红蛋白及红细胞多呈轻度或中度减少,部分病例重度减少。白细胞计数在$15×10^9$/L以下,也可正常或减少。外周血中以异常早幼粒细胞为主,可达90％,可见部分原粒、中幼粒及成熟粒细胞,Auer小体易见。血小板中度到重度减少。

(2)细胞化学染色中POX与SB染色呈阳性或强阳性反应。特异性和非特异性酯酶染色呈氯乙酸萘酚酯酶染色呈阳性反应，α-萘酚酯酶丁酸染色阴性，可与急单做鉴别。NAP 染色阳性率减低。

6.急性粒-单核细胞白血病（M_4 型）

血象：血红蛋白和红细胞中度或重度减少。白细胞总数增多在（10～40）×10^9/L，亦可正常或减低。外周血除见到各期单核细胞外，可见细胞化学染色：POX 与 SB 染色原单和幼单呈阴性或弱阳性反应，幼稚粒细胞呈阳性或强阳性反应，故可与 M_2、M_3 做诊断鉴别。α-乙酸萘酚酯酶染色呈阳性反应，且原粒细胞不被氟化钠抑制，而原单核细胞被氟化钠抑制。

7.急性单核细胞白血病（M_5 型）

（1）血象：血红蛋白和红细胞中度或重度减少。白细胞数偏低，增高者少见。外周血细胞以原单和幼单核细胞为主，幼稚细胞胞质中可见 Auer 小体。血小板重度减少。

（2）细胞化学染色中 POX 与 SD 染色：原单细胞呈阴性或弱阳性，幼单细胞多数呈阳性反应。

（3）非特异性酯酶染色：呈阳性反应，可被氟化钠抑制，其中 α-丁酸萘酚酯酶染色诊断意义较大。

8.红白血病（M_6 型）

（1）血象：血红蛋白及红细胞中度或重度减少，可见各阶段的幼红细胞，红血病期以原红和早幼红细胞为主，红白血病期以中、晚幼红细胞为多，网织细胞轻度增高。白细胞数正常或减低，少数病例升高，随着病程的发展可出现多少不一的幼稚粒细胞。血小板减少，可见畸形血小板。

（2）细胞化学染色中 PAS 染色：幼红细胞呈阳性，红血病期较红白血病期更明显，至白血病期降至正常。

（三）慢性粒细胞白血病

（1）血象：血红蛋白及红细胞在正常范围或稍低，随病情发展而下降。白细胞数明显增高，多在（100～300）×10^9/L，可达 1 000×10^9/L。外周血以中幼粒细胞以下各阶段为大多数，原粒及早幼粒细胞大于 10 ％。嗜碱性粒细胞为 15 ％～20 ％，是本病的特征之一。嗜酸性粒细胞和单核细胞可增多。血小板增高，可高达 1 000×10^9/L，加速期及急变期血小板可进行性减少。

（2）细胞化学染色中 NAP 染色：活性明显降低，积分减少甚至达零。治疗缓解后可恢复正常，提示预后较好。

（四）慢性淋巴细胞白血病

（1）血象：红细胞和血红蛋白正常，晚期可有轻度至中度降低。白细胞数高于正常，多在（15～50）×10^9/L。外周血以淋巴细胞为主，占 80 ％～90 ％，有时可见大淋巴细胞、异形淋巴细胞和少数幼淋巴细胞，涂片可见较多破碎细胞，是慢性淋巴细胞白血病特征之一。血小板正常或仅轻度减少。

（2）细胞化学染色中 PAS 染色：淋巴细胞呈阳性或粗颗粒状阳性反应。NAP 染色活性增高。

三、造血系统其他恶性疾病

(一)多发性骨髓瘤

(1)血象:血红蛋白减低,多小于 90 g/L,红细胞形态正常,常排列成缗钱状。多呈正细胞正色素性贫血。白细胞正常或减少,分类淋巴细胞相对增多可占 40 %～55 %,可见幼粒、幼红细胞及骨髓瘤细胞(2 %～3 %)。血小板计数早期正常,晚期减少。

(2)骨髓象:增生活跃或明显活跃,浆细胞＞15 %,或异常浆细胞＞10 %,此类细胞大小形态不一,成熟度不同,胞核偏于一旁,有 1～2 个核仁,核染色质较细、疏松,极少排列成车轮状,核周淡染区消失;胞质丰富,呈深蓝色、不透明的泡沫状,可有空泡;可见双核、多核浆细胞;骨髓瘤细胞分布不均,常成小堆状分布。粒系、红系增生正常或减低,形态正常;巨核细胞正常或减少。

(二)浆细胞白血病

(1)血象:浆细胞＞20 %,或绝对值≥2.0×10⁹/L,其他改变基本同白血病或多发性骨髓瘤的血象变化。

(2)骨髓象:增生活跃或明显活跃,浆细胞明显增生,原始和幼稚浆细胞比例明显增高,多大于 40 %,伴有形态异常。粒系、红系和巨核细胞系相对抑制。

(三)幼淋巴细胞白血病

(1)血象:血红蛋白减低(轻至中度)。呈正细胞正色素性贫血。白细胞多增高,亦可正常,分类可见大量幼淋巴细胞,可占 60 %以上。血小板计数减少。

(2)骨髓象:增生明显活跃,以幼淋巴细胞增生为主,占 17 %～80 %。幼淋巴细胞特点:胞体较大,胞质丰富,核染色质粗细不等或浓集成块状,可见大而明显的核仁,核染色质与核仁发育不平衡。红系、粒系及巨核细胞系增生抑制。

(四)毛细胞白血病

(1)血象:血红蛋白减低。呈正细胞正色素性贫血。白细胞可明显增高,亦可正常或减低,分类可见大量毛细胞。血小板计数正常或减少。

(2)骨髓象:骨髓"干抽"或增生活跃,以毛细胞增生为主。毛细胞特点:大小不一,类似成熟淋巴细胞,在暗视野下可见胞质不规则,有锯齿状或伪足突起。核呈椭圆形,可有凹陷,偶见核仁。红系、粒系及巨核细胞系可相对抑制。

(3)扫描电镜:可见胞质突起,有交叉现象。透射电镜:可见核糖体-板层复合物。

(五)原发性巨球蛋白血症

(1)血象:血红蛋白减低(中至重度),红细胞呈缗钱状排列。呈正细胞正色素性贫血。白细胞计数正常或减少,分类可见淋巴样浆细胞(多＜5 %)。血小板计数减少。

(2)骨髓象:增生活跃或明显活跃,以浆细胞增生为主,多为淋巴细胞样浆细胞。红系、粒系减少,巨核细胞正常或减少。

(六)成人 T 淋巴细胞白血病

(1)血象:血红蛋白减低(中至重度)。呈正细胞正色素性贫血。白细胞计数多增高,以淋巴细胞增高为主,分类可见多形核淋巴细胞(一般占 10 %以上)。血小板计数正常或减少。

(2)骨髓象:增生活跃,淋巴细胞可增生,可见多形核淋巴细胞。该细胞特点:细胞大小不等,胞核呈多形性改变,扭曲、畸形、分叶(二叶或多叶)、手套状或折叠呈花瓣状(称花细胞,为 T 细胞白血病的典型改变)。红系、粒系、巨核细胞增生正常或减低(急性型)。电镜:胞质内可见 C 型 RNA 病毒。

(七)恶性淋巴瘤

(1)血象:早期无贫血,晚期血红蛋白减低。呈正细胞正色素性贫血。白细胞计数多正常,亦可增高,分类可见中性粒细胞及嗜酸性细胞增多。血小板计数早期正常,晚期可减少。

(2)骨髓象:多为非特异性改变。骨髓增生活跃,晚期可见 Reed-Sternberg 细胞(R-S 细胞)或淋巴瘤细胞。R-S 细胞特点:细胞巨大,直径 25～30 μm,双核或多核,核仁巨大而明显,多为 2 个,胞质呈深蓝色,不透明,无颗粒。找到 R-S 细胞,对诊断霍奇金病具有重要意义。红系增生正常,粒系、巨核细胞增生正常或轻度增高,晚期可减低(淋巴瘤细胞大量浸润)。

(八)恶性组织细胞病

(1)血象:血红蛋白减低,并呈进行性减少。呈正细胞正色素性贫血。白细胞计数多减低,亦可增高,分类可见少量异常组织细胞和(或)不典型单核细胞,偶见幼粒、幼红细胞。血小板计数明显减少。

(2)骨髓象:多增生活跃,组织细胞比例增高,可见异常组织细胞、多核巨组织细胞及吞噬性组织细胞等。红系、粒系、巨核细胞增生常减低。异常组织细胞和(或)多核巨组织细胞增多对恶性组织细胞病具有诊断性意义。

(九)慢性嗜中性粒细胞白血病

(1)血象:血红蛋白正常或减少。呈正细胞正色素性贫血。白细胞计数增高,分类以成熟的嗜中性分叶核粒细胞增高为主,一般占 90 ％以上。血小板计数多正常,亦可轻度减少。

(2)骨髓象:增生活跃或明显活跃,粒细胞系比例明显增高,粒红比增高,粒系以成熟的嗜中性分叶核粒细胞增生为主。红系、巨核细胞增生相对减低。

(十)系统性肥大细胞增生症

(1)血象:血红蛋白轻度减少。呈正细胞正色素性贫血。白细胞计数增同,常大于 30×10^9/L,分类可见肥大细胞(嗜碱性粒细胞)增高,如占 50 ％以上,应诊断为肥大细胞白血病。血小板计数多减少,亦可正常。

(2)骨髓象:增生活跃或偶有"干抽",肥大细胞比例明显增高,如大于 30 ％,高度怀疑肥大细胞白血病,大于 50 ％可诊断肥大细胞白血病。肥大细胞特点:胞体较大,边缘不规则,直径 15～20 μm;胞质丰富,嗜碱性颗粒粗大、较密集,大小基本一致,可覆盖在细胞核上,可见空泡;核圆形或椭圆形,居中或偏位,染色质细网状(幼稚型)或浓集(成熟型),核染色质常被嗜碱性颗粒覆盖而无法看清。红系、巨核细胞增生正常或减低(白血病时常减低)。

(十一)嗜酸性粒细胞白血病

(1)血象:血红蛋白减低,呈进行性减少。呈正细胞正色素性贫血。白细胞计数多增高,分类可见嗜酸性粒细胞增高,占 50 ％～85 ％,可见少量中、晚幼嗜酸粒细胞,原、早幼嗜酸粒细胞偶见,成熟嗜酸性粒细胞绝对值＞1.5×10^9/L。血小板计数正常或减少。

(2)骨髓象:增生活跃,嗜酸粒细胞比例明显增高,以成熟嗜酸粒细胞增高为主,其次为原、早幼嗜酸粒细胞,中、晚幼嗜酸粒细胞相对缺乏,伴形态异常,原粒细胞多大于 5 ％。红系、巨核细胞增生减低。该病罕见,诊断时需要排除寄生虫病、过敏性疾病、自身免疫系统疾病等。

(十二)嗜碱性粒细胞白血病

(1)血象:血红蛋白进行性减少。呈正细胞正色素性贫血。白细胞计数增高,亦可正常或减低,常大于 $30\times10^9/L$,分类嗜碱性粒细胞增高,可在 30 %以上,可见幼稚嗜碱性粒细胞,偶见晚幼红细胞。血小板计数多减少。

(2)骨髓象:增生活跃,嗜碱性粒细胞比例明显增高,可在 80 %以上,原粒细胞多>5 %,嗜碱性中、晚幼粒细胞亦增高,有核左移。红系、巨核细胞增生减低。该病十分罕见,诊断时需要排除 CML、重金属中毒、系统性肥大细胞增多症。

(十三)急性混合细胞白血病

(1)血象:血象改变同急性白血病。

(2)骨髓象:骨髓增生活跃或明显活跃,可见白血病细胞大量增生。该类细胞可表达髓系及淋巴系特征,即表达 B 淋巴系,如 CD79a、CyIgM、CyCD22、CD19、CD20;T 淋巴系,如 CyCD3、mCD3、抗 TcRa/β、抗 TcRγ/δ、CD2、CD5、CD8、CD24、TdT;髓系,如抗 MPO、CD33、CD14、CD65、CD15、CD64、CD11。诊断急性混合细胞白血病时该类细胞必须同时表达淋巴细胞系及髓系标志。

(十四)全髓白血病

(1)血常规:血常规改变同急性白血病。

(2)骨髓象:增生活跃或明显活跃,亦可极度活跃,红系、粒系及巨核细胞系均增生,各系原、早幼细胞比例均明显增高。

四、骨髓增生异常综合征

关于 CMML 的归属问题目前仍有争论,有学者认为既然称之为慢性粒单细胞白血病,就不应该归为 MDS,而是一种独立的疾病,或归为骨髓增生性疾病,也有学者认为 CMML 是 MDS 伴有单核细胞增多。

(一)MDS 病态造血现象

1.红细胞系

表现为红系过多或过少,核型异常,可见核分叶、核碎裂、双核或多核;红系各阶段均可有巨幼样改变;成熟红细胞大小不一,可见巨大红细胞、点彩或嗜多色红细胞。血象中可出现有核红细胞。

2.粒-单核细胞系

表现为原粒细胞增高或幼稚单核细胞增多;粒系细胞颗粒过多、减少或无;成熟粒细胞胞质可嗜碱性,核分叶过多或过少,核浆发育紊乱。血象中可见幼粒细胞。巨核细胞系:可见淋巴样小巨核细胞、小单圆核巨核细胞、大单圆核巨核细胞及多圆核巨核细胞。血象:可见巨大血小板,无颗粒血小板。骨髓活检:可见原始细胞分布异常,即在骨小梁之间有原始细胞的聚集。

(二)MDS 的诊断

(1)临床表现:贫血为主要表现,可有出血、感染和发热。

(2)血象:全血细胞减少,或任何一、二系细胞减少,可见巨大红细胞、巨大血小板、有核红细胞及幼粒细胞。

（3）骨髓象：骨髓多增生活跃，亦可减低（低增生性 MDS，占 MDS 的 10 %～20 %），有三系或任何一系、二系细胞病态造血。骨髓活检可见原始细胞异常分布。排除其他伴有病态造血的疾病。如骨髓增生减低，应与 AA 及低增生性急性白血病鉴别。

五、紫癜

(一)免疫性血小板减少性紫癜

（1）血象：血红蛋白正常，出血严重者，可出现贫血。白细胞计数正常，淋巴细胞、嗜酸粒细胞可增多。血小板计数减少，急性<20×10^9/L，慢性为（30～80）×10^9/L。网织红细胞计数正常或增多。

（2）骨髓象：增生活跃或明显活跃。粒系、红系细胞形态、比例正常。巨核细胞常增多。①急性：巨核细胞大小不一，以小型巨核细胞多见，分类幼稚型巨核细胞明显增多，产血小板型巨核细胞明显减少或不见。②慢性：巨核细胞大小基本正常，分类以颗粒型巨核细胞增多，产血小板型巨核细胞明显减少；如巨核细胞减少或缺如，可诊断为获得性纯巨核细胞再生障碍性血小板减少性紫癜。

(二)血栓性血小板减少性紫癜

（1）血象：可出现中、重度贫血，为正细胞正色素性贫血，可见破碎红细胞及有核红细胞。白细胞计数正常或增多。血小板计数明显减少，可见巨大血小板。网织红细胞计数升高。

（2）骨髓象：增生活跃或明显活跃。红系明显增生，粒红比减低。粒系比例相对减少，形态正常。巨核细胞正常或增多，可伴有成熟障碍，可见巨大血小板。

六、其他白细胞减少症和粒细胞缺乏症

(一)白细胞减少症

（1）血象：血红蛋白一般正常。白细胞计数：成人持续低于 4.0×10^9/L；儿童，<10 岁低于 5.0×10^9/L，≥10 岁低于 4.5×10^9/L。血小板计数正常或轻度减少。

（2）骨髓象：增生活跃或明显活跃，亦可减低。中、晚幼粒比例可增高，杆状核及分叶核粒细胞比例减低，可见粒细胞形态异常，如空泡变性。红系、巨核细胞系正常。

(二)粒细胞缺乏症

（1）血象：血红蛋白正常或轻、中度减少。白细胞计数：成人低于 2.0×10^9/L；儿童，<10 岁低于1.5×10^9/L，≥10 岁低于 1.8×10^9/L，称为中性粒细胞减少症，粒细胞<0.5×10^9/L，称为粒细胞缺乏症。血小板计数正常或轻、中度减少。

（2）骨髓象：增生活跃或明显活跃，亦可减低。可见早幼粒或中幼粒和（或）晚幼粒比例明显增高，伴成熟障碍，杆状核及分叶核粒细胞比例减低，可见粒细胞形态异常，如空泡变性，中毒颗粒明显。若骨髓内粒细胞总和小于 10 %，则为纯粒细胞再生障碍。红系、巨核细胞系一般正常。

七、类白血病反应

类白血病反应一般无贫血，血小板计数正常。

(一)粒细胞型类白血病反应

（1）血象：白细胞计数明显增多可在 30×10^9/L 以上，分类见幼稚粒细胞，中性粒细胞胞质

中空泡及中毒颗粒较明显。

(2)骨髓象:增生活跃,晚幼粒细胞、杆状核粒细胞比例增多,可见空泡及中毒颗粒。红系、巨核细胞系正常。中性粒细胞碱性磷酸酶积分明显增高,Ph_1 染色体阴性。

(二)淋巴细胞型类白血病反应

(1)血象:白细胞计数轻度或明显增多,分类成熟淋巴细胞>40%,可见异型淋巴细胞及幼稚淋巴细胞。

(2)骨髓象:增生活跃,成熟淋巴细胞比例可增高。粒系、红系、巨核细胞系正常。

(三)单核细胞型类白血病反应

(1)血象:白细胞计数明显增多,大于 $30 \times 10^9/L$,分类单核细胞>30%,并可见幼稚单核细胞。

(2)骨髓象:增生活跃,成熟单核细胞比例增高。粒系、红系、巨核细胞系正常。

(四)嗜酸粒细胞型类白血病反应

(1)血象:白细胞计数轻度或明显增多,分类嗜酸粒细胞明显增多,以成熟型为主。

(2)骨髓象:增生活跃,原始细胞不增多,成熟嗜酸粒细胞比例增高,形态正常。粒系、红系、巨核细胞系正常。

八、骨髓纤维化

(1)血象:早期血红蛋白轻度减少,晚期明显减低,呈正细胞正色素性贫血,红细胞大小不等,可见畸形红细胞及幼红细胞。白细胞计数正常或增高,亦可减少,增高一般小于 $50 \times 10^9/L$,嗜酸、嗜碱性粒细胞可轻度增高,可见幼粒细胞。血小板计数多为正常或减少,少数可明显增高,可见巨大血小板和畸形血小板,偶见裸核巨核细胞。网织红细胞计数轻度升高,一般小于 5%。

(2)骨髓象:骨髓穿刺多为"干抽",或为增生减低。骨髓活检可见纤维组织明显增生,可分为3期:早期全血细胞可增生,伴有轻度纤维组织增生;中期造血减低,纤维组织增生较明显;晚期纤维组织明显增生,伴骨髓硬化。

九、骨髓坏死

(1)血象:血红蛋白减少,晚期可出现明显贫血,呈正细胞正色素性贫血,可见幼红细胞。白细胞计数正常或增高,亦可减少,可见幼粒细胞。血小板计数多减少,亦可正常。网织红细胞计数减低。

(2)骨髓象:骨髓穿刺可为"干抽",或为增生减低,有核细胞结构不清,仅可见模糊的细胞或细胞碎片,可在涂片上找到转移的肿瘤细胞团。骨髓活检:可见片状均质的嗜伊红物质分布,细胞结构模糊不清,可有纤维组织增生。

十、骨髓转移癌

(1)血象:早期血红蛋白可正常,晚期多出现较明显贫血,呈正细胞正色素性贫血,可见幼红细胞。白细胞计数多正常,亦可减少,可见幼粒细胞。血小板计数正常或减少。网织红细胞计数正常或减低。

(2)骨髓象:骨髓增生活跃或轻度减低,红系、粒系及巨核细胞系增生正常或减低。涂片的边缘及片尾部可查到转移的癌细胞团,查到转移癌细胞是确诊的主要依据。

十一、类脂质沉积病

脂质沉积病是一组遗传性疾病,某些酶的缺乏使相应的类脂质分解障碍,沉积在网状内皮系统及其他组织内。本病包括尼曼-皮克病、戈谢病、法布里病、全身性神经节苷脂沉积症、原发性高脂质血症(黄瘤病)等。以下介绍前两种疾病。

1.尼曼-皮克病

(1)血象:血红蛋白正常或有轻度贫血,呈正细胞正色素性贫血。白细胞计数多减少,亦可正常,单核细胞、淋巴细胞常显示胞质中特征性空泡(6～10个)。血小板计数正常或减少。网织红细胞计数正常或轻度增高。

(2)骨髓象:骨髓增生活跃,在涂片上查到充满脂质的泡沫细胞(尼曼-皮克细胞),是确诊的主要依据。红系、粒系及巨核细胞系增生正常或减低。泡沫细胞特点:细胞大,直径 20～100 μm,有一个圆形或椭圆形核,呈偏心位,染色质疏松,有 1～3 个核仁;胞质丰富,充满空泡呈泡沫样;酸性磷酸酶染色阴性或弱阳性。

2.戈谢病

(1)血象:可有轻度或中度贫血,呈正细胞正色素性贫血。白细胞计数轻度减少,亦可正常,淋巴细胞可相对增高。血小板计数常轻度减少。网织红细胞计数正常或轻度增高。

(2)骨髓象:骨髓增生活跃,在涂片上查到戈谢细胞(约占 15 %),是确诊的主要依据。红系、粒系及巨核细胞系正常或减低。戈谢细胞特点:细胞大,直径 20～80 mm,核圆形,多为 1 或 2 个,呈偏心位,染色质致密,核仁不明显;胞质丰富,呈淡蓝色,无空泡,含有交织成网状或洋葱皮样结构的原纤维。酸性磷酸酶染色强阳性。

十二、杜氏利什曼原虫与黑热病

(1)血象:血红蛋白多减低,呈正细胞正色色素性贫血。白细胞计数减少[(1.5～3.0×10^9/L)],偶见粒细胞缺乏,淋巴细胞、单核细胞相对增高。血小板计数常减少,多小于 80×10^9/L。

(2)骨髓象:骨髓增生活跃,在涂片上可查到利什曼原虫,多寄生在网状内皮细胞内,一个细胞内可寄生 200～300 个利什曼原虫。找到利什曼原虫是确诊的主要依据。

利什曼原虫特点:呈圆形或椭圆形,直径约 3.5 μm(椭圆形为 2.8～4.4 μm),核位于虫体一侧,紫红色;胞质呈淡蓝色,可见小棒状副基体。红系、粒系及巨核细胞系正常或减低。

十三、传染性单核细胞增多症

(1)血象:血红蛋白正常。白细胞计数早期正常或减少,一周后白细胞增多,分类淋巴细胞增多,常大于 50 %,异型淋巴细胞明显增多且大于 10 %。传染性单核细胞:胞体较大,核偏位可呈分叶状、马蹄形,染色质致密,可见核仁,胞质嗜碱性,有空泡。血小板计数正常。

(2)骨髓象:骨髓增生活跃,粒系、红系及巨核细胞形态、比例基本正常。淋巴细胞和(或)单核细胞比例可增高,异型淋巴细胞明显增多,但不如血象改变明显。

十四、传染性淋巴细胞增多症

(1)血象:血红蛋白常正常。白细胞计数一般增多,分类成熟淋巴细胞明显增多,嗜酸细胞可增多。血小板计数正常。

(2)骨髓象:骨髓增生活跃,粒系、红系及巨核细胞形态正常,比例正常或相对减低。正常成熟小淋巴细胞明显增高。该病以正常成熟淋巴细胞增生为主,为一种自限性疾病,无须特殊治疗,与传染性单核细胞增多症不同。

十五、反应性组织细胞增生症

(1)血象:反应性组织细胞增生症的血象变化主要取决于原发病。①感染性疾病:白细胞计数多增高。②寄生虫病:嗜酸性粒细胞可明显增高。③自身免疫系统疾病:可有贫血、白细胞减少及血小板减少。④肿瘤:可有贫血,白细胞及血小板增高或减低,可见幼粒、幼红细胞。

(2)骨髓象:增生正常或明显活跃,组织细胞比例增高,形态多正常,无明显异常的组织细胞及多核巨组织细胞,与恶性组织细胞病不同。红系、粒系及巨核细胞系增生一般正常。中性粒细胞碱性磷酸酶活性多增高,而恶性组织细胞病多阴性。

十六、绿色瘤

绿色瘤在 ANLI M1 型和 M2 型中多见。其典型表现为骨膜下绿色肿瘤,好发部位为颅骨及眼眶的骨膜下,在胸骨、肋骨、脊柱和骨盆等部位亦可发病。血象、骨髓象改变同 ANLL M1 型或 M2 型,极少数患者的血象和骨髓象可无白血病表现。瘤组织穿刺液涂片或活组织病理学检查,见大量原始粒细胞,为主要确诊依据。

十七、脾功能亢进

(1)血象:全血细胞减少或一种、二种减少。贫血为正细胞正色素性。白细胞计数减少,以中性粒细胞减少为主。血小板计数常中度减少。网织红细胞计数增高或正常。

(2)骨髓象:骨髓增生活跃或明显活跃,外周血中减少的细胞系往往在骨髓中增生比较明显。

第八章 血清血型检验

第一节 红细胞血型系统

目前已发现红细胞血型至少有 26 个血型系统,400 多种血型抗原。ABO 血型是最早发现的一个血型系统,也是对人类影响最大的一个系统。

一、ABO 血型的分类

人类红细胞表面有两种抗原,分别为 A 抗原和 B 抗原,A 型红细胞表面含 A 抗原,B 型红细胞表面含 B 抗原,AB 型红细胞表面含有 A 和 B 两种抗原,O 型红细胞既不含有 A 抗原也不含有 B 抗原。在人的血清中,存在着两种天然抗体,一种叫抗 A 抗体,一种叫抗 B 抗体,在 A 型人的血清中含有抗 B 抗体,在 B 型人的血清中含有抗 A 抗体,在 AB 型人的血清中既不含有抗 A 抗体也不含有抗 B 抗体,O 型人的血清中含有抗 A 和抗 B 两种抗体,两种抗体可分别与相应的 A 或 B 抗原发生免疫反应。各型人的红细胞抗原及血清中含有的抗体见表 8-1。

表 8-1　各型红细胞抗原及血清中含有的抗原抗体

血型	红细胞所含抗原	血清中所含抗体
O	—	抗 A、抗 B
A	A	抗 B
B	B	抗 A
AB	A、B	—

二、ABO 抗原与血型物质

ABO 系统的血型抗原有 A、B、H 3 种,它们属于多糖类抗原,主要存在于红细胞表面,与脂质、蛋白质结合在一起,不溶于水,可溶于乙醇,抗原的成分由多糖和多肽组成。多肽部分决定血型的抗原性,多糖部分决定血型的特异性,H 抗原是 A、B 抗原基础物质。ABO 各型红细胞上都有 H 抗原,O 型最多,其顺序分别为 O＞A2＞A2B＞B＞A1B。ABH 抗原在胎儿 37 天时便能检出,以后反应的敏感性不断增强,至出生时红细胞 ABH 抗原的敏感性已是成人的20 ％,至 20 岁时达到高峰,抗原性终生不变,所以初生儿不易鉴定血型。A、B 抗原不仅存在于红细胞和组织细胞上,而且以水溶性状态广泛存在于体液和分泌物中,如唾液、精液、胃液、羊水、汗液、胆汁、乳汁等。在体液和分泌物中出现的这些物质多为半抗原,称为血型物质,血型物质也存在于动物和其他生物体内,如猪胃、马胃、大肠杆菌等。

血型物质在血型与输血中有以下几种用途:测定体液中的血型物质,辅助鉴定 A、B、O 血型,特别是对鉴定抗原性弱的亚型有很大帮助。ABO 系统的天然抗体可被血型物质中和。因此,可用血型物质鉴别抗体的性质。不同型混合血浆,血型物质中和了血浆中抗 A 和抗 B 凝集素,可使效价显著降低,因此输混合血浆时,一般可忽略血型问题。血型物质能特异性地与相应抗体结合,从而可全部或部分地抑制抗体效价,据此利用红细胞凝集抑制试验可以检查肝、脾、肾等组织细胞及陈旧血痕、精液斑、唾液斑、毛发、皮肤中的血型物质,鉴定其血型。利用从动物脏器中抽出的血型物质免疫动物,可以得到高效价的抗 A、抗 B 血清。

三、ABO 血型抗体

(一)天然抗体

没有可以觉察的抗原刺激,在体内自然存在的抗体叫天然抗体,如人体血清中的抗 A、抗 B 抗体,就属于天然抗体。天然抗体大多数都是 IgM,分子量 100 万 D,长 95 nm,分子量大,不能通过胎盘,不耐热,在 70 ℃下加热 1 h 便被破坏,能在等渗盐水中与含有相应抗原的红细胞发生凝集,因此又叫凝集素或盐水抗体或完全抗体,天然抗体多数属于冷性抗体,如抗 A、抗 B 在 0 ℃的效价可以是 37 ℃的 3 倍,但是为了避免特异性冷性抗体的干扰,ABO 血型鉴定还是应在室温进行,天然存在的抗 A、抗 B 抗体能被 A、B 血型的血清中和。

(二)免疫性抗体

通过输注异型抗原刺激机体产生的抗体,叫作免疫性抗体,如异型间输血、血型不同的妊娠,注射流感疫苗或破伤风抗血清(二者都含类 A 抗原物质)、肺炎球菌感染(膜中含类 A 抗原)、某些革兰阳性菌感染(含类 B 抗原物质)、注射母体血(麻疹治疗)等,都可产生免疫抗体,造成输血反应、新生儿溶血症、血清病等不良结果,有时患者能被本身的红细胞刺激产生自体免疫性抗体,造成溶血性贫血。在免疫过程中,早期产生的抗体,多数是 IgM,后期的多数为 IgG,IgG 分子量为 16 万 D,分子的长度约为 25 nm,能通过胎盘,较耐热,70 ℃加热时较稳定,又因 IgG 分子量小,加之红细胞间的电荷排斥,在生理盐水中与相应的红细胞作用,不能出现凝集现象,所以又叫不完全抗体,必须用胶体介质、酶介质或抗人球蛋白等试验,才能证明其存在。免疫性抗体一般都是温性抗体,在 37 ℃作用较强。

第二节　标准血清及标准红细胞的制备

一、标准 A、B、O 血清的制备

选择 A 型、B 型、O 型的健康青壮年,无菌操作采取静脉血液,使其在 37 ℃凝固,待血清开始出现后,置于冰箱内 12 h 或 24 h,使冷凝素被自身红细胞吸收。取出离心沉淀分离血清,再将分离出来的血清置于 56 ℃水浴中 30 min 或 60 ℃ 5 min 灭活补体,然后测定其效价和凝集力,符合规定要求时,即成标准血清。各级血站亦可将试验后的无异常、无乳糜的 A、B、O 血型管分别抽出,按以上步骤处理,即成标准血清。

二、凝集效价的测定

取小试管 20 支,分两排放置于试管架上,前排标明 A,后排标明 B,再将各排由左而右注明号码。各管均加生理盐水 0.2 mL。吸取 A 型被测血清 0.2 mL,加入 A 排第 1 管中,混匀,吸出 0.2 mL 加入第 2 管中,如此稀释至第 10 管,从第 10 管吸出的 0.2 mL 弃掉,用同样的方法取 B 型被测血清,在 B 排中稀释,最后两排管的血清稀释倍数分别为 1∶2、1∶4、1∶8、

1：16、1：32、1：64、1：128、1：256、1：512、1：1024。A 排管各加 B 型 2 %红细胞生理盐水悬液0.2 mL；B 排管各加 A 型 2 %红细胞生理盐水悬液0.2 mL，混匀。放置室温（18～22 ℃）1～2 h观察结果，以稀释倍数最高而又显凝集者为其凝集效价。混匀后，放室温（18～22 ℃）1～2 h观察结果。如被测血清在第七管仍显凝集，则其凝集效价为1：128；如第八管仍显凝集，则其凝集效价为1：256。O 型标准血清抗 A、抗 B 的凝集效价测定，可参照上述方法进行。

三、标准血清的质量要求

A 型(抗 B)效价应在 1：64 以上，B 型(抗 A)效价应在 1：128 以上，如果低于上述标准，则不能使用。并要检查效价低的原因，重新制备，如果效价太高，可按效价规定加适量等渗盐水稀释，且不含其他血型抗体，不形成缗钱状的假凝集，冷凝集素效价小于 1：4。

四、亲和力的测定

所谓亲和力，是指标准血清与相对应的红细胞混合后出现的凝集速度及凝集块的大小。测定方法如下：取待测血清 0.1 mL 放于玻片或瓷板上，取对应的 10 %红细胞生理盐水悬液0.05 mL，加于血清中混匀并涂成直径约 1 cm 的圆形，立即计时。观察出现凝集的时间，并继续转动玻片或瓷板，至 3 min 时观察凝集块的大小。标准血清亲和力的质量要求：在15～30 s应出现凝集，3 min时凝集块应在1 mm² 以上，标准血清中不应含脂肪(脂肪可使效价迅速降低)，不可污染细菌。

五、标准血清的保存方法

合格的标准血清每 50 mL 加 1 mL 1 %硫柳汞水溶液防腐。再于 A 型血清中加入 1 %的伊红水溶液；B 型血清中加入 1 %的煌绿水溶液，以识区别。最好小量分装，冰箱保存。用时拿出放置室温融化后再使用。

六、标准红细胞悬液的制备

2 %标准红细胞悬液的制备：按需要型别，取全血 1 mL，加等渗盐水 2～3 mL，充分摇匀离心沉淀，弃去上清液，然后再加生理盐水 2～3 mL 按上述方法洗涤，共三次，最后取压积红细胞 2 滴，加新鲜等渗盐水 4 mL，轻轻摇动，即成所需 2 %的标准红细胞悬液。取压积红细胞 5 滴，加新鲜等渗盐水 4 mL，即成 5 %红细胞悬液。取压积红细胞 5 滴，加新鲜等渗盐水 2 mL，即成 10 %红细胞悬液。标准红细胞盐水悬液临用前制备，最多存放 3 天，用 ACD 溶液保存，最长可保存 1 周。

第三节　ABO 血型鉴定

一、ABO 血型鉴定原理

根据红细胞上有无 A 抗原或(和)B 抗原，血型可分为 A 型、B 型、AB 型和 O 型四种。可利用红细胞凝集试验，通过正、反定型准确鉴定 ABO 血型。所谓正定型，是用已知抗 A 和抗 B 分型血清来测定红细胞上有无相应的 A 抗原或(和)B 抗原；所谓反定型，是用已知 A 红细胞和 B 红细胞来测定血清中有无相应的抗 A 或(和)抗 B。

二、试剂和材料

抗 A（B 型血），抗 B（A 型血）及抗 A＋B（O 型血）分型血清。5 ％A、B 及 O 型试剂红细胞盐水悬液。（制备方法见附注）。受检者血清。受检者 5 ％红细胞悬液（制备方法同标准红细胞悬液）。

三、方法

（一）试管法

1.正定型

取试管 3 支做好标记，分别加入抗 A、抗 B 和抗 A＋B 标准血清各 1 滴。每管加入被检者 5 ％红细胞悬液各 1 滴，混匀后在室温放置 5 min。

2.反定型

取清洁小试管 3 支分别标明 A、B、O 细胞。用滴管分别加入被检者血清各 1 滴，A、B 和 O 型 5 ％标准红细胞悬液各 1 滴，再加入被检者血清各 1 滴，混合，立即以 1 000 r/min 的速度离心 1 min。轻弹试管，观察红细胞有无凝集。对结果可疑标本，应以显微镜观察。

（二）玻片法

1.正定型

取清洁玻片 1 张（或白瓷板用蜡笔画格），依次标明抗 A、抗 B、抗 A＋B。按标记滴加相应的标准分型血清 1 滴，分别滴加被检者 5 ％红细胞悬液各 1 滴，转动玻片混合。

2.反定型

另取玻片 1 张（或白瓷板 1 块，用蜡笔画格），做好标记，分别加入被检者血清各 1 滴，再加入标准 A、B 和 O 型红细胞悬液各 1 滴，转动玻片混匀。室温放置 10～15 min，转动玻片观察结果，结果见表 8-2。

四、注意事项

标准血清质量应符合要求，用毕后应放置冰箱保存，以免细菌污染。试剂红细胞以 3 个健康者同型新鲜红细胞混合，用生理盐水洗涤 3 次，以除去存在于血清中的抗体及可溶性抗原。试管、滴管和玻片必须清洁干燥，防止溶血。操作方法应按规定，一般应先加血清，然后再加红细胞悬液，以便容易核实是否漏加血清。离心时间不宜过长或过短，速度不宜过快或过慢，以防假阳性或假阴性结果。观察时应注意区别真假凝集。判断结果后应仔细核对，记录，避免笔误。

表 8-2　ABO 血型鉴定的结果观察

标准血清＋被检者红细胞			血检者	标准红细胞＋被检者血清		
抗 A	抗 B	抗 A＋B	血型	A 细胞	B 细胞	O 细胞
＋	－	＋	A	－	＋	－
－	＋	＋	B	＋	－	－
－	－	－	O	＋	＋	＋
＋	＋	＋	AB			

注：（＋）凝集；（－）不凝集。

五、临床意义

输血已成为临床上必不可少的治疗手段,输血必须输入同型血,如输入异型血,输入的红细胞可能迅速破坏,导致严重的溶血反应,常常威胁生命甚至造成死亡。

第四节　Rh 血型鉴定

Rh 血型是红细胞血型中最复杂的一个血型系统,我国 Rh 阳性的人只有 0.2 %～0.4 %,因此常规血型鉴定时不必做 Rh 血型鉴定,但对有输血史、妊娠史的患者在输血前应做 Rh 血型鉴定。Rh 血型系统有 5 种抗血清,即抗 C、抗 c、抗 D、抗 E、抗 e,可以检出 18 种不同的型别,但临床实验室很难得到这 5 种抗血清,况且在 Rh 抗原中,抗原性最强,出现频率最高,临床上影响最大的是 D 抗原,所以临床上一般只做 D 抗原的鉴定,受检者红细胞能与抗 D 血清凝集者为强阳性,不凝集者为阴性。Rh 血型的鉴定方法依抗体的性质而定,完全抗体可用盐水凝集试验,不完全抗体可选用胶体介质、木瓜酶及抗人球蛋白等试验。

一、Rh 血型定型

(一)原理

Rh 血型抗体多系不完全抗体,属 IgG 型。因分子短小,与红细胞上的抗原作用后,不能使红细胞靠拢凝集。木瓜酶能破坏红细胞表面上的唾液酸,降低其表面电荷,减少红细胞之间的排斥力,红细胞得以靠拢,在不完全抗体的作用下,红细胞便出现凝集。

(二)试剂与材料

Rh 抗血清常用的为不完全抗 D、抗 C、抗 E 及抗 D 四种。5 %受检者红细胞盐水悬液。1 %菠萝蛋白酶(或木瓜酶)溶液称取菠萝蛋白酶 1.0 g,溶解于 100 mL pH5.5 磷酸盐缓冲液。0.067 mol/L磷酸盐缓冲液(pH 5.5)由 Na_2HPO_4 5 mL 和 KH_2PO_4 95 mL 混合而成。已知 Rh 阳性及 Rh 阴性 5 %红细胞悬液各 1 份。

(三)操作

取试管 3 支,分别标明受检者及阳、阴性对照。每管各加抗 D 血清 1 滴。按标记各管分别加不同的红细胞悬液 1 滴及 1 %菠萝蛋白酶试剂各 1 滴,混匀后置 37 ℃水浴中 1 h,观察结果。

(四)结果判定

阳性对照管凝集,阴性对照管无凝集,被检管凝集为 Rh(D)阳性,无凝集为 Rh(D)阴性。

(五)注意事项

应严格控制温度和时间,因 Rh 抗体凝集块比较脆弱,观察结果时,应轻轻侧动试管,不可用力振摇。阳性对照取三人 O 型红细胞混合而成,阴性对照不易得到。一般设计方法为正常 AB 型血清1 滴,加 5 %D 阳性红细胞悬液 1 滴和菠萝蛋白酶试剂 1 滴混匀,与受检管一同置 37 ℃水浴 1 h。

(六)临床意义

Rh 血型与输血。Rh 阴性患者如输入 Rh 阳性血液,可刺激患者产生免疫性抗体,当第二次再接受 Rh 阳性血液时,即发生溶血性输血反应。Rh 阴性妇女如孕育过 Rh 阳性胎儿,当输入 Rh 阳性血液时亦可产生溶血性反应,严重者可导致死亡。Rh 血型与妊娠。Rh 阴性母亲孕育了 Rh 阳性胎儿后,在胎盘有小的渗漏时,胎儿血液可渗入母体血循环中,母体受到胎儿红细胞的刺激可产生相应的抗体。此种免疫性抗体能通过胎盘而破坏胎儿红细胞,如果第一胎所产生抗 D 抗体效价较低,一般对胎儿无明显影响。如再次妊娠 Rh 阳性胎儿时,抗 D 效价很快升高。此抗体通过胎盘进入胎儿体内而引发新生儿溶血病。

二、Du 血型鉴定

(一)盐水凝集试验

1.试剂

盐水抗 D 血清。受检者 2 ％～5 ％红细胞生理盐水悬液。D 阳性、D 阴性 2 ％～5 ％红细胞生理盐水悬液。

2.方法

取 3 支试管,分别注明被检者姓名及阳性和阴性对照。每管加抗 D 血清 1 滴。按标明的试管分别加入被检者红细胞、D 阳性红细胞、D 阴性红细胞悬液各 1 滴,混匀后置 37 ℃水浴中 1 h。

3.结果

阳性对照有凝集,阴性对照无凝集。被检管出现凝集为 Rh 阳性,无凝集者为 Rh 阴性。

(二)胶体介质试验

1.试剂

不完全抗 D 血清,AB 型血清(选择无不规则抗体和免疫性抗体,促凝能力强,不使红细胞形成缗钱状的血清),洗涤的被检者、Rh 阴性、Rh 阳性压积红细胞。

2.操作

将上述各种压积红细胞用 AB 型血清分别配成 5 ％的红细胞悬液。取小试管 4 支分别标明被检者姓名,Rh 阴性、Rh 阳性及 AB 介质对照,按表 8-3 滴加反应物。

表 8-3　胶体介质试验操作表

反应物	被检者	Rh(－)对照	Rh(＋)对照	AB 介质对照
抗 D 血清	1 滴	1 滴	1 滴	
AB 血清	－	－	－	2 滴
被检红细胞	1 滴	－	－	1 滴
Rh(－)红细胞	－	1 滴	－	－
Rh(＋)红细胞	－	－	1 滴	－

注:混匀,37 ℃ 1 h。

3.结果

先看对照管,Rh 阳性对照管应凝集,Rh 阴性对照管和 AB 介质对照管均不应凝集。被检管凝集者为 Rh 阳性;不凝集者为 Rh 阴性。

有 Rh 5 种抗血清的实验室,可用下列方法为 Rh 血型定型。

(1)试剂和材料：Rh 抗血清有不完全抗 C、抗 c、抗 D、抗 E 及抗 e。其效价为抗 D 不低于 64，抗 E、抗 C 和抗 e 不低于 16。5 %受检者红细胞生理盐水悬液。1 %菠萝蛋白酶(或木瓜酶)溶液。已知 Rh 阳性和 Rh 阴性 5 %红细胞生理盐水悬液各 1 份。

(2)方法：取试管(12 mm×60 mm)5 支，标明抗 C、抗 c、抗 D、抗 E、抗 e，按标明的内容分别加上述5 种抗血清 1 滴，再加 5 %受检者红细胞生理盐水悬液及 1 %菠萝蛋白酶试剂各 1 滴，混匀。另取两支对照管用蜡笔标明阳性和阴性，分别加入不完全抗 D 血清 1 滴，阳性对照管加 Rh 阳性红细胞 1 滴，阴性对照管加 Rh 阴性红细胞 1 滴，再分别加 1 %菠萝蛋白酶溶液 1 滴，置37 ℃水浴中 1 h，肉眼观察反应结果。将以上各管放 37 ℃ 1 h 观察结果。

(3)结果判定：如阳性对照管凝集，阴性对照管不凝集，受检者凝集，即表示受检者红细胞上有相应抗原；受检管不凝集，即表示受检者红细胞上没有相应抗原，用 5 种抗 Rh 血清检查，结果可能有 18 种表型。

第九章　尿液检验

第一节　尿液标本采集及保存

一、尿液标本采集

为保证尿液检查结果的准确性,必须正确留取标本:①避免阴道分泌物、月经血、粪便等污染。②无干扰化学物质(如表面活性剂、消毒剂)混入。③尿标本收集后及时送检及检查(2 h内),以免发生细菌繁殖、蛋白变性、细胞溶解等。④尿标本采集后应避免强光照射,以免尿胆原等物质因光照分解或氧化而减少。

二、尿标本的种类

(一)晨尿

晨尿即清晨起床后的第 1 次尿标本,未经浓缩和酸化的标本,血细胞、上皮细胞及管型等有形成分相对集中且保存得较好,适用于可疑或已知泌尿系统疾病的形态观察及早期妊娠试验等。但由于晨尿在膀胱内停留时间过长易发生变化,门诊患者携带不方便,现已采用清晨第 2 次尿标本来取代晨尿。

(二)随机尿(随意 1 次尿)

随机尿即留取任何时间的尿液,适用于门诊、急诊患者。本法留取方便,但易受饮食、运动、用药等影响,可致使低浓度或病理临界浓度的物质和有形成分漏检,也可能出现饮食性糖尿或受药物如维生素 C 等的干扰。

(三)餐后尿

通常于午餐后 2 h 收集患者尿液,此标本对病理性糖尿和蛋白尿的检出更为敏感,用餐后增加了负载,使已降低阈值的肾不能承受。此外,由于餐后肝分泌旺盛,促进尿胆原的肠肝循环,而餐后机体出现的"减潮"状态也有利于尿胆原的排出,因此餐后尿适用于尿糖、尿蛋白、尿胆原等检查。

(四)3 h 尿

收集上午 3 h 尿液,测定尿液有形成分,如白细胞排出率等。

(五)12 h 尿

晚 8 时排空膀胱并弃去此次的尿液后,留取次日晨 8 时夜尿,作为 12 h 尿有形成分计数,如 Addis 计数。

(六)24 h 尿

尿液中的一些溶质(肌酐、总蛋白质、糖、尿素、电解质及激素等)在一天的不同时间内的排泄浓度不同,为了准确定量,必须收集 24 h 尿液。于第 1 天晨 8 时排空膀胱弃去此次尿液,再收集至次日晨 8 时全部尿液,用于化学成分的定量。

（七）其他

其他包括中段尿、导尿、耻骨上膀胱穿刺尿等。

三、尿液标本的保存

（一）冷藏于 4 ℃

尿液置 4 ℃冰箱中冷藏可防止一般细菌生长及维持较恒定的弱酸性。但有些标本冷藏后，因磷酸盐及尿酸盐析出与沉淀而妨碍对有形成分的观察。

（二）加入化学防腐剂

大多数防腐剂的作用是抑制细菌生长和维持酸性，常用的有以下几种。

1.甲醛（福尔马林 400 g/L）

每升尿中加入 5 mL（或按 1 滴/30 mL 尿液比例加入），用于尿管型、细胞防腐，适用于 Addis 计数。注意甲醛为还原性物质可致班氏尿糖定性检查出现假阳性。甲醛过量时可与尿素产生沉淀物，干扰显微镜检查。

2.甲苯

每升尿中加入 5 mL，用于尿糖、尿蛋白等定量检查。

3.麝香草酚

每升尿中<1 g，既能抑制细菌生长，又能较好地保存尿中有形成分，可用于化学成分检查及防腐，但过量可使尿蛋白定性试验（加热乙酸法）出现假阳性，还能干扰尿胆色素的检出。

4.浓盐酸

每升尿中加入 10 mL，用于检测尿中 17 酮、17 羟类固醇、儿茶酚胺、钙离子、肾上腺素、去甲肾上腺素、香草扁桃酸（VMA）等。

5.冰乙酸

每升尿中加入 10 mL，用于检测尿中醛固酮。每升尿中加入 25 mL，可用于 5-羟色胺的测定。

6.碳酸钠

每升尿中加入 10 g，用于尿中卟啉的测定。

第二节 尿液的一般检验

一、尿量

尿量主要取决于肾小球的滤过率、肾小管重吸收和浓缩与稀释功能。此外，尿量变化还与外界因素，如每日饮水量、食物种类、周围环境（气温、湿度）、排汗量、年龄、精神因素、活动量等相关。正常成人 24 h 内排尿为 1～1.5 L。

24 h 尿量>2.5 L 为多尿，可由饮水过多，特别是饮用咖啡、茶、失眠及使用利尿药或静脉输液过多时引起。病理性多尿常由肾小管重吸收和浓缩功能减退，如尿崩症、糖尿病、肾功能不全、慢性肾盂肾炎等引起。

24 h 尿量<0.4 L 为少尿，可由机体缺水或出汗引起。病理性少尿主要见于脱水、血浓

缩、急性肾小球肾炎、各种慢性肾衰竭、肾移植术后急性排异反应、休克、心功能不全、尿路结石、损伤、肿瘤、尿路先天畸形等。

尿量不增多而仅排尿次数增加为尿频。见于膀胱炎、前列腺炎、尿道炎、肾盂肾炎、体质性神经衰弱、泌尿生殖系统处于激惹状态、磷酸盐尿症、碳酸盐尿症等。

二、外观

尿液外观包括颜色及透明度。正常人新鲜的尿液呈淡黄至橘黄色透明,影响尿液颜色的主要物质为尿色素、尿胆原、尿胆素及卟啉等。此外,尿色还受酸碱度、摄入食物或药物的影响。

浑浊度可分为清晰、雾状、云雾状浑浊、明显浑浊几个等级。浑浊的程度根据尿中含混悬物质种类及量而定。正常尿浑浊的主要原因是含有结晶和上皮细胞。病理性浑浊可能由尿中含有白细胞、红细胞及细菌所致。放置过久而有轻度浑浊可能由尿液酸碱度变化,尿内黏蛋白、核蛋白析出所致。淋巴管破裂产生的乳糜尿也可引起浑浊。在流行性出血热低血压期,尿中可出现蛋白、红细胞、上皮细胞等混合的凝固物,称"膜状物"。常见的外观改变有以下几种。

(一)血尿

尿内含有一定量的红细胞时称为血尿。由于出血量的不同,尿液可呈淡红色云雾状、淡洗肉水样或鲜血样,甚至混有凝血块。每升尿内含血量超过 1 mL 可出现淡红色,称为肉眼血尿。主要见于各种原因所致的泌尿系统出血,如肾结石或泌尿系统结石,肾结核、肾肿瘤及某些菌株所致的泌尿系统感染等。洗肉水样外观常见于急性肾小球肾炎。血尿还可由出血性疾病引起,见于血友病和特发性血小板减少性紫癜。镜下血尿指尿液外观变化不明显,而离心沉淀后进行镜检时能看到超过正常数量的红细胞。

(二)血红蛋白尿

当发生血管内溶血,血浆中血红蛋白含量增高,超过肝珠蛋白所能结合的量时,未结合的游离血红蛋白便可通过肾小球滤膜而形成血红蛋白尿。在酸性尿中血红蛋白可氧化成为正铁血红蛋白而呈棕色,如含量甚多则呈棕黑色酱油样外观。隐血试验呈强阳性反应,但离心沉淀后上清液颜色不变,镜检时不见红细胞或偶见溶解红细胞之碎屑,可与血尿相区别。卟啉尿症患者,尿液呈红葡萄酒色,碱性尿液中如存在酚红、番茄汁、芦荟等物质,酸性尿液中如存在氨基比林、磺胺等药物也可呈不同程度的红色。血红蛋白尿见于蚕豆黄、血型不合的输血反应、严重烧伤及阵发性睡眠性血红蛋白尿症等。

(三)胆红素尿

尿中含有大量的结合胆红素时,外观呈深黄色,振荡后泡沫亦呈黄色,若尿液在空气中久置可因胆红素被氧化为胆绿素而使外观呈棕绿色。胆红素见于阻塞性黄疸和肝细胞性黄疸。服用核黄素、呋喃唑酮后尿液亦可呈黄色,但胆红素定性阴性。服用大剂量熊胆粉、牛黄类药物时尿液可呈深黄色。

(四)乳糜尿

外观呈不同程度的乳白色,严重者似乳汁。其由淋巴循环受阻,从肠道吸收的乳糜液未能经淋巴管引流入血而逆流进入肾,使肾盂、输尿管处的淋巴管破裂,淋巴液进入尿液中所致。其主要成分为脂肪微粒及卵磷脂、胆固醇、少许纤维蛋白原和清蛋白等。乳糜尿多见于丝虫病,少数可由结核、肿瘤、腹部创伤或手术引起。乳糜尿离心沉淀后外观不变,沉渣中可见少量红细胞和淋巴细胞,丝虫病者偶可于沉渣中查出微丝蚴。乳糜尿须与脓尿或结晶尿等浑浊尿相鉴别,后两者经离心后上清转为澄清,而镜检可见多数的白细胞或盐类结晶,结晶尿加热加酸后浑浊消失。为确诊乳糜尿,还可于尿中加少量乙醚振荡提取,因尿中脂性成分溶于乙醚,水层浑浊程度比原尿减轻。

(五)脓尿

脓尿指尿液中含有大量白细胞而使外观呈不同程度的黄色浑浊或含脓丝状悬浮物。见于泌尿系统感染及前列腺炎、精囊炎,脓尿蛋白定性常为阳性,镜检可见大量脓细胞。还可通过尿三杯试验初步了解炎症部位,协助临床鉴别诊断。

(六)盐类结晶尿

其外观呈白色或淡粉红色颗粒状浑浊,尤其是在气温寒冷时常很快析出沉淀物。这类浑浊尿可通过在试管中加热、加乙酸进行鉴别。尿酸盐加热后浑浊消失,磷酸盐、碳酸盐则浑浊增加,但加乙酸后两者均变清,碳酸盐尿同时产生气泡。

除肉眼观察颜色与浊度外,还可以通过三杯试验进一步对病理尿的来源进行初步定位。尿三杯试验是在一次排尿中,人为地把尿液分成三段排出,分别盛于 3 个容器内,第 1 杯及第 3 杯每杯约 10 mL,其余大部分排于第 2 杯中。分别观察各杯尿的颜色、浑浊度,并做显微镜检查。尿三杯试验多用于男性泌尿生殖系统疾病定位的初步诊断(表 9-1)。

表 9-1　尿三杯试验外观鉴别结果及诊断

第 1 杯	第 2 杯	第 3 杯	初步诊断
有弥散脓液	清晰	清晰	急性尿道炎,且多在前尿道
有脓丝	清晰	清晰	亚急性或慢性尿道炎
有弥散脓液	有弥散脓液	有弥散脓液	尿道以上部位的泌尿系统感染
清晰	清晰	有弥散脓液	前列腺炎、精囊炎、后尿道炎、三角区炎症、膀胱颈部炎症
有脓丝	清晰	有弥散脓液	尿道炎、前列腺炎、精囊炎

尿三杯试验还可鉴别泌尿道出斑部位。

1.全程血尿(3 杯尿液均有血液)

血液多来自膀胱颈以上部位。

2.终末血尿(第 3 杯有血液)

病变多在膀胱三角区、颈部或后尿道(但膀胱肿瘤患者大量出血时,也可见全程血尿)。

3.初期血尿(第 1 杯有血液)

病变多在尿道或膀胱颈。

三、气味

正常新鲜尿液的气味来自尿内的挥发性酸,尿液久置后,因尿素分解而出现氨臭味。新排出的尿液有氨味提示有慢性膀胱炎及慢性尿潴留。糖尿病酮症时,尿液呈苹果样气味。此外,还有药物和食物,特别是进食蒜、葱、咖喱等,尿液可出现特殊气味。

四、比密

尿比密是指在 4 ℃时尿液与同体积纯水重量之比。尿比密的值因尿中水分、盐类及有机物含量而异,在病理情况下还受尿蛋白、尿糖及细胞成分等影响。如无水代谢失调,尿比密测定可粗略反映肾小管的浓缩稀释功能。

（一）参考值

在晨尿或通常饮食条件下:1.015～1.025。

随机尿:1.003～1.035(浮标法)。

（二）临床意义

1.高比密尿

其可见于高热、脱水、心功能不全、周围循环衰竭等尿少时,也可见于尿中含葡萄糖和碘造影剂时。

2.低比密尿

其可见于慢性肾小球肾炎、肾功能不全、肾盂肾炎、尿崩症、高血压等。慢性肾功能不全者,由于肾单位数目大量减少,尤其伴有远端肾单位浓缩功能障碍时,经常排出比密近于1.010(与肾小球滤液比密接近)的尿,此尿称为等渗尿。

五、血清(浆)和尿渗量的测定

渗量代表溶液中一种或多种溶质中具有渗透活性微粒的总数量,而与微粒的大小、种类及性质无关。只要溶液的渗量相同,就都具有相同的渗透压。测定尿渗量可了解尿内全部溶质的微粒总数量和尿内溶质和水的相对排泄速度,并判断肾的浓缩稀释功能。

（一）参考值

血清平均为 290 mOsm/kg H_2O,范围 280～300 mOsm/kg H_2O。成人尿液 24 h 内 40～1 400 mOsm/kg H_2O,常见数值 600～1 000 mOsm/kg H_2O。尿/血清比值应大于 3。

（二）临床意义

(1)血清小于 280 mmol/kg H_2O 时为低渗性脱水,大于 300 mmol/kg H_2O 时为高渗性脱水。

(2)禁饮 12 h,尿渗量＜800 mmol/kg H_2O 表示肾浓缩功能不全。

(3)急性肾小管功能障碍时,尿渗量降低,尿/血清渗量比值≤1。尿渗量仅受溶质微粒数量的影响而改变,很少受蛋白质及葡萄糖等大分子影响。

六、自由水清除率测定

自由水清除率是指单位时间内(每小时或每分钟)尿中排出的游离水量。它可通过血清渗量、尿渗量及单位时间尿量求得。

（一）参考值

25～100 mL/h 或 0.4～1.7 mL/min。

（二）临床意义

(1)自由水清除率为正值代表尿液被稀释,反之代表尿液被浓缩,其负值越大代表肾浓缩功能越佳。

(2)尿/血清渗量比值常因少尿而影响结果。

(3)急性肾衰竭早期,自由水清除率趋于零,而且先于临床症状出现之前 2～3 d,常作为判断急性肾衰竭早期诊断指标。在治疗期间,自由水清除率呈现负值,大小还可反映肾功能恢复程度。

(4)可作为观察严重创伤、大手术后低血压、少尿或休克患者髓质功能损害的指标。

(5)肾移植时有助于早期发现急性排异反应,此时可近于零。

(6)用于鉴别非少尿性肾功能不全和肾外性氮质血症,后者往往正常。

第三节　尿液的沉渣检验

尿沉渣检验是用显微镜对尿沉淀物进行检验,识别尿液中细胞、管型、结晶、细菌、寄生虫等各种病理成分,辅助对泌尿系统疾病做出诊断、定位、鉴别诊断及预后判断的重要试验项目。

一、尿细胞成分检验

(一)红细胞

正常人尿沉渣镜检红细胞为 0~3 个/HP;若红细胞在 3 个/HP 以上,尿液外观无血色者,则称为镜下血尿,应考虑为异常。

新鲜尿中红细胞形态对鉴别肾小球源性和非肾小球源性血尿有重要价值,因此除注意红细胞数量外还要注意其形态:正常红细胞直径为 7.5 μm;小红细胞直径<6 μm;大细胞直径>9 μm;巨红细胞>10 μm。用显微镜观察,可将尿中红细胞分成四种。

1.均一形红细胞

红细胞外形及大小正常,以正常红细胞为主,在少数情况下也可见到丢失血红蛋白的影细胞或外形轻微改变的棘细胞,整个尿沉渣中不存在两种以上的类型。一般通称为 O 型细胞。

2.多变形红细胞

红细胞大小不等,外形呈两种以上的多形性变化,常见以下形态:胞质从胞膜向外突出呈相对致密小泡,胞膜破裂,部分胞质丢失;胞质呈颗粒状,沿细胞膜内侧间断沉着;细胞的一侧向外展,类似葫芦状或发芽的酵母状;胞质内有散在的相对致密物,成细颗粒状;胞质向四周集中,形似炸面包圈样,以及破碎的红细胞等。其称为 I 型。

3.变形红细胞

变形红细胞多为皱缩红细胞,主要为膜皱缩、血红蛋白浓缩,呈高色素性,体积变小,胞膜可见棘状突起,棘突之间看不到膜间隔,有时呈桑葚状、星状、多角形,是在皱缩基础上产生的,称为 II 型。

4.小形红细胞

小形红细胞直径约在 6 μm 以下,细胞膜完整,血红蛋白浓缩,呈高色素性。体积变小,细胞大小基本一致称为 III 型。

肾小球源性血尿多为 I、II、III 型红细胞形态,通过显微镜诊断,与肾活检的诊断符合率可达96.7 %。非肾小球疾病血尿,则多为均一性血尿,与肾活检诊断符合率达 92.6 %。

肾小球性血尿红细胞形态学变化的机制目前认为可能是红细胞通过有病理改变的肾小球滤膜时,受到了挤压损伤,以后在通过各段肾小管的过程中又受到不同的 pH 和不断变化着的渗透压的影响,加上介质的张力,各种代谢产物(脂肪酸、溶血、卵磷脂、胆酸等)的作用,造成红细胞的大小、形态和血红蛋白含量等变化。而非肾小球性血尿主要是肾小球以下部位和泌尿通路上毛细血管破裂的出血,不存在通过肾小球滤膜时受到挤压损伤,因而红细胞形态正常。来自肾小管的红细胞虽可受 pH 及渗透压变化的作用,但因时间短暂,变化轻微,多呈一过性血尿。

临床意义:正常人特别是青少年在剧烈运动、急行军、冷水浴、久站或重体力劳动后可出现暂时性镜下血尿,这种一过性血尿属生理性变化范围。女性患者应注意月经污染问题,须通过动态观察加以区别。引起血尿的疾病很多,可归纳为三类。

(1)泌尿系统自身疾病:泌尿系统各部位的炎症、肿瘤、结核、结石、创伤、肾移植排异、先天性畸形等均可引起不同程度的血尿,如急、慢性肾小球肾炎,肾盂肾炎,泌尿系统感染等都是血尿的常见原因。

(2)全身其他系统疾病:主要见于各种出血性疾病,如特发性血小板减少性紫癜、血友病、DIC、再生障碍性贫血和白血病合并有血小板减少时;某些免疫性疾病如系统性红斑狼疮等也可引起血尿。

(3)泌尿系统附近器官的疾病:前列腺炎、精囊炎、盆腔炎等患者尿中也可偶尔见到红细胞。

(二)白细胞、脓细胞、闪光细胞和混合细胞群

正常人尿沉渣镜检白细胞小于 5 个/HP,白细胞超过 5 个/HP 即增多,称为镜下脓尿。白细胞系指无明显退变的完整细胞,尿中以中性粒细胞较多见,也可见到淋巴细胞及单核细胞。其细胞质清晰整齐,加 1 ‰醋酸处理后细胞核可见到。中性粒细胞常分散存在。脓细胞系指在炎症过程中破坏或死亡的中性粒细胞,外形不规则,胞质内充满颗粒,细胞核不清晰,易聚集成团,细胞界限不明显,此种细胞称为脓细胞。急性肾小球肾炎时,尿内白细胞可轻度增多。若发现多量白细胞,表示泌尿系统感染,如肾盂肾炎、膀胱炎、尿道炎及肾结核等。肾移植手术后 1 周内尿中可出现较多的中性粒细胞,随后可逐渐减少至恢复正常。成年女性生殖系统有炎症时,常有阴道分泌物混入尿内。除有成团脓细胞外,还伴有多量扁平上皮细胞及一些细长的大肠杆菌。闪光细胞是一种在炎症感染过程中,发生脂肪变性的多形核白细胞,其胞质中充满了活动的闪光颗粒,这种颗粒用 Sternheimer-Malbin 法染色时结晶紫不着色而闪闪发光。故称闪光细胞,有时胞质内可有空泡。

临床意义如下。

(1)泌尿系统有炎症时均可见到尿中白细胞增多,尤其在细菌感染时多见,如急慢性肾盂肾炎、膀胱炎、尿道炎、前列腺炎、肾结核等。

(2)女性患阴道炎或宫颈炎、附件炎时可因分泌物进入尿中,而见白细胞增多,常伴大量扁平上皮细胞。

(3)肾移植后如发生排异反应,尿中可出现大量淋巴及单核细胞。

(4)肾盂肾炎活动期或慢性肾盂肾炎的急性发作期可见闪光细胞,患膀胱炎、前列腺炎、阴道炎时也偶尔可见到。

(5)尿液白细胞中单核细胞增多,可见于药物性急性间质性肾炎及新月形肾小球肾炎,急性肾小管坏死时单核细胞减少或消失。

(6)尿中出现多量嗜酸性粒细胞时称为嗜酸性粒细胞尿,见于某些急性间质性肾炎患者。

药物所致变态反应,在尿道炎等泌尿系统其他部位的非特异性炎症时,也可出现嗜酸性粒细胞。

(三)混合细胞群

混合细胞群是一种泌尿系统上尿路感染后多种细胞黏附聚集成团的细胞群体,在上尿路感染过程中特殊条件下多种细胞的组合,多为淋巴细胞、浆细胞、移行上皮细胞及单核细胞紧密黏附聚集在一起,经瑞氏染色各类细胞形态完整。荧光染色各类细胞出现较强的橘黄色荧光,机械振荡不易解离,我们命名为混合细胞群(mixed cell group,MCG)。这种混合细胞群多出现在上尿路感染的尿液中,尤其在慢性肾盂肾炎患者的尿中,阳性正确检出率达99.8%。

(四)巨噬细胞

巨噬细胞比白细胞大,呈卵圆形、圆形或不规则形,有一个较大不明显的核,核常为卵圆形偏于一侧,胞质内有较多的颗粒和吞噬物,常有空泡。其在泌尿道急性炎症时出现,如急性肾盂肾炎、膀胱炎、尿道炎等,并伴有脓细胞,其出现的量,决定于炎症的程度。

(五)上皮细胞

由于新陈代谢或炎症等,泌尿生殖道的上皮细胞脱落后可混入尿中排出;从组织学上讲,有来自肾小管的立方上皮,有来自肾、肾盂、输尿管、膀胱和部分尿道的移行上皮,也有来自尿道中段的假复层柱状上皮,以及尿道口和阴道的复层鳞状上皮。

1.小圆上皮细胞

小圆上皮细胞来自肾小管立方上皮或移行上皮深层,在正常尿液中不出现,此类细胞形态特点为:较白细胞略大,呈圆形或多边形,内含一个大而明显的核,核膜清楚,胞质中可见脂肪滴及小空泡。因来自肾小管,故亦称肾小管上皮细胞或肾细胞。肾小管上皮细胞,分曲管上皮与集合管上皮,两者在形态上有不同,曲管上皮为肾单位中代谢旺盛的细胞,肾小管损伤时,最早出现于尿液中,其特征为曲管上皮胞体(20~60 μm)含大量线粒体,呈现多数粗颗粒,结构疏松如网状,核偏心易识别。集合管上皮胞体小,8~12 μm,核致密呈团块,着色深,单个居中央,界膜清楚。浆内有细颗粒。这种细胞在尿液中出现,常表示肾小管有病变,急性肾小球肾炎时最多见。成堆出现,表示肾小管有坏死性病变。细胞内有时充满脂肪颗粒,此时称为脂肪颗粒细胞或称复粒细胞。当肾脏慢性充血、梗死或血红蛋白沉着时,肾小管细胞内含有棕色颗粒,亦即含铁血黄素颗粒,也可称为复粒细胞,此种颗粒呈普鲁士蓝反应阳性。肾移植后1周内,尿中可发现较多的肾小管上皮细胞,随后可逐渐减少而恢复正常。当发生排异反应时,尿液中可再度出现成片的肾上皮细胞,并可见到上皮细胞管型。

2.变性肾上皮细胞

这类细胞常见在肾上皮细胞内充满粗颗粒或脂肪滴的圆形细胞,胞体较大,核清楚者称脂肪颗粒变性细胞。苏丹Ⅲ染色后胞质中充满橙红色脂肪晶体和脂肪滴,瑞氏染色后胞质中充满不着色、空泡样脂肪滴。这种细胞多出现于肾病综合征、肾炎型肾病综合征及某些慢性肾脏疾病。

3.尿液肾小管上皮计数

参考值如下。

正常人尿液<0。

肾小管轻度损伤曲管上皮>10 个/10HP。

肾小管中度损伤曲管上皮>50 个/10HP。

肾小管严重损伤曲管上皮>100 个/10HP。

肾小管急性坏死曲管上皮>200 个/10HP。

临床意义：正常人尿液一般见不到肾上皮及肾小管上皮的脱落,其数量与肾小管的损伤程度有关。感染、炎症、肿瘤、肾移植或药物中毒累及肾实质,都会导致肾小管上皮细胞的脱落。

4.移行上皮细胞

移行上皮细胞于正常时少见,来自肾盂、输尿管、近膀胱段及尿道等处的移行上皮组织。由于此类细胞部位的不同和脱落时器官的缩张状态的差异,其大小和形态有很大的差别。

(1)表层移行上皮细胞：在器官充盈时脱落,胞体大,为正常白细胞 4～5 倍,多呈不规则的圆形,核较小,常居中央;有人称此为大圆形上皮细胞。如在器官收缩时脱落,形成细胞体积较小,为正常白细胞的2～3倍,多呈圆形,自膀胱上皮表层至阴道上皮外底层皆为此类形态的细胞。这类细胞可偶见于正常尿液中,膀胱炎时可成片脱落。

(2)中层移行上皮细胞：体积大小不一,呈梨形、纺锤形,又称尾形上皮细胞,核稍大,呈圆形或椭圆形,多来自肾盂,也称肾盂上皮细胞,有时也可来自输尿管及膀胱颈部。此类细胞在正常尿液中不易见到,在肾盂、输尿管及膀胱颈部炎症时,可成片的脱落。

(3)底层移行上皮细胞：体积较小,反光性强,因与肾小管上皮细胞相似,故有人称此细胞为小圆上皮细胞,其为输尿管、膀胱、尿道上皮深层的细胞。此细胞核较小,但整个胞体又较肾上皮细胞为大,可以此加以区别。

5.复层鳞状上皮

复层鳞状上皮又称扁平上皮细胞,来自尿道口和阴道上皮表层,细胞扁平而大,似鱼鳞样,不规则,细胞核较小呈圆形或卵圆形。成年女性尿液中易见,少量出现无临床意义,尿道炎时可大量出现,常见片状脱落且伴有较多的白细胞。

6.多核巨细胞及人巨细胞病毒包涵体

多核巨细胞及人巨细胞病毒包涵体 20～25 μm,呈多角形、椭圆形,有数个椭圆形的核,可见嗜酸性包涵体。一般认为是由尿道而来的移形上皮细胞。多见于麻疹、水痘、腮腺炎、流行性出血热等病毒性感染者的尿中。巨细胞病毒是一种疱疹病毒,含双股 DNA,可通过输血、器官移植等造成感染,婴儿可经胎盘、乳汁等感染,尿中可见含此病毒包涵体的上皮细胞。

二、尿管型检验

管型是蛋白质在肾小管、集合管中凝固而成的圆柱形蛋白聚体。原尿中少量的清蛋白和由肾小管分泌的 Tamm-Horsfall 黏蛋白(TH 黏蛋白)是构成管型的基质。1962 年,麦奎因(Mcqueen)用免疫方法证实透明管型是由以 TH 黏蛋白和少量清蛋白为主的血浆蛋白沉淀构成的管型基质。TH 黏蛋白肾单位髓襻的上行支及远端的肾小管分泌,仅见于尿中。正常人分泌很少(每日 40 mg)。在病理情况下,肾小球病变、血浆蛋白滤出增多或肾小管重吸收蛋白质的功能减退等原因,使肾小管内的蛋白质增高,肾小管有使尿液浓缩(水分吸收)酸化(酸性物增加)能力,加之软骨素硫酸酯的存在,蛋白在肾小管腔内凝聚、沉淀,形成管型。

(一)透明管型

透明管型主要由 T-H 蛋白构成,也有清蛋白及氯化钠参与。健康人参考值为 0~1/HP。其为半透明、圆柱形,大小、长短很不一致,通常两端平行、钝圆,平直或略弯曲,甚至扭曲。在弱光下易见。正常人在剧烈运动后或老年人的尿液中可少量出现。发热、麻醉、心功能不全、肾受到刺激后尿中也可出现。一般无临床意义,如持续多量出现于尿液中,同时可见异常粗大的透明管型和红细胞及肾小管上皮细胞有剥落现象,则说明肾有严重损害。见于急慢性肾小球肾炎、肾病、肾盂肾炎、肾淤血、恶性高血压、肾动脉硬化等。此管型在碱性尿液中或稀释时,可溶解消失。

近年来有人将透明管型分单纯性和复合性两种,前者不含颗粒和细胞,后者可含少量颗粒和细胞(如红细胞、白细胞和肾上皮细胞),以及脂肪体等,但其量应低于管型总体的一半。复合性透明管型的临床意义较单纯性透明管型大。透明红细胞管型是肾出血的主要标志,透明白细胞管型是肾炎症的重要标志,透明脂肪管型是肾病综合征的特有标志。

(二)颗粒管型

管型基质内含有颗粒,其量超过 1/3 面积时称为颗粒管型,其是由肾实质性病变的变性细胞的分解产物,或由血浆蛋白及其他物质直接聚集于 T-H 糖蛋白管型基质中形成的。可分为粗颗粒管型和细颗粒管型两种。开始多数颗粒大而粗,由于在肾停留时间较长,粗颗粒碎化为细颗粒。

1.粗颗粒管型

粗颗粒管型指管型基质中含有多数粗大而浓密的颗粒,外形较宽、易吸收色素而呈淡黄褐色。近来也有人认为粗颗粒管型由白细胞变性而成,因粗颗粒过氧化物酶染色一般为阳性;而细颗粒管型由上皮细胞衍化而成,因粒细胞脂酶染色阳性而过氧化物酶染色一般为阴性。多见于慢性肾小球肾炎、肾病综合征、肾动脉硬化、药物中毒损伤肾小管及肾移植术发生急性排异反应时。

2.细颗粒管型

细颗粒管型指管型基质内含有较多细小而稀疏的颗粒,多见于慢性肾小球肾炎、急性肾小球肾炎后期,偶尔也出现于正常人剧烈运动后、发热及脱水的尿液中。如数量增多,则提示肾实质损伤的可能。

(三)细胞管型

管型基质内含有多量细胞,其数量超过管型体积的 1/3 时,称细胞管型。这类管型的出现,常表示肾病变在急性期。

1.红细胞管型

红细胞管型指管型基质内含有较多的红细胞,通常细胞多已残损,此种管型由肾小球或肾小管出血,或血液流入肾小管所致。常见于急性肾小球肾炎、慢性肾小球肾炎急性发作期、急性肾小管坏死、肾出血、肾移植后急性排异反应、肾梗死、肾静脉血栓形成等。

2.白细胞管型

白细胞管型指管型基质内充满白细胞,由退化变性坏死的白细胞聚集而成,过氧化酶染色呈阳性,此种管型表示肾中有中性粒细胞的渗出和间质性炎症。常见于急性肾盂肾炎、间质性肾炎、多发性动脉炎、狼疮性肾炎、急性肾小球肾炎、肾病综合征等。

3.肾上皮细胞管型

肾上皮细胞管型指管型基质内含有多数肾小管上皮细胞。此细胞大小不一,并呈瓦片状排列。此种管型出现,多为肾小管病变,表示肾小管上皮细胞有脱落性病变。脂酶染色呈阳性,过氧化物酶染色呈阴性。常见于急性肾小管坏死、急性肾小球肾炎、间质性肾炎、肾病综合征、子痫,重金属、化学物质、药物中毒,肾移植后排异反应及肾淀粉样变性等。

4.混合细胞管型

管型基质内含有白细胞、红细胞、肾上皮细胞和颗粒等,称为混合型管型。此管型出现表示肾小球肾炎反复发作,出血和缺血性肾坏死,常见于肾小球肾炎、肾病综合征进行期、结节性动脉周围炎、狼疮性肾炎及恶性高血压。在肾移植后发生急性排异反应时,可见到肾小管上皮细胞与淋巴细胞的混合管型。

5.血小板管型

管型基质内含有血小板,称为血小板管型。由于在高倍镜下难以鉴别,须用 4.4 ％清蛋白液洗渣,以 4 ％甲醛液固定涂片后吉姆萨染色液染色。此管型指当 DIC 发生时,大量血小板在促使管型形成的因素下,组成血小板管型,随尿液排出。此管型对确诊 DIC 有重要临床意义,尤其在早期更有价值。

(四)变形管型

其包括脂肪管型、蜡样管型及血红蛋白管型。

1.脂肪管型

管型基质内含有多量脂肪滴称脂肪管型。脂肪滴大小不等,圆形、折光性强,可用脂肪染色鉴别。此脂肪滴为肾上皮细胞脂肪变性的产物。见于类脂性肾病、肾病综合征、慢性肾炎急性发作型、中毒性肾病等。常为病情严重的适应证。

2.蜡样管型

蜡样管型常呈浅灰色或淡黄色,折光性强、质地厚、外形宽大,易断裂,边缘常有缺口,有时呈扭曲状。常与肾小管炎症有关,其形成由肾单位慢性损害、阻塞、长期少尿、无尿、透明管型、颗粒管型或细胞管型长期滞留于肾小管中演变而来,是细胞崩解的最后产物;也可由发生淀粉样变性的上皮细胞溶解后形成。见于慢性肾小球肾炎晚期、肾功能不全及肾淀粉样变性时,亦可在肾小管炎症和变性、肾移植慢性排异反应时见到。

3.血红蛋白管型

管型基质中含有破裂的红细胞及血红蛋白,多为褐色呈不规整形,常见于急性出血性肾炎、血红蛋白尿、骨折及溶血反应引起的肝胆系统疾病等患者的尿液中,肾出血、肾移植术后产生排异反应时,罕见于血管内溶血患者。

(五)肾功能不全管型

其又称宽幅管型或肾衰竭管型。其宽度可为一般管型的 2～6 倍,也有较长者,形似蜡样管型但较薄,由损坏的肾小管上皮细胞碎屑在明显扩大的集合管内凝聚而成;或因尿液长期淤积使肾小管扩张,形成粗大管型,可见于肾功能不全患者尿中。急性肾功能不全者在多尿早期这类管型可大量出现,随着肾功能的改善而逐渐减少消失。在异型输血后由溶血反应导致急性肾衰竭时,尿中可见褐色宽大的血红蛋白管型。挤压伤或大面积烧伤后急性肾功能不全时,尿中可见带色素的肌红蛋白管型。在慢性肾功能不全时,此管型出现提示预后不良。

(六)微生物管型

常见的微生物管型包括细菌管型和真菌管型。

1.细菌管型

其指管型的透明基质中含大量细菌。在普通光镜下呈颗粒状,此管型出现提示肾有感染,多见于肾脓毒性疾病。

2.真菌管型

其指管型的透明基质中含大量真菌孢子及菌丝。经染色后形态才易辨认。此管型可见于累及肾的真菌感染,对早期诊断原发性及播散性真菌感染和抗真菌药物的药效监测有重要意义。

(七)结晶管型

其指管型透明基质中含尿酸盐或草酸盐等结晶,1930 年富勒·奥尔布赖特(Fuller Albright)首先描述甲状旁腺功能亢进患者的尿中可有结晶管型。常见于代谢性疾病、中毒或药物所致的肾小管内结晶沉淀伴急性肾衰竭,还可见于隐匿性肾小球肾炎、肾病综合征等。

(八)难以分类管型(不规则管型)

其外形似长方形透明管型样物体,边缘呈锯齿样凸起,凸起间隔距离规律似木梳,极少数还可见到未衍变完全的细胞及上皮,免疫荧光染色后,形态清晰。多见于尿路感染或肾受到刺激时,有时也可在肾小球肾炎患者的尿液沉渣中发现。

(九)易被认为管型的物质

1.黏液丝

其形为长线条状,边缘不清,末端尖细卷曲。正常尿中可见,尤其在妇女尿中可多量存在,如大量存在,则表示尿道受刺激或有炎症反应。

2.类圆柱体

其外形似透明管型,尾端尖细,有一条尖细螺旋状尾巴。可能是肾小管分泌的物体,其凝固性发生改变,而未能形成形态完整的管型。常和透明管型同时存在,多见于肾血循环障碍或肾受到刺激时,偶见于急性肾炎患者尿中。

3.假管型

黏液状纤维状物黏附于非晶形尿酸盐或磷酸盐圆柱形物体上,形态似颗粒管型,但两端不圆、粗细不均、边缘不整齐,若加温或加酸可立即消失。

三、尿结晶检查

尿中出现结晶称晶体尿。尿液中析出结晶,取决于这些物质在尿液中的溶解度、浓度、pH、温度及胶体状况等因素。当种种促进与抑制结晶析出的因子和使尿液过饱和状态维持稳定动态平衡的因素失衡时,可见结晶析出。尿结晶包括代谢性的盐类结晶,多来自饮食,一般无临床意义,但如果经常出现在尿液中,伴有较多的新鲜红细胞,应考虑有结石的可能;还包括病理性的结晶,如亮氨酸、酪氨酸、胱氨酸、胆红素和药物结晶等,具有一定的临床意义。

(一)酸性尿液中结晶

1.尿酸结晶

尿酸为机体核蛋白中嘌呤代谢的终末产物,常以尿酸、尿酸钙、尿酸铵、尿酸钠的盐类形式随尿排出体外。其形态光镜下可见呈黄色或暗棕红色的菱形、三棱形、长方形、斜方形、蔷薇花瓣形的结晶体,可溶于氢氧化钠溶液。正常情况下如多食含高嘌呤的动物内脏可使尿中尿酸增加。在急性痛风症、小儿急性发热、慢性间质性肾炎、白血病时,因细胞核大量分解,也可排出大量尿酸盐。如伴有红细胞出现,则提示有膀胱或肾结石的可能,或肾小管对尿酸的重吸收发生障碍等。

2.草酸钙结晶

草酸是植物性食物中的有害成分,正常情况下与钙结合,形成草酸钙经尿液排出体外。其形态为哑铃形、无色方形、闪烁发光的八面体,有两条对角线互相交叉等。可溶于盐酸但不溶于乙酸,属正常代谢成分,如草酸盐排出增多,患者有尿路刺激症状或有肾绞痛合并血尿,应考虑尿路结石症的可能性。

3.硫酸钙结晶

其形状为无色针状或晶体状结晶,呈放射状排列,无临床意义。

4.马尿酸结晶

其形状为无色针状、斜方柱状或三棱状,在尿沉渣中常有色泽,为人类和草食动物尿液中的正常成分,由苯甲酸与甘氨酸结合而成。一般无临床意义。

5.亮氨酸和酪氨酸结晶

尿中出现的亮氨酸和酪氨酸结晶为蛋白分解产物,亮氨酸结晶为淡黄色小球形油滴状,折光性强,并有辐射及同心纹,溶于乙酸不溶于盐酸。酪氨酸结晶为略带黑色的细针状结晶,常成束成团,可溶于氢氧化铵而不溶于乙酸。正常尿液中很少出现这两种结晶。可见于急性磷、氯仿、四氯化碳中毒,急性重型肝炎,肝硬化,糖尿病性昏迷,白血病或伤寒的尿液中。

6.胱氨酸结晶

其为无色六角形片状结晶,折光性很强,系蛋白质分解产物。可溶于盐酸不溶于乙酸,迅速溶解于氨水中。正常尿中少见,在先天性氨基酸代谢异常如胱氨酸病时,大量出现,提示有形成结石的可能性。

7.胆红素结晶

其形态为黄红色成束的小针状或小片状结晶,可溶于氢氧化钠溶液,遇硝酸可显绿色,见于阻塞性黄疸、急性重型肝炎、肝硬化、肝癌、急性磷中毒等。有时在白细胞及上皮细胞内可见到此种结晶。

8.胆固醇结晶

形状为无色缺角的方形薄片状结晶,大小不一,单个或叠层,浮于尿液表面,可溶于乙醚、氯仿及乙醇。见于乳糜尿内、肾淀粉样变、肾盂肾炎、膀胱炎、脓尿等。

(二)碱性尿液中结晶

1.磷酸盐类结晶

磷酸盐类一部分来自食物,另一部分来自含磷的有机化合物(磷蛋白类、核蛋白类),在组织分解时生成,属正常代谢产物,包括无定形磷酸盐、磷酸镁铵、磷酸钙等。其形状为无色透明闪光的屋顶形或棱柱形,有时呈羊齿草叶形。可溶于乙酸。如长期在尿液中见到大量磷酸钙结晶,则应结合临床资料考虑甲状旁腺功能亢进、肾小管性酸中毒或因长期卧床骨质脱钙等。如患者长期出现磷酸盐结晶,应考虑有磷酸盐结石的可能。有些草酸钙与磷酸钙的混合结石,与碱性尿易析出磷酸盐结晶及尿中黏蛋白变化因素有关。感染引起结石,尿中常出现磷酸镁铵结晶。

2.碳酸钙结晶

其形态为无色哑铃状或小针状结晶,也可呈无晶形颗粒状沉淀。正常尿内少见,可溶于乙酸并产生气泡。无临床意义。

3.尿酸铵结晶

其黄褐色不透明,常呈刺球形或树根形,是尿酸和游离铵结合的产物,又称重尿酸铵结晶。见于腐败分解的尿中,无临床意义。若在新鲜尿液中出现此种结晶,表示膀胱有细菌感染。

4.尿酸钙结晶

其形状为球形,周围附有突起或呈菱形。可溶于乙酸及盐酸,多见于新生儿尿液或碱性尿液中,无临床意义。

(三)药物结晶

随着化学治疗的发展,尿中可见药物结晶日益增多。

1.放射造影剂

使用放射造影剂患者如合并静脉损伤,可在尿中发现束状、球状、多形性结晶。其可溶于氢氧化钠,不溶于乙醚、氯仿。尿的比密度可明显升高(>1.050)。

2.磺胺类药物结晶

磺胺类药物的溶解度小,在体内乙酰化率较高,服用后可在泌尿道内以结晶形式排出。如在新鲜尿内出现大量结晶体并伴有红细胞,则有发生泌尿道结石和导致尿闭的可能,应即时停药予以积极处理。在出现结晶体的同时除伴有红细胞外可见到管型,表示有肾损害,应立即停药,大量饮水,服用碱性药物使尿液碱化。现仅将《2000年中国药典》记载的卫生部(现卫健委)允许使用的几种磺胺药物的结晶形态介绍如下。

(1)磺胺嘧啶(sulphadia zine,SD):结晶形状为棕黄色不对称的麦秆束状或球状,内部结构呈紧密的辐射状,可溶于丙酮。

(2)磺胺甲基异噁唑:结晶形状为无色透明、长方形的六面体结晶,似厚玻璃块,边缘有折光阴影,散在或集束成"+""X"形排列,可溶于丙酮。

(3)磺胺多辛:因在体内乙酰化率较低,故不易在酸性尿中析出结晶。

3.解热镇痛药

退热药如阿司匹林、磺基水杨酸也可在尿中出现双折射性斜方形或放射状结晶。由于新药日益增多,也有一些药物可能在尿中出现结晶如诺氟沙星等,应识别其性质及来源。

四、其他有机沉淀物

(一)寄生虫

尿液检查可发现丝虫微丝蚴、血吸虫卵、刚地弓形虫滋养体、溶组织阿米巴滋养体、并殖吸虫幼虫、蛔虫(成虫、幼虫)、棘颚口线虫、幼虫、蛲虫(成虫、幼虫)、肾膨结线虫(卵、成虫)、裂头蚴、棘头蚴、某蝇类幼虫及螨。常在妇女尿中见到阴道毛滴虫,有时男性尿中也可见到。

(二)细菌

在新鲜尿液中发现多量细菌,表示泌尿道有感染。在陈旧性尿液中出现细菌或真菌时应考虑容器不洁及尿排出时间过久又未加防腐剂,致细菌大量繁殖,无临床意义。

(三)脂肪细胞

尿液中混有脂肪小滴时称脂肪尿,脂肪小滴在显微镜下可见大小不一的圆形小油滴,用苏丹Ⅲ染成橙红色者为脂肪细胞。用瑞氏染色脂肪不着色呈空泡样。脂肪细胞出现常见于糖尿病高脂血症、类脂性肾病综合征、脂蛋白肾病、肾盂肾炎、腹内结核、肿瘤、疟疾、长骨骨折、骨髓脂肪栓塞及先天性淋巴管畸形等。

五、尿液沉渣计数

尿液沉渣计数是尿液中有机有形沉淀物计数,计算在一定时间内尿液各种有机有形成分的数量,借以了解肾损伤情况。正常人尿液也含有少数的透明管型、红细胞及白细胞等有形成分。在肾疾患时,其数量可有不同程度的增加,增加的幅度与肾损伤程度有关。因此,定量计数尿中的有机有形成分可为肾疾病的诊断提供依据。

(一)12 h尿沉渣计数(Addis计数)

其指测定夜间12 h浓缩尿液中的红细胞、白细胞及管型的数量。为防止沉淀物的变性,须加入一定量防腐剂,患者在晚8时,排尿弃去,取以后12 h内全部尿液,特别是至次晨8时,必须将尿液全部排空。

1.参考值

红细胞:<50万/12 h。白细胞及肾上皮细胞:<100万/12 h。透明管型:<5 000/12 h。

2.临床意义

(1)肾炎患者可轻度增加或显著增加。

(2)肾盂肾炎患者尿液中的白细胞显著增高,尿路感染和前列腺炎等尿中白细胞也明显增高。

(二)1 h细胞排泄率检查

准确留取3 h全部尿液,将沉渣中红细胞、白细胞分别计数,再换算成1 h的排泄率。检查时患者可照常生活,不限制饮食,但不使用利尿药及过量饮水。

1.参考值

男性:红细胞<3万/h;白细胞<7万/h。女性:红细胞<4万/h;白细胞<14万/h。

2.临床意义

(1)肾炎患者红细胞排泄率明显增高。

(2)肾盂肾炎患者白细胞排泄率增高,可达40万/h。

第四节　尿液的化学检验

一、尿液蛋白质检验

正常人的肾小球滤液中存在小分子量的蛋白质,在通过近曲小管时绝大部分又被重吸收,因此终尿中的蛋白质含量仅为30～130 mg/24 h。随机1次尿中蛋白质为0～80 mg/L。尿蛋白定性试验为阴性反应。尿液中蛋白质超过正常范围时称蛋白尿。含量>0.1 g/L时定性试验可阳性。正常时分子量7万以上的蛋白质不能通过肾小球滤过膜。而分子量1万~3万的低分子蛋白质虽大多可通过滤过膜,但又被近曲小管重吸收。由肾小管细胞分泌的蛋白如Tamm-Horsfall蛋白(T-H蛋白)、SIgA等,以及下尿路分泌的黏液蛋白可进入尿中。尿蛋白质2/3来自血浆蛋白,其中清蛋白约占40%,其余为小分子量的酶(如溶菌酶等)、肽类、激素等。可按蛋白质的分子量大小分成3组。①高分子量蛋白质:分子量>9万,含量极微,包括由肾小管髓襻升支及远曲小管上皮细胞分泌的T-H糖蛋白及分泌型IgG等。②中分子量蛋白质:分子量4万~9万,是以清蛋白为主的血浆蛋白,可占尿蛋白总数的1/2~2/3。③低分子量蛋白质:分子量<4万,绝大多数已在肾小管重吸收,因此尿中含量极少,如免疫球蛋白Fc片段,游离轻链、α_1微球蛋白、β_2微球蛋白等。

(一)蛋白尿形成的机制

1.肾小球性蛋白尿

肾小球受炎症、毒素等的损害,引起肾小球毛细血管壁通透性增加,滤出较多的血浆蛋白,超过了肾小管重吸收能力所形成的蛋白尿,称为肾小球性蛋白尿。其机制除肾小球滤过膜的物理性空间构型改变导致"孔径"增大外,还与肾小球滤过膜的各层,特别是足突细胞层的唾液酸减少或消失,以致静电屏障作用减弱有关。

2.肾小管性蛋白尿

由炎症或中毒引起近曲小管对低分子量蛋白质的重吸收功能减退,出现以低分子量蛋白质为主的蛋白尿,称为肾小管性蛋白尿。尿中以β_2微球蛋白、溶菌酶等增多为主,清蛋白正常或轻度增多。单纯性肾小管性蛋白尿,尿蛋白含量较低,一般低于1 g/24 h。常见于肾盂肾炎、间质性肾炎、肾小管性酸中毒、重金属(汞、镉、铋)中毒,应用庆大霉素、多黏菌素B及肾移植术后等。

3.混合性蛋白尿

肾脏病变如同时累及肾小球及肾小管,产生的蛋白尿称混合性蛋白尿。尿蛋白电泳的图谱显示低分子量的β_2MG及中分子量的清蛋白同时增多,而大分子量的蛋白质较少。

4.溢出性蛋白尿

血循环中出现大量低分子量(分子量<4.5万)的蛋白质,如本周蛋白、血浆肌红蛋白(分子量为1.4万)增多超过肾小管重吸收的极限于尿中大量出现时称为肌红蛋白尿,也属于溢出性蛋白尿,见于骨骼肌严重创伤及大面积心肌梗死。

5.偶然性蛋白尿

尿中混有多量血、脓、黏液等成分而导致蛋白定性试验阳性时称为偶然性蛋白尿。主要见于泌尿道的炎症、药物、出血及在尿中混入阴道分泌物、男性精液等,一般并不伴有肾本身的损害。

6.生理性蛋白尿或无症状性蛋白尿

各种体外环境因素对机体的影响导致的尿蛋白含量增多,可分为功能性蛋白尿及体位性(直立性)蛋白尿。

(1)功能性蛋白尿:机体剧烈运动、发热、低温刺激、精神紧张、交感神经兴奋等所致的暂时性、轻度的蛋白尿。形成机制可能与上述原因造成肾血管痉挛或充血而使肾小球毛细血管壁的通透性增加有关。当诱发因素消失后,尿蛋白也迅速消失。生理性蛋白尿定性一般不超过(＋),定量＜0.5 g/24 h,多见于青少年期。

(2)体位性蛋白尿:又称直立性蛋白尿,由直立体位或腰部前突引起的蛋白尿。其特点为卧床时尿蛋白定性为阴性,起床活动若干时间后即可出现蛋白尿,尿蛋白定性可达"＋＋"甚至"＋＋＋",而平卧后又转成阴性,常见于青少年,可随年龄增长而消失。其机制可能与直立时前突的脊柱压迫肾静脉,或直立时肾的位置向下移动,使肾静脉扭曲而致肾脏处于淤血状态,与淋巴、血流受阻有关。

(二)参考值

尿蛋白定性试验。阴性尿蛋白定量试验:＜0.1 g/L 或≤0.15 g/24 h(考马斯亮蓝法)。

(三)临床意义

因器质性变,尿内持续性地出现蛋白,尿蛋白含量的多少,可作为判断病情的参考,但蛋白量的多少不能反映肾脏病变的程度和预后。

1.急性肾小球肾炎

多数为由链球菌感染后引起的免疫反应。持续性蛋白尿为其特征。尿蛋白定性检查常为＋～＋＋,定量检查大都不超过 3 g/24 h,但也有超过 10 g/24 h 者。一般于病后 2～3 周尿蛋白定性转为少量或微量,2～3 个月后多消失,也可呈间歇性阳性。成人患者消失较慢,若蛋白长期不消退,应疑及体内有感染灶或转为慢性的趋势。

2.急进性肾小球肾炎

起病急、进展快。如未能有效控制,大多在半年至 1 年内死于尿毒症,以少尿甚至无尿、蛋白尿、血尿和管型尿为特征。

3.隐匿性肾小球肾炎

临床常无明显症状,但有持续性轻度的蛋白尿。尿蛋白定性检查多为±～＋,定量检查常在0.2 g/24 h左右,一般不超过 1 g/24 h。可称为"无症状性蛋白尿"。在呼吸系统感染或过劳后,蛋白可有明显增多,过后可恢复到原有水平。

4.慢性肾小球肾炎

病变累及肾小球和肾小管,多属于混合性蛋白尿。慢性肾炎普通型,尿蛋白定性检查常为＋～＋＋＋,定量检查多在 3.5 g/24 h 左右;肾病型则以大量蛋白尿为特征,定性检查为＋＋～＋＋＋＋,定量检查在 3.5～5 g/24 h 或以上。但晚期,由于肾小球大部毁坏,蛋白排出量反而减少。

5.肾病综合征

肾病综合征是由多种原因引起的一组临床症候群,包括慢性肾炎肾病型、类脂性肾病、膜性肾小球肾炎、狼疮性肾炎肾病型、糖尿病型肾病综合征和一些原因不明确的肾病综合征等。临床表现以水肿、大量蛋白尿、低蛋白血症、高脂血症为特征,尿蛋白含量较高,且易起泡沫,定量试验常为 3.5～10 g/24 h,最多达 20 g。

6.肾盂肾炎

其为泌尿系统最常见的感染性疾病,临床上分为急性和慢性两期。急性期尿液的改变为脓尿,尿蛋白多为±～＋＋。每日排出量不超过 1 g。如出现大量蛋白尿应考虑肾炎、肾病综合征或肾结核并发感染的可能性。慢性期尿蛋白可呈间歇性阳性,常为+～±+,并可见混合细胞群和白细胞管型。

7.肾内毒性物质引起的损害

金属盐类如汞、镉、铀、铬、砷和铋等或有机溶剂如甲醇、甲苯、四氧化碳等,以及抗菌药类,如磺胺、新霉素、卡那霉素、庆大霉素、多黏菌素 B、甲氧苯青霉素等,可引起肾小管上皮细胞肿胀、退行性变和坏死等改变,故又称坏死性肾病。因肾小管对低分子蛋白质重吸收障碍而形成的轻度或中等量蛋白尿,一般不超过 1.5 g/24h,并有明显的管型尿。

8.系统性红斑狼疮的肾脏损害

本病在组织学上显示有肾脏病变者占 90 %～100 %,但以肾脏病而发病者仅为 3 %～5 %。其病理改变以肾小球毛细血管丛为主,有免疫复合物沉淀和基底膜增厚。轻度损害型尿蛋白常在+～++,定量检查为 0.5～1g/24h。肾病综合征型则尿蛋白大量增多。

9.肾移植

在肾移植后,由缺血造成的肾小管功能损害,有明显的蛋白尿,可持续数周,当循环改善后尿蛋白减少或消失,如再度出现蛋白尿或尿蛋白含量较前增加,并伴有尿沉渣的改变,常提示有排异反应发生。

10.妊娠和妊娠中毒症

正常孕妇尿中蛋白可轻微增加,属于生理性蛋白尿。此与肾小球滤过率和有效肾血流量较妊娠前增加 30 %～50 %,以及妊娠所致的体位性蛋白尿(约占 20 %)有关。妊娠中毒症则因肾小球的小动脉痉挛,血管腔变窄,肾血流量减少,组织缺氧使其通透性增加,血浆蛋白从肾小球漏出。尿蛋白多为+～++,病情严重时可为+++～++++,如定量超过 5 g/24h,提示为重度妊娠中毒症。

二、本周蛋白尿检验

本周蛋白是免疫球蛋白的轻链单体或二聚体,属于不完全抗体球蛋白,分为 K 型和 X 型,其分子量分别为 22 000 和 44 000,蛋白电泳时可在 α_2 至 γ 球蛋白区带间的某个部位出现 M 区带,多位于 γ 区带及 β-γ 区,易从肾脏排出,称轻链尿。可通过肾小球滤过膜滤出,若其量超过近曲小管所能吸收的极限,则从尿中排出,在尿中排出率多于清蛋白。肾小管对本周蛋白具有重吸收及异化作用,通过肾排泄时,可抑制肾小管对其他蛋白成分的重吸收,并可损害近蓝、远曲小管,导致肾功能障碍及形成蛋白尿,同时有清蛋白及其他蛋白成分排出。本周蛋白在加热至40～60 ℃时可发生凝固,温度升至 90～100 ℃时可再溶解,故又称凝溶蛋白。

(一)原理

尿内本周蛋白在加热 40～60 ℃时,出现凝固沉淀,继续加热至 90～100 ℃时又可再溶解,故利用此凝溶特性可将此蛋白与其他蛋白区分。

(二)参考值

尿本周蛋白定性试验:阴性(加热凝固法或甲苯磺酸法)。

(三)临床意义

1.多发性骨髓瘤

多发性骨髓瘤是浆细胞恶性增生所致的肿瘤性疾病,其异常浆细胞(骨髓瘤细胞),在制作免疫球蛋白的过程中,产生过多的轻链且在未与重链装配前即从细胞内分泌排出,经血循环由肾脏排至尿中,有35 ％～65 ％的病例本周蛋白尿呈阳性反应,但每日排出量有很大差别,可1 g至数十克不等,最高者达 90 g,有时定性试验呈间歇阳性,故一次检查阴性不能排除本病。

2.华氏巨球蛋白血症

其属浆细胞恶性增生性疾病,血清内 IgM 显著增高为本病的重要特征,约有 20 ％的患者尿内可出现本周蛋白。

3.其他疾病

淀粉样变性、恶性淋巴瘤、慢淋白血病、转移瘤、慢性肾炎、肾盂肾炎、肾癌等患者尿中也偶见本周蛋白,可能与尿中存在免疫球蛋白碎片有关。

三、尿液血红蛋白、肌红蛋白及其代谢产物的检验

(一)血红蛋白尿的检验

当血红蛋白内有大量红细胞破坏,血浆中游离血红蛋白超过 1.5 g/L(正常情况下肝珠蛋白最大结合力为 1.5 g/L 血浆)时,血红蛋白随尿排出,尿中血红蛋白检查呈阳性,称血红蛋白尿。血红蛋白尿特点,外观呈浓茶色或透明的酱油色,镜检时无红细胞,但隐血试验呈阳性反应。

1.原理

血红蛋白中的亚铁血红素与过氧化物酶的结合相似,而且具有弱的过氧化物酶活性,能催化过氧化氢放出新生态的氧,氧化受体氨基比林使之显色,借以识别血红蛋白的存在。

2.参考值

正常人尿中血红蛋白定性试验:阴性(氨基比林法)。

3.临床意义

(1)阳性可见于各种引起血管内溶血的疾病,如 6-磷酸葡萄糖脱氢酶缺乏,在食蚕豆或使用药物伯氨喹、碘胺、菲那西丁时引起的溶血。

(2)血型不合输血引起的急性溶血、广泛性烧伤、恶性疟疾、某些传染病(猩红热、伤寒、丹毒)、毒蕈中毒、毒蛇咬伤等大都有变性的血红蛋白出现。

(3)遗传性或继发性溶血性贫血,如阵发性寒冷性血红蛋白尿症、行军性血红蛋白尿症及阵发性睡眠性血红蛋白尿症。

(4)自身免疫性溶血性贫血、系统性红斑狼疮等。

(二)肌红蛋白尿的检验

肌红蛋白是横纹肌、心肌细胞内的一种含亚铁血红素的蛋白质,其结构及特性与血红蛋白相似,但仅有一条肽链,分子量为 1.6 万～1.75 万。当肌肉组织受损伤时,肌红蛋白可大量释放到细胞外并入血流,因分子量小,其可由肾排出。尿中肌红蛋白检查呈阳性,称肌红蛋白尿。

1.原理

肌红蛋白和血红蛋白一样,分子中含有血红素基团,具有过氧化物酶活性,能用邻甲苯胺或氨基比林与过氧化氢显色来鉴定,肌红蛋白在 80 ％饱和硫酸铵浓度下溶解,而血红蛋白和其他蛋白质则发生沉淀,可资区别。

2.参考值

肌红蛋白定性反应:阴性(硫酸铵法)肌红蛋白定量试验小于 4 mg/L(酶联免疫吸附法)。

3.临床意义

(1)阵发性肌红蛋白尿:肌肉疼痛性痉挛发作 72 h 后出现肌红蛋白尿。

(2)行军性肌红蛋白尿:非习惯性过度运动。

(3)创伤:挤压综合征、子弹伤、烧伤、电击伤、手术创伤。

(4)原发性肌疾病:肌肉萎缩、皮肌炎及多发性肌炎、肌肉营养不良等。

(5)组织局部缺血性肌红蛋白尿:心肌梗死早期、动脉粥样梗死。

(6)代谢性肌红蛋白尿:乙醇中毒、砷化氢、一氧化碳中毒、巴比妥中毒、肌糖原积累等。

(三)含铁血黄素尿的检验

含铁血黄素尿指尿中含有暗黄色不稳定的铁蛋白聚合体,暗黄色是含铁的棕色色素。血管内溶血时肾在清除游离血红蛋白过程中,血红蛋白大部分随尿排出,产生血红蛋白尿。其中的一部分血红蛋白被肾小管上皮细胞重吸收,并在细胞内分解成含铁血黄素,当这些细胞脱落至尿中时,可用铁染色法检出,细胞解体时,含铁血黄素颗粒释放于尿中,也可用普鲁士蓝反应予以鉴别。

1.原理

含铁血黄素中的高铁离子,在酸性环境下与亚铁氰化物作用,产生蓝色的亚铁氰化铁,又称普鲁士蓝反应。

2.参考值

含铁血黄素定性试验:阴性(普鲁士蓝法)。

3.临床意义

尿内含铁血红素检查,对诊断慢性血管内溶血有一定价值,主要见于阵发性睡眠性血红蛋白尿症、行军性肌红蛋白尿、自身免疫溶血性贫血、严重肌肉疾病等。但急性溶血初期,血红蛋白检查阳性,因血红蛋白尚未被肾上皮细胞摄取,未形成含铁血黄素,本试验可呈阴性。

(四)尿中卟啉及其衍生物检查

卟啉是血红素生物合成的中间体,为构成动物血红蛋白、肌红蛋白、过氧化氢酶、细胞色素等的重要成分,是由 4 个吡咯环连接而成的环状化合物。血红素的合成过程十分复杂,其基本原料是琥珀酰辅酶 A 和甘氨酸,维生素 B 也参与作用。正常人血和尿中含有少量的卟啉类化合物。卟啉病是一种先天性或获得性卟啉代谢紊乱的疾病,其产物大量由尿和粪便排出,并出现皮肤、内脏、精神和神经症状。

1.卟啉定性检查

(1)原理:尿中卟啉类化合物(属卟啉、粪卟啉、原卟啉)在酸性条件下用乙酸乙酯提取,经紫外线照射下显红色荧光。

(2)参考值:尿卟啉定性试验阴性(Haining 法)。

2.卟胆原定性检查

(1)原理:尿中卟胆原是血红素合成的前身物质,它与对二甲氨基苯甲醛在酸性溶液中作用,生成红色缩合物。尿胆原及吲哚类化合物亦可与试剂作用,形成红色。但前者可用氯仿将红色提取,后者可用正丁醇将红色抽提除去,残留的尿液如仍呈红色,提示有卟胆原。

(2)参考值:尿卟胆原定性试验阴性(Watson-Schwartz 法)。

(3)临床意义:卟啉病引起卟啉代谢紊乱,导致其合成异常和卟啉及其前身物与 δ-氨基-γ-酮戊酸及卟胆原的排泄异常,在这种异常代谢过程中产生的尿卟啉、粪卟啉大量排出。其临床应用:①肝性卟啉病呈阳性;②鉴别急性间歇性卟啉病。因患者出现胃肠道症状、精神症状等,易与急性阑尾炎、肠梗阻、神经精神疾病混淆,故检查卟胆原可作为鉴别诊断参考。

四、尿糖检查

临床上出现在尿液中的糖类,主要是葡萄糖,偶见乳糖尿、戊糖尿、半乳糖尿等。正常人尿液中可有微量葡萄糖,每日尿内排出<2.8 mmol/24 h,用定性方法检查为阴性。糖定性试验呈阳性的尿液称为糖尿,尿糖形成的原因为:当血中葡萄糖浓度>8.8 mmol/L 时,肾小球滤过的葡萄糖量超过肾小管重吸收能力(肾糖阈)即可出现糖尿。

尿中出现葡萄糖取决于 3 个因素:①动脉血中葡萄糖浓度;②每分钟流经肾小球中的血浆量;③近端肾小管上皮细胞重吸收葡萄糖的能力,即肾糖阈。肾糖阈可随肾小球滤过率和肾小管葡萄糖重吸收率的变化而改变。肾小球滤过率减低可导致"肾糖阈"提高,而肾小管重吸收减少则可引起肾糖阈降低。葡萄糖尿除由血糖浓度过高引起外,也可因肾小管重吸收能力降低引起,后者血糖可正常。

(一)参考值

尿糖定性试验:阴性(葡萄糖氧化酶试带法)。尿糖定量试验:<2.8 mmol/24 h(<0.5 g/24 h),浓度为 $0.1\sim0.8$ mmol/L。

(二)临床意义

1.血糖增高性糖尿

(1)饮食性糖尿:由短时间摄入大量糖类(>200 g)引起。确诊须检查清晨空腹的尿液。

(2)持续性糖尿:清晨空腹尿中呈持续阳性,常见于胰岛素绝对或相对不足所致的糖尿病,此时空腹血糖水平已超过肾阈,24 h 尿中排糖近于 100 g 或更多,每日尿糖总量与病情轻重相平行。如并发肾小球动脉硬化症,则肾小球滤过率降低,肾糖阈升高,此时血糖虽已超常,但尿糖呈阴性,进食后 2 h 由于负载增加则可见血糖升高,尿糖阳性,对于此型糖尿病患者,不仅需要检查空腹血糖及尿糖定量,还须进一步进行糖耐量试验。

(3)其他疾病血糖增高性糖尿如下。①甲状腺功能亢进:由于肠壁的血流加速和糖的吸收增快,因而在饭后血糖增高而出现糖尿。②肢端肥大症:生长激素分泌旺盛可致血糖升高,出现糖尿。③嗜铬细胞瘤:可因肾上腺素及去甲肾上腺素大量分泌,致使磷酸化酶活性增强,促使肝糖原降解为葡萄糖,引起血糖升高而出现糖尿。④库欣综合征:皮质醇分泌增多,使糖原异生旺盛,抑制己糖磷酸激酶和对抗胰岛素作用,因而出现糖尿。

(4)一过性糖尿:又称应激性糖尿,在颅脑外伤、脑血管意外、情绪激动等情况下,脑血糖中枢受到刺激,导致肾上腺素、胰高血糖素大量释放,因而可出现暂时性高血糖和糖尿。

2.血糖正常性糖尿

肾性糖尿属血糖正常性糖尿,由近曲小管对葡萄糖的重吸收功能低下所致。其中先天性者为家族性肾性糖尿,见于范可尼综合征,患者出现糖尿而空腹血糖、糖耐量试验均正常;新生儿糖尿是因肾小管功能还不完善;后天获得性肾性糖尿可见于慢性肾炎和肾病综合征。妊娠后期及哺乳期妇女,出现糖尿可能与肾小球滤过率增加有关。

3.尿中其他糖类

尿中除葡萄糖外还可出现乳糖、半乳糖、果糖、戊糖等,除受进食种类影响外,还可能与遗传代谢紊乱有关。

(1)乳糖尿:有生理性和病理性两种,前者出现在妊娠末期或产后 2~5 d,后者见于消化不良的患儿尿中,当乳糖摄取量在 150 g 以上时因缺乏乳糖酶 1 而发生乳糖尿。

(2)半乳糖尿:先天性半乳糖血症是一种常染色体隐性遗传性疾病。由于缺乏半乳糖-1-磷酸尿苷转化酶或半乳糖激酶,不能将食物内半乳糖转化为葡萄糖,患儿可出现肝大、肝功能损害、生长发育停滞、智力减退、哺乳后不安、拒食、呕吐、腹泻、肾小管功能障碍等,此外还可查出氨基酸尿(精、丝、甘氨酸等)。由半乳糖激酶缺乏所致的白内障患者也可出现半乳糖尿。

(3)果糖尿:正常人尿液中偶见果糖,摄取大量果糖后尿中可出现暂时性果糖阳性。在肝脏功能障碍时,肝脏对果糖的利用下降,导致血中果糖升高而出现果糖尿。

(4)戊糖尿:尿液中出现的主要是 L-阿拉伯糖和 L-木糖。在食用枣、李子、樱桃及其他果汁等含戊糖多的食品后,戊糖一过性地出现在尿液中。后天性戊糖增多症,是因为缺乏从 L-木酮糖向木糖醇的转移酶,尿中每日排出木酮糖 4~5 g。

五、尿酮体检查

酮体是乙酰乙酸、β-羟丁酸及丙酮的总称,为体内脂肪酸代谢的中间产物。正常人血中丙酮浓度较低,为 2~4 mg/L,其中乙酰乙酸、β-羟丁酸、丙酮分别约占 20 %、78 %、2 %。一般检查方法为阴性。在饥饿等各种原因引起糖代谢发生障碍脂肪分解增加及糖尿病酸中毒时,产生酮体速度大于组织利用速度,可出现酮血症,继而产生酮尿。

(一)原理

尿中丙酮和乙酰乙酸在碱性溶液中与硝普钠作用产生紫红色化合物。

(二)参考值

尿酮体定性试验:阴性(Rothera 法)。

(三)临床意义

1.糖尿病酮症酸中毒

由糖利用减少、分解脂肪产生酮体增加而引起酮症,尿内酮体呈强阳性反应。当肾功能严重损伤而肾阈值增高时,尿酮体可减少,甚至完全消失。

2.非糖尿病性酮症者

感染性疾病发热期、严重腹泻、呕吐、饥饿、禁食过久、全身麻醉后等均可出现酮尿。妊娠妇女常因妊娠反应,呕吐,进食少,以致体脂降解代谢明显增多,发生酮病而致酮尿。

3.中毒

如氯仿、乙醚麻醉后、磷中毒等。

4.服用双胍类降糖药

如苯乙双胍等,由于药物有抑制细胞呼吸的作用,可出现血糖降低,但酮尿阳性的现象。

六、脂肪尿和乳糜尿检查

尿液中混有脂肪小滴时称脂肪尿。尿中含有淋巴液,外观呈乳糜状称乳糜尿。由呈胶体状的乳糜微粒和蛋白质组成,其形成机制是经肠道吸收的脂肪皂化后成乳糜液,由于种种原因,淋巴引流不畅,未能进入血液循环,以至逆流在泌尿系统淋巴管中时,淋巴管内压力升高、曲张破裂、乳糜液流入尿中呈乳汁样。乳糜尿中混有血液,则称乳糜血尿。乳糜尿中主要含卵磷脂、胆固醇、脂酸盐及少量纤维蛋白原、清蛋白等。如合并泌尿道感染,则可出现乳糜脓尿。

(一)原理

乳糜由脂肪微粒组成,较大的脂粒在镜下呈球形,用苏丹Ⅲ染成红色者为乳糜阳性。过小的脂粒,不易在镜下观察,可利用其溶解乙醚的特性,加乙醚后使乳白色浑浊尿变清,即乳糜阳性。

(二)参考值

乳糜定性试验:阴性。

(三)临床意义

1.淋巴管阻塞

其常见于丝虫病,乳糜尿是慢性期丝虫病的主要临床表现之一。其由丝虫在淋巴系统中,引起炎症反复发作,大量纤维组织增生,使腹部淋巴管或胸导管广泛阻塞所致。

2.过度疲劳、妊娠及分娩后等因素

诱发出现间歇性乳糜尿,偶尔也见少数病例呈持续阳性。

3.其他

先天性淋巴管畸形、腹内结核、肿瘤、胸腹部创伤、手术伤、糖尿病、高脂血症、肾盂肾炎、疟疾等也可引起乳糜尿。

七、尿液胆色素检查

尿中胆色素包括胆红素、尿胆原及尿胆素。由于送检多为新鲜尿,尿胆原尚未氧化成尿胆素,故临床多查尿胆红素及尿胆原。

(一)胆红素检查

胆红素是血红蛋白分解代谢的中间产物,是胆汁中的主要成分,可分为未经肝处理的未结合胆红素和经肝与葡萄糖醛酸结合形成的结合胆红素。未结合胆红素不溶于水,在血中与蛋白质结合不能通过肾小球滤膜。结合胆红素分子量小,溶解度高,可通过肾小球滤膜,由尿中排出。由于正常人血中结合胆红素含量很低($<4\ \mu mol/L$),滤过量极少,因此尿中检不出胆红素,如血中结合胆红素增加可通过肾小球滤膜使尿中结合胆红量增加,尿胆红素试验呈阳性反应。

1.原理

尿液中的胆红素与重氮试剂作用,生成红色的偶氮化合物。红色的深浅大体能反应胆红素含量的多少。

2.参考值

胆红素试验:阴性(试带法)。

(二)尿胆原检查

1.原理

尿胆原在酸性溶液中与对二甲氨基苯甲醛作用,生成樱红色化合物。

2.参考值

尿胆原定性试验:正常人为弱阳性,其稀释度在 1∶20 以下(改良 Ehrlich 法)。

(三)尿胆素检查

1.原理

在无胆红素的尿液中,加入碘液,使尿中尿胆原氧化成尿胆素,其与试剂中的锌离子作用,形成带绿色荧光的尿胆素-锌复合物。

2.参考值

尿胆素定性试验:阴性(Schlesinger 法)。

3.临床意义

临床上根据黄疸产生的机制可区分为溶血性黄疸、肝细胞性和阻塞性黄疸 3 型。尿三胆检验在诊断鉴别 3 型黄疸上有重要意义。

(1)溶血性黄疸:见于体内大量溶血时,如溶血性贫血、疟疾、大面积烧伤等。红细胞破坏时未结合胆红素增加,使血中含量增高,未结合胆红素不能通过肾,尿中胆红素检查为阴性。未结合胆红素增加,导致肝细胞代偿性产生更多的结合胆红素,其排入肠道后转变为粪胆原的量亦增多,尿胆原的形成也增加,而肝脏重新利用尿胆原的能力有限(肝功能也可能同时受损),所以尿胆原的含量也增加可呈阳性或强阳性。

(2)肝细胞性黄疸:肝细胞损伤时其对胆红素的摄取、结合、排除功能均可能发生障碍。由于肝细胞坏死、肝细胞肿胀、毛细胆管受压,其在肿胀与坏死的肝细胞间弥散经血窦使胆红素进入血液循环,导致血中结合胆红素升高,因其可溶于水并经肾排出,尿胆红素试验呈阳性。但由于肝细胞处理未结合胆红素及尿胆原的能力下降,故血中未结合胆红素及尿胆原均可增加,此外经肠道吸收的粪胆原也因肝细胞受损不能将其转变为胆红素,而以尿胆原形式由尿中排出,因此在肝细胞黄疸时尿中胆红素与尿胆原均呈明显阳性,而粪便中尿胆原则往往减少。急性病毒性肝炎时,尿胆红素阳性可早于临床黄疸。其他原因引起的肝细胞黄疸,如药物、毒物引起的中毒性肝炎也会出现类似结果。

(3)阻塞性黄疸:胆汁淤积使肝胆管内压增高,导致毛细胆管破裂,结合胆红素不能排入肠道而逆流入血由尿中排出,尿胆红素检查呈阳性。由于胆汁排入肠道受阻,故尿胆原粪胆原均显著减少。可见于各种原因引起的肝内外完全或不完全梗阻,如胆石症、胆管癌、胰头癌、原发性胆汁性肝硬化等。

八、尿液氨基酸检查

尿中有一种或数种氨基酸增多称为氨基酸尿。随着对遗传病认识的增加,氨基酸尿的检验已受到重视。由于血浆氨基酸的肾阈较高,正常尿中只能出现少量氨基酸,即使被肾小球滤出,也很易被肾小管重吸收。尿中氨基酸分为游离和结合二型,其中游离型排出量约为 1.1 g/24 h,结合型约为 2 g/24 h。结合型是氨基酸在体内转化的产物如甘氨酸与苯甲酸结合生成马尿酸;N-2 酰谷氨酸与苯甲酸结合生成苯乙酰谷氨酸。正常尿中氨基酸含量与血浆中明显不同,尿中氨基酸以甘氨酸、组氨酸、赖氨酸、丝氨酸及氨基乙磺酸为主。排泄量在年龄组上有较大差异,某些氨基酸儿童的排出量高于成人,可能是儿童肾小管发育未成熟,重吸收减少之故。但成人的 β-氨基异丁酸、甘氨酸、门冬氨酸等又明显高于儿童。尿氨基酸除与年龄有关外,也与饮食、遗传和生理变化有关,如妊娠期尿中组氨酸、苏氨酸可明显增加。检查尿中氨基酸及其代谢产物,可作为遗传性疾病氨基酸异常的筛选试验。血中氨基酸浓度增加,可溢出在尿中,见于某些先天性疾病。如肾受毒物或药物的损伤、肾小管重吸收障碍、肾阈值降低所致的肾型氨基酸尿时,患者血中氨基酸浓度则不高。

(一)胱氨酸尿检查

胱氨酸尿是先天性代谢病,肾小管对胱氨酸、赖氨酸、精氨酸和鸟氨酸的重吸收障碍导致尿中氨基酸排出量增加。由于胱氨酸难溶解,易达到饱和,易析出而形成结晶,反复发生结石,尿路梗阻合并尿路感染;严重者可形成肾盂积水、梗阻性肾病,最后导致肾衰竭。

1.原理

胱氨酸经氰化钠作用后,与硝普钠产生紫红色反应。

2.参考值

胱氨酸定性试验:阴性或弱阳性。胱氨酸定量试验:正常尿中胱氨酸、半胱氨酸为 $83 \sim 830 \ \mu mol(10 \sim 100 \ mg)/24 \ h$ 尿。

3.临床意义

定性如呈明显阳性为病理变化,见于胱氨酸尿症。

(二)酪氨酸尿检查

酪氨酸代谢病是一种罕见的遗传性疾病。由于缺乏对羟基苯丙酮酸氧化酶和酪氨酸转氨酶,尿中对羟基苯丙酮酸和酪氨酸显著增加,临床表现为结节性肝硬化、腹部膨大、脾大、多发性肾小管功能障碍等。

1.原理

酪氨酸与硝酸亚汞和硝酸汞反应生成一种红色沉淀物。

2.参考值

尿酪氨酸定性试验:阴性(亚硝基苯酚法)。

3.临床意义

临床见于急性磷、氯仿或四氯化碳中毒,急性重型肝炎或肝硬化、白血病、糖尿病性昏迷或伤寒等。

(三)苯丙酮尿检查

苯丙酮尿症指患者肝脏中缺乏苯丙氨酸羟化酶,使苯丙氨酸不能氧化成酪氨酸,只能变成苯丙酮酸。大量苯丙氨酸和苯丙酮酸累积在血液和脑脊液中,并随尿液排出。

1.原理

尿液中的苯丙酮酸在酸性条件下,与三氯化铁作用,呈蓝绿色。

2.参考值

尿液苯丙酮酸定性试验:阴性(三氯化铁法)。

3.临床意义

苯丙酮酸尿见于先天性苯丙酮酸尿症。大量的苯丙酮酸在体内蓄积,对患者的神经系统造成损害并影响体内色素的代谢。此病多在小儿中发现,患者的智力发育不全,皮肤和毛发颜色较淡。

(四)尿黑酸检查

尿黑酸是一种罕见的常染色体隐性遗传病,病因是患者体内缺乏使黑酸转化为乙酰乙酸的尿黑酸氧化酶,而使酪氨酸和苯丙氨酸代谢终止在尿黑阶段。尿黑酸由尿排出后,暴露在空气中,逐渐氧化成黑色素。其早期临床症状为尿呈黑色,皮肤色素沉着,在儿童期和青年期往往被忽视,但在中老年期常发生脊柱和大关节炎等严重情况。

1.原理

尿液中的尿黑酸与硝酸银作用,遇氨产生黑色沉淀,借以识别尿黑酸的存在。

2.参考值

尿黑酸定性试验:阴性(硝酸银法)。

3.临床意义

黑酸尿在婴儿期易观察,因其尿布上常有黑色污斑。患者一般无临床症状,至老年时可产生褐黄病(双颊、鼻、巩膜及耳郭呈灰黑色或褐色),由尿黑酸长期在组织中储积所致。

(五)Hartnup 病的检验

Hartnup 病是一种先天性常染色体隐性遗传病。由于烟酰胺缺乏,患者常表现为糙皮病性皮疹及小脑共济失调。这由肾小管对色氨酸重吸收发生障碍所致。可用薄层法予以确诊,在层析图上可见 10 种以上的氨基酸。

1.原理

2,4-二硝基苯肼与尿中存在的 α-酮酸(由异常出现的单氨基单羧基中性氨基酸经代谢所致)作用,生成一种白色沉淀物。

2.参考值

Hartnup 病的检验:阴性(2,4-二硝基苯肼法)。

3.临床意义

当发生先天性或获得性代谢缺陷时,尿中一种或数种氨基酸量比正常增多,称为氨基酸尿。

(1)肾性氨基酸尿:由肾小管对某些氨基酸的重吸收发生障碍所致。非特异性:Fanconi 综合征(多发性肾近曲小管功能不全)、胱氨酸病、Wilson 病(进行性肝豆状核变性)、半乳糖血症。特异性:胱氨酸尿、甘氨酸尿。

(2)溢出性氨基酸尿:氨基酸中间代谢的缺陷,导致血浆中某些氨基酸水平的升高,超过正常肾小管重吸收能力,使氨基酸溢入尿中。非特异性:肝病、早产儿和新生儿、巨幼细胞性贫血、铅中毒、肌肉营养不良、Wilson 病及白血病等。特异性:槭糖尿病、Hartnup 病(遗传性烟酰胺缺乏)、苯丙酮尿。

(3)由氨基酸衍生物的异常排泄所致:黑酸尿、草酸盐沉积症、苯丙酮尿及吡哆醇缺乏。

九、尿酸碱度检查

尿液酸碱度,即尿的 pH,可反映肾脏调节体液酸碱平衡的能力。尿液 pH 主要由肾小管分泌 H^+,分泌可滴定酸、铵的形成、重碳酸盐的重吸收等因素决定,其中最重要的是酸性磷酸盐及碱性磷酸盐的相对含量,如前者多于后者,尿呈酸性反应,反之呈中性或碱性反应。尿 pH 受饮食种类影响很大,如进食蛋白质较多,则由尿排出的磷酸盐及硫酸盐增多,尿 pH 较低,而进食蔬菜多时尿 pH 常大于 6。当每次进食后,由于胃黏膜要分泌大量盐酸助消化,为保证有足够的 H^+ 和 Cl^- 进入消化液,则尿液分泌 H^+ 减少,Cl^- 的重吸收增加,而使尿 pH 呈一过性增高,称为碱潮。其他如运动、饥饿、出汗等生理活动,夜间入睡后呼吸变慢,体内酸性代谢产物均可使尿 pH 降低。药物、不同疾病等多种因素也影响尿液 pH。

(一)原理

甲基红和溴麝香草酚蓝指示剂适当配合可反映 pH 4.5~9.0 的变异范围。

(二)参考值

尿的 pH:正常人在普通膳食条件下尿液 pH 为 4.6~8.0(平均 6.0)(试带法)。

(三)临床意义

1.尿 pH 降低

酸中毒、慢性肾小球肾炎、痛风、糖尿病等排酸增加;呼吸性酸中毒、CO_2 潴留等,尿多呈酸性。

2.尿 pH 升高

频繁呕吐丢失胃酸、服用重碳酸盐、尿路感染、换氧过度及丢失 CO_2 过多的呼吸性碱中毒,尿呈碱性。

3.尿液 pH 一般与细胞外液 pH 变化平行

但应注意以下几点。①低钾血症性碱中毒时:由于肾小管分泌 H^+ 增加,尿酸性增强;反之,高钾性酸中毒时,排 K^+ 增加,肾小管分泌 H^+ 减少,可呈碱性尿。②变形杆菌性尿路感染时:由于尿素分解成氨,呈碱性尿。③肾小管性酸中毒时:因肾小管形成 H^+、排出 H^+ 及 H^+-Na^+ 交换能力下降,尽管体内为明显酸中毒,但尿 pH 呈相对偏碱性。

十、尿路感染的过筛检查

尿路感染的频度仅次于呼吸道感染,其中有 70%~80% 因无症状而忽略不治,是发展成肾病的一个原因。无症状性尿路感染的发生率很高,18% 的妇女有潜在性尿路感染。

(一)氯化三苯四氮唑还原试验

此法是利蒙(Limon)在 1962 年提出的一种尿路感染诊断试验。当尿中细菌为 10^5 个/mL时,本试验为阳性,肾盂肾炎的阳性为 68%~94%。

原理:无色的氯化三苯四氮唑,可被大肠埃希菌等代谢产物还原成三苯甲,呈桃红色至红色沉淀。

(二)尿内亚硝酸盐试验

本试验又称 Griess 试验。当尿路感染的细菌有还原硝酸盐为亚硝酸盐的能力时,本试验呈阳性反应。大肠埃希菌属、柠檬酸杆菌属、变形杆菌属、假单胞菌属等皆有还原能力,肾盂肾炎的阳性率可在 69%~80%。

原理:大肠埃希菌等革兰阴性杆菌,能还原尿液中的硝酸盐为亚硝酸盐,使试剂中的对氨基苯磺酸重氮化,成为对重氮苯磺酸。对氨基苯磺酸再与 α-萘胺结合成 N-α-萘胺偶氮苯磺酸,呈现红色。

十一、泌尿系结石检查

泌尿系结石是指在泌尿系统内因尿液浓缩沉淀而形成的颗粒或成块样聚集物,包括肾结石、输尿管结石、膀胱结石和尿路结石,其为常见病,好发于青壮年,近年来发病率有上升趋势。尿结石病因较复杂。①原因不明、机制不清的尿结石称为原发性尿石。②微小细菌引起的尿石:近年由芬兰科学家证明形成肾结石的原因是自身能够形成矿物外壳的微小细菌。③代谢性尿石:由体内或肾内代谢紊乱而引起,如甲状腺功能亢进、特发性尿钙症引起尿钙增高、痛风的尿酸排泄增加、肾小管酸中毒时磷酸盐大量增加等。其形成结石多为尿酸盐、碳酸盐、胱氨酸、黄嘌呤结石。④继发性或感染性结石:主要为泌尿系统细菌感染,特别是能分解尿素的细菌,如变形杆菌将尿素分解为游离氨,使尿液碱化,促使磷酸盐、碳酸盐以菌团或脓块为核心而形成结石。此外,结石的形成与种族(黑种人发病少)、遗传(胱氨酸结石有遗传趋势)、性别、年龄、地理环境、饮食习惯、营养状况,以及尿路本身疾患,如尿路狭窄、前列腺增生等均有关系。

结石的成分主要有 6 种,按所占比例高低排序,依次为草酸盐、磷酸盐、尿酸盐、碳酸盐、胱氨酸及黄嘌呤。多数结石混合两种或两种以上成分。因晶体占结石重量常超过 60 %,因此临床常以晶体成分命名。

第五节　尿液的理学检验

一、尿量

尿量主要取决于肾小球的滤过率、肾小管重吸收和浓缩与稀释功能。此外,尿量变化还与外界因素如每日饮水量、食物种类、周围环境(气温、湿度)、排汗量、年龄、精神因素、活动量等有关。正常成人 24 h 内排尿为 1~1.5 L/24 h。

24 h 尿量大于 2.5 L 为多尿,可由饮水过多,特别是饮用咖啡、茶或者失眠及使用利尿药、静脉输液过多引起。病理性多尿常由肾小管重吸收和浓缩功能减退,如尿崩症、糖尿病、肾功能不全、慢性肾盂肾炎等引起。

24 h 尿量小于 0.4 L 为少尿,可由机体缺水或出汗引起。病理性少尿主要见于脱水、血浓缩、急性肾小球肾炎、各种慢性肾功能衰竭、肾移植术后急性排异反应、休克、心功能不全、尿路结石、损伤、肿瘤、尿路先天畸形等。

尿量不增多而仅排尿次数增加为尿频。见于膀胱炎、前列腺炎、尿道炎、肾盂肾炎、体质性神经衰弱、泌尿生殖系统处于激惹状态、磷酸盐尿症、碳酸盐尿症等。

二、外观

尿液外观包括颜色及透明度。正常人新鲜的尿液呈淡黄色至橘黄色透明,影响尿液颜色的主要物质为尿色素、尿胆原、尿胆素及卟啉等。此外尿色还受酸碱度、摄入食物或药物的影响。

浑浊度可分为清晰、雾状、云雾状浑浊、明显浑浊几个等级。浑浊的程度根据尿中含混悬物质种类及量而定。正常尿浑浊的主要原因是含有结晶和上皮细胞。病理性浑浊可能由尿中含有白细胞、红细胞及细菌所致。放置过久而有轻度浑浊可能由尿液酸碱度变化,尿内黏蛋白、核蛋白析出所致。淋巴管破裂产生的乳糜尿也可引起浑浊。在流行性出血热低血压期,尿中可出现蛋白、红细胞、上皮细胞等混合的凝固物,称"膜状物"。常见的外观改变有以下几种。

(一)血尿

尿内含有一定量的红细胞称为血尿。由于出血量的不同可呈淡红色云雾状、淡洗肉水样或鲜血样,甚至混有凝血块。每升尿内含血量超过 1 mL 可出现淡红色,称为肉眼血尿。主要见于各种原因所致的泌尿系统出血,如肾结石或泌尿系统结石,肾结核、肾肿瘤及某些菌株所致的泌尿系统感染等。洗肉水样外观常见于急性肾小球肾炎。血尿还可由出血性疾病引起,见于血友病和特发性血小板减少性紫癜。镜下血尿指尿液外观变化不明显,而离心沉淀后进行镜检时能看到超过正常数量的红细胞。

(二)血红蛋白尿

当发生血管内溶血,血浆中血红蛋白含量增高,超过肝珠蛋白所能结合的量时,未结合的游离血红蛋白便可通过肾小球滤膜而形成血红蛋白尿。在酸性尿中血红蛋白可氧化成为正铁血红蛋白而呈棕色,如含量甚多则呈棕黑色酱油样外观。隐血试验呈强阳性反应,但离心沉淀后上清液颜色不变,镜检时不见红细胞或偶见溶解红细胞之碎屑,可与血尿相区别。卟啉尿症患者,尿液呈红葡萄酒色,碱性尿液中如存在酚红、番茄汁、芦荟等物质,酸性尿液中如存在氨基比林、磺胺等药物也可有不同程度的红色。血红蛋白尿见于蚕豆黄、血型不合的输血反应、严重烧伤及阵发性睡眠性血红蛋白尿症等。

(三)胆红素尿

当尿中含有大量的结合胆红素时,其外观呈深黄色,振荡后泡沫亦呈黄色,若在空气中久置可因胆红素被氧化为胆绿素而使尿液外观呈棕绿色。胆红素见于阻塞性黄疸和肝细胞性黄疸。服用核黄素、呋喃唑酮后尿液亦可呈黄色,但胆红素定性阴性。服用大剂量熊胆粉、牛黄类药物时尿液可呈深黄色。

(四)乳糜尿

外观呈不同程度的乳白色,严重者似乳汁。因淋巴循环受阻,从肠道吸收的乳糜液未能经淋巴管引流入血而逆流进入肾,致使肾盂、输尿管处的淋巴管破裂,淋巴液进入尿液。其主要成分为脂肪微粒及卵磷脂、胆固醇、少许纤维蛋白原和清蛋白等。乳糜尿多见于丝虫病,少数可由结核、肿瘤、腹部创伤或手术引起。乳糜尿离心沉淀后外观不变,沉渣中可见少量红细胞和淋巴细胞,丝虫病者偶可于沉渣中查出微丝蚴。乳糜尿须与脓尿或结晶尿等浑浊尿相鉴别,后两者经离心后上清液转为澄清,而镜检可见多数的白细胞或盐类结晶,结晶尿加热加酸后浑浊消失。为确诊乳糜尿,还可于尿中加少量乙醚振荡提取,尿中脂性成分溶于乙醚而使水层浑浊程度比原尿减轻。

(五)脓尿

脓尿指尿液中含有大量白细胞而使外观呈不同程度的黄色浑浊或含脓丝状悬浮物。见于泌尿系统感染及前列腺炎、精囊炎,脓尿蛋白定性常为阳性,镜检可见大量脓细胞。还可通过尿三杯试验初步了解炎症部位,协助临床鉴别诊断。

(六)盐类结晶尿

外观呈白色或淡粉红色颗粒状浑浊,尤其是在气温寒冷时常很快析出沉淀物。这类浑浊尿可通过在试管中加热、加乙酸进行鉴别。尿酸盐加热后浑浊消失,磷酸盐、碳酸盐则浑浊增加,但加乙酸后两者均变清,碳酸盐尿同时产生气泡。

除肉眼观察颜色与浊度外,还可以通过三杯试验进一步对病理尿的来源进行初步定位。尿三杯试验是在一次排尿中,人为地把尿液分成3段排出,分别盛于3个容器内,第1杯及第3杯每杯约10 mL,其余大部分排于第2杯中。分别观察各杯尿的颜色、浑浊度,并做显微镜检查。多用于男性泌尿生殖系统疾病定位的初步诊断(表9-2)。

表9-2 尿三杯试验外观鉴别结果及诊断

第1杯	第2杯	第3杯	初步诊断
有弥散脓液	清晰	清晰	急性尿道炎,且多在前尿道
有脓丝	清晰	清晰	亚急性或慢性尿道炎
有弥散脓液	有弥散脓液	有弥散脓液	尿道以上部位的泌尿系统感染
清晰	清晰	有弥散脓液	前列腺炎、精囊炎、后尿道炎、三角区炎症、膀胱颈部炎症
有脓丝	清晰	有弥散脓液	尿道炎、前列腺炎、精囊炎

尿三杯试验还可鉴别泌尿道出血部位。

1.全程血尿(3杯尿液均有血液)

血液多来自膀胱颈以上部位。

2.终末血尿(第3杯有血液)

病变多在膀胱三角区、颈部或后尿道。(但膀胱肿瘤患者大量出血时,也可见全程血尿)

3.初期血尿(第1杯有血液)

病变多在尿道或膀胱颈。

三、气味

正常新鲜尿液的气味来自尿内的挥发性酸,尿液久置后,因尿素分解而出现氨臭味。如新排出的尿液即有氨味提示有慢性膀胱炎及慢性尿潴留。糖尿病酮症时,尿液呈苹果样气味。此外,还有药物和食物,特别是进食蒜、葱、咖喱等,尿液可出现特殊气味。

四、尿比密

尿比密是指在4 ℃时尿液与同体积纯水重量之比。尿比密的值因尿中水分、盐类及有机物含量而异,在病理情况下还受尿蛋白、尿糖及细胞成分等影响。如无水代谢失调、尿比密测定可粗略反映肾小管的浓缩稀释功能。

(一)参考值

晨尿或通常饮食条件下:1.015～1.025。

随机尿:1.003～1.035(浮标法)。

（二）临床意义

1.高比密度尿

其可见于高热、脱水、心功能不全、周围循环衰竭等尿少时，也可见于尿中含葡萄糖和碘造影剂时。

2.低比密度尿

其可见于慢性肾小球肾炎、肾功能不全、肾盂肾炎、尿崩症、高血压等。慢性肾功能不全者，由于肾单位数目大量减少，尤其伴有远端肾单位浓缩功能障碍时，经常排出比密度近于1.010（与肾小球滤液比密接近）的尿，其称为等渗尿。

五、血清（浆）和尿渗量的测定

渗量代表溶液中一种或多种溶质中具有渗透活性微粒的总数量，而与微粒的大小、种类及性质无关。只要溶液的渗量相同，就都具有相同的渗透压。测定尿渗量可了解尿内全部溶质的微粒总数量，以及尿内溶质和水的相对排泄速度，以判断肾的浓缩稀释功能。

（一）参考值

血清平均为 290 mmol/kg H_2O，范围在 280～300 mmol/kg H_2O。成人尿液 24 h 内在40～1 400 mmol/kg H_2O，常见数值在 600～1 000 mmol/kg H_2O。尿/血清比值应大于 3。

（二）临床意义

（1）血清小于 280 mmol/kg H_2O 时为低渗性脱水，大于 300 mmol/kg H_2O 时为高渗性脱水。

（2）禁饮 12 h，尿渗量小于 800 mmol/kg H_2O 表示肾浓缩功能不全。

（3）急性肾小管功能障碍时，尿渗量降低，尿/血清渗量比值不超过 1。尿渗量由于仅受溶质微粒数量的影响而改变，故很少受蛋白质及葡萄糖等大分子影响。

六、自由水清除率测定

自由水清除率是指单位时间内（每小时或每分钟）尿中排出的游离水量。它可通过血清渗量、尿渗量及单位时间尿量求得。

（一）参考值

－25～－100 mL/h 或－0.4～1.7 mL/min。

（二）临床意义

（1）自由水清除率为正值代表尿液被稀释，反之代表尿液被浓缩，其负值越大代表肾浓缩功能越佳。

（2）尿/血清渗量比值常因少尿而影响结果。

（3）急性肾衰竭早期，自由水清除率趋于零，而且先于临床症状出现之前 2～3 d，常作为判断急性肾衰竭早期诊断指标。在治疗期间，自由水清除率呈现负值，大小还可反映肾功能恢复程度。

（4）可作为观察严重创伤、大手术后低血压、少尿或休克患者髓质功能损害的指标。

（5）肾移植时有助于早期发现急性排异反应，此时可近于零。

（6）用于鉴别非少尿性肾功能不全和肾外性氮质血症，后者往往正常。

第十章　粪便检验

第一节　粪便检验概述

人体胃肠道的主要生理功能是消化食物、吸收营养和排泄未消化的食物残渣（如淀粉颗粒、肉类纤维、植物细胞和植物纤维等）、消化道的分泌物（如胆色素、黏液等）、分解产物（如靛基质、粪臭素）、肠壁脱落上皮细胞、肠道细菌等废物也随粪便一并排出。食物的质和量，消化器官功能状态的改变或器质性的病变，均可影响粪便的性状与组成。

粪便的检验，能提供消化系统病变的基础资料：①可以了解消化道及通向肠道的肝、胆、胰腺等器官有无炎症、出血和寄生虫感染等情况。②根据粪便的性状、颜色，间接地判断胃肠胰腺、肝胆系统功能状态。③了解肠道菌群分布是否合理，检查粪便中有无致病菌，以防治肠道传染病。④用粪便隐血检查作为消化道恶性肿瘤的诊断筛选试验。粪便检查主要包括性状检查、化学检查和显微镜检查三方面。粪便检查对某些患有消化道疾病及寄生虫病感染患者，在临床诊断、治疗、防治方面有极其重要的意义，并可给临床提供可靠的诊断依据。粪便标本的采取直接影响检查结果的准确性，通常采用自然排出的粪便，标本采集时须注意以下方面。

（1）粪便检验应取新鲜标本，盛器要洁净，不得混有尿液，不可有消毒剂及污水，以免破坏有形成分，使病原菌死亡和污染腐生性原虫。

（2）采集标本时应用干净竹签选取含有黏液、脓血等病变成分的粪便；外观无异常的粪便须从表面、深处及粪端多处取材；至少应采集指头大小的粪便或稀便 2 mL，以供复查用或防止粪便迅速干燥。

（3）标本采集后应于 1 h 内检查完毕，否则 pH 及消化酶等可导致有形成分破坏分解。

（4）查痢疾阿米巴滋养体时应于排便后立即检查，从脓血和稀软部分取材，寒冷季节标本传送及检查时均需保温。

（5）检查日本血吸虫卵时应取黏液、脓血部分，孵化毛蚴时至少留取 30 g 粪便，且须尽快处理。

（6）检查蛲虫卵须用透明薄膜拭子于晚 12 时或清晨排便前自肛门周围皱襞处拭取并立即镜检。

（7）找寄生虫虫体及做虫卵计数时应采集 24 h 粪便。前者应从全部粪便中仔细搜查或过筛，然后鉴别其种属，后者应混匀后检查。

（8）做化学法隐血试验时，应于前 3 天禁食肉类及含动物血食物，并禁服铁剂及维生素 C。

（9）做粪胆原定量时，应连续收集 3 天的粪便，每天将粪便混匀称重后取出约 20 g 送检。

（10）做细菌学检查的粪便标本应采集于灭菌有盖的容器内立即送检。

（11）无粪便排出而又必须检查时，可经肛门指诊或采便管拭取标本。灌肠或服油类泻剂的粪便常因过稀且混有油滴等而不适于做检查标本。

(12)粪便检验后应将纸类或塑料标本盒投入焚化炉中烧毁。搪瓷容器应泡于消毒液中(如过氧乙酸、煤酚皂液或新洁尔灭等)24 h,弃消毒液后,流水冲洗干净备用。所用载玻片需用 5 ％煤酚皂液浸泡消毒。

第二节　粪便的一般性状检查

粪便的性状检查主要是观察粪便的外观,包括观察粪便的颜色,观察粪便中有无异常成分,如黏液、脓液、血液、结石、寄生虫体、乳凝块、异物及脱落的组织成分。粪便排出后最好能迅速进行检查,若长时间放置,颜色等将发生变化,高温能加速变化,引起发酵或出现腐败现象。

一、临床准备工作

(1)因粪便标本的采集直接影响检验结果的可靠程度,故必须细致耐心地向患者交代清楚粪便标本采集、运送的各种注意事项,必要时进行多次复查。

(2)粪便检查应注意患者的饮食和服药情况,以排除非疾病因素的影响。注意一些非病理因素可以影响粪便颜色的改变。①时间:粪便标本未及时检查而久置则色泽加深。②食物:肉食者粪便呈黑褐色,食绿叶呈暗绿色,食巧克力、咖啡呈酱色,食西红柿、西瓜可呈红色,食黑芝麻则呈无光泽的黑色等。③药物:消化道 X 线钡餐造影、服用硅酸铝呈灰白色,服活性炭、铋剂、铁剂、中草药可呈无光泽灰黑色,服番泻叶、大黄等呈黄色。④婴儿:粪便呈金黄色,这由婴儿的胆色素代谢功能尚未完善所致。

(3)通过粪便的性状检查,可初步诊断消化道疾病。如粪便的颜色为灰白色,多见于各种原因引起的阻塞性黄疸,或由钡餐造影所致;粪便鲜红色带有鲜血,可由结肠癌、痢疾、痔疮出血等所致;粪便为绿色糊状,常见于乳儿消化不良、成人服用中药或食用绿色蔬菜;米泔样便,呈白色淘米水样并带有黏液,见于霍乱;柏油样便,粪便呈暗褐色或黑色,富有光泽如柏油(沥青色),可见于上消化道出血;脓便或脓血便,常出现肠道下段炎症,见于痢疾、溃疡性结肠炎、结肠癌或直肠癌等,但有脓和血应加以鉴别。在阿米巴痢疾时以出血为主,呈暗酱红色并带有腥臭味,脓和黏液并混有新鲜血液可见于细菌性痢疾,胨样便常见于过敏性结肠炎。

(4)临床上观察粪便外观,结合其他实验室检查,如显微镜检查、化学检查可对有关疾病做出初步诊断或鉴别;如黑便可做隐血试验,若结果为强阳性,是上消化道出血,结果为阴性,则可能是药物、食物等引起的颜色改变。

二、标本处置

(1)标本采集后最好用有盖容器立即送检。

(2)送检过程中须防止出现标本溢漏情况,不得污染手、容器外壁和周围其他物品。

(3)粪便标本应及时检查,一般在采集后 1 h 内检查完毕,如久置可因消化酶作用及受 pH 变化等影响,改变标本性状。

(4)粪便标本容器最好用内层涂蜡的有盖硬纸盒,检查后焚毁消毒。

(5)检验用过的器材应浸入 0.5 %过氧乙酸中过夜消毒,煮沸后方可再用;粪便标本应焚化。

(6)混入尿液、水或其他成分的粪便标本或已经干燥的标本拒收。

(7)使用容器不当,吸水性材料容器可将粪便标本中的液体成分吸干,影响检查结果,应拒收。

(8)采集 1 h 后才送检的标本拒收。

三、临床意义

(一)量

正常成人大多每日排便一次,其量为 100～300 g,因食物种类、食量及消化器官的功能状态而异。摄取细粮及以肉食为主者,粪便细腻而量少;进食粗粮,特别是多量蔬菜后,因纤维质多,故粪便量增加。当胃、肠、胰腺有炎症或功能紊乱时,炎性渗出、肠蠕动亢进及消化吸收不良,可使粪便量增加。

(二)外观

粪便的外观包括颜色与性状。正常成人的粪便排出时为黄褐色成形便,质软;婴儿粪便可呈黄色或金黄色糊状。久置后,粪便中的胆色素被氧化可致颜色加深。病理情况下可见如下改变。

1.黏液便

正常粪便中的少量黏液,因与粪便均匀混合而不易察觉,若有肉眼可见的黏液,说明其量增多。小肠炎时增多的黏液均匀地混于粪便之中;如为大肠病变,由于粪便已逐渐成形,黏液不易与粪便混匀;来自直肠的黏液则附着于粪便的表面。单纯黏液便的黏液无色透明、稍黏稠,脓性黏液则呈黄白色不透明,见于各类肠炎、细菌性痢疾、阿米巴痢疾、急性血吸虫病。

2.溏便

便呈粥状且内在粗糙,见于消化不良、慢性胃炎、胃窦潴留。

3.胨状便

肠易激综合征(irritable bowel syndrome,IBS)患者常于腹部绞痛后排出黏胨状、膜状或纽带状物,某些慢性菌痢患者也可排出类似的粪便。

4.脓性及脓血便

脓性及脓血便说明肠道下段有病变,常见于痢疾、溃疡性结肠炎、局限性肠炎、结肠或直肠癌。脓或血的多少取决于炎症的类型及其程度,在阿米巴痢疾时,以血为主,血中带脓,呈暗红色稀果酱样,此时要注意与食用大量咖啡、巧克力后的酱色粪便相鉴别。细菌性痢疾则以黏液及脓为主,脓中带血。

5.鲜血便

直肠息肉、结肠癌、肛裂及痔疮等均可见鲜红色血便。痔疮时常在排便之后有鲜血滴落,而其他疾病多见鲜血附着于粪便的表面。过多地食用西瓜、番茄、红辣椒等红色食品,粪便亦可呈红色,但很易与以上鲜血便鉴别。

6.柏油样黑便

上消化道出血时,红细胞被胃肠液消化破坏,释放血红蛋白并进一步降解为血红素、卟啉和铁等产物,在肠道细菌的作用下,铁与肠内产生的硫化物结合成硫化铁,并刺激小肠分泌过多的黏液。上消化道出血 50～75 mL 时,可出现柏油样便,粪便呈褐色或黑色,质软,富有光泽,宛如柏油。如见柏油样便,且持续 2～3 d,说明出血量至少为 500 mL。当上消化道持续大出血时,排便次数可增多,而且稀薄,因出血量多,血红素铁不能完全与硫化物结合,加之血液在肠腔内推进快,粪便可由柏油样转为暗红色。服用活性炭、铋、铁剂等之后也可排黑色便,但无光泽且隐血试验阴性。

7.稀糊状或稀汁样便

稀糊状或稀汁样便常由肠蠕动亢进或分泌增多所致。见于各种感染性或非感染性腹泻,尤其是急性胃肠炎。小儿肠炎时肠蠕动加速,粪便很快通过肠道,以致胆绿素来不及转变为粪胆素而呈绿色稀糊样便。遇大量黄绿色稀汁样便(3 000 mL 或更多)并含有膜状物时应考虑到假膜性肠炎;艾滋病伴发肠道隐孢子虫感染时也可排出大量稀汁样便。副溶血性弧菌食物中毒可见洗肉水样便,出血性小肠炎可见红豆汤样便。

8.米泔样便

米泔样便呈白色淘米水样,内含黏液片块,量大,见于重症霍乱、副霍乱患者。

9.白陶土样便

由于各种原因引起的胆管梗阻,进入肠内的胆汁减少或缺如,以致粪胆素生成相应减少甚至无粪胆素产生,粪便呈灰白色,主要见于阻塞性黄疸。行钡餐造影术后可排出硫酸钡而使粪便呈黄白色。

10.干结便

干结便指常因习惯性便秘,粪便在结肠内停留过久,水分过度吸收而排出羊粪样的硬球或粪球积成的硬条状粪便,于老年排便无力时多见。

11.细条状便

排便形状改变,排出细条或扁片状粪便,说明盲肠狭窄,常提示有直肠肿物存在。

12.乳凝块

婴儿粪便中见有黄白色乳凝块,亦可见蛋花样便,提示脂肪或酪蛋白消化不完全。常见于消化不良、婴儿腹泻。

(三)气味

正常粪便有臭味,主要由细菌作用的产物如吲哚、粪臭素、硫醇、硫化氢等引起。肉食者臭味重,素食者臭味轻。粪便恶臭且呈碱性反应,由未消化的蛋白质发生腐败所致。患慢性肠炎、胰腺疾病、消化道大出血、结肠或直肠癌溃烂时,粪便亦有腐败恶臭味。阿米巴性肠炎粪便呈鱼腥臭味。如脂肪及糖类消化或吸收不良时,脂肪酸分解及糖的发酵使粪便呈酸臭味。

(四)酸碱反应

正常人的粪便为中性、弱酸性或弱碱性(pH 6.9～7.2)。食肉多者呈碱性,高度腐败时为强碱性。食糖类及脂肪多时呈酸性,异常发酵时为强酸性。细菌性痢疾、血吸虫病粪便常呈碱性;阿米巴痢疾粪便常呈酸性。

(五)寄生虫

蛔虫、蛲虫、带绦虫等较大虫体或其片段肉眼即可分辨,钩虫虫体须将粪便冲洗过筛方可看到。服驱虫剂后应查找有无虫体,驱带绦虫后应仔细寻找其头节。

(六)结石

粪便中可见到胆石、胰石、粪石等,最重要且最多见的是胆石,常见于应用排石药物或碎石术之后,较大者肉眼可见到,较小者须用铜筛淘洗粪便后仔细查找才能见到。

第三节 粪便的显微镜检查

显微镜下观察粪便中的有形成分,有助于消化系统各种疾病的诊断。因此,显微镜检查是常规检查中最重要的手段。用生理盐水涂片法,以竹签挑取含黏液脓血的部分,若为成形便则常自粪便表面、深处及粪端多处取材,混悬于载有一滴生理盐水的载玻片上,涂成薄片,厚度以能透视纸上字迹为度,面积为玻片的2/3,加盖玻片,先用低倍镜观察全片有无虫卵、原虫、包囊、寄生虫幼虫及血细胞等,再用高倍镜详细检查病理成分的形态及结构。

一、细胞

(一)白细胞

正常粪便中不见或偶见中性分叶核粒细胞。临床意义:肠道有炎症时增多,其数量多少与炎症轻重及部位有关。小肠炎症时白细胞数量不多(<15/HP),因细胞部分被消化而不易辨认。细菌性痢疾、溃疡性结肠炎出现大量白细胞,并可见到退化白细胞,还可见到边缘不完整或已破碎、核不清楚、成堆的脓细胞,亦可见到吞有异物的小巨噬细胞。过敏性肠炎、肠道寄生虫病(阿米巴痢疾或钩虫病)时粪便涂片染色还可见较多的嗜酸性粒细胞,可伴有夏科雷登结晶。

(二)红细胞(RBC)

正常粪便中无红细胞。肠道下段炎症或出血时可出现,如痢疾、溃疡性结肠炎、结肠癌、直肠息肉、急性血吸虫病等。细菌性痢疾时红细胞少于白细胞,多分散存在且形态正常,为草黄色、稍有折光性的圆盘状。阿米巴痢疾者红细胞多于白细胞,多成堆存在并有残碎现象。

(三)巨噬细胞

巨噬细胞常见于细菌性痢疾、溃疡性结肠炎及直肠炎症时。

(四)上皮细胞

上皮细胞在肠道炎症时增加,如结肠炎,假膜性肠炎的肠黏膜小块中可见到成片存在的上皮细胞。可见于霍乱、副霍乱肠黏膜坏死,坏死性肠炎、溃烂的肠癌、溃烂的性病性淋巴肉芽肿等。

(五)癌细胞

乙状结肠癌、直肠癌患者的血性粪便涂片染色,可见到成堆的癌细胞。

二、细菌

肠道致病菌的检验主要靠培养分离与鉴定正常菌群与菌群失调。

(一)参考值

粪便中细菌极多,占干重的1/3,多属正常菌群。健康婴幼儿粪便中主要有双歧杆菌、拟杆菌、肠杆菌、肠球菌、葡萄球菌等。成人粪便中以大肠埃希菌、厌氧菌和肠球菌为主要菌群，约占80%；产气杆菌、变形杆菌、铜绿假单胞菌等多为过路菌，不超过10%；芽孢菌(如梭状菌属)和酵母菌，总量不超过10%。粪便中菌量和菌谱平时处于相对稳定状态，并与宿主间保持着生态平衡。粪便中球菌(革兰氏阳性菌)和杆菌(革兰氏阴性菌)的比例大致为1：10。

(二)临床意义

长期使用广谱抗生素、免疫抑制剂及慢性消耗性疾病的患者，粪便中球/杆菌比值变大。革兰氏阴性杆菌严重减少甚至消失，而葡萄球菌或真菌等明显增多，常提示有肠道菌群紊乱或二重感染。此种菌群失调症称假膜性肠炎，涂片常为革兰氏阳性葡萄球菌梭状芽孢杆菌(培养为金黄色葡萄球菌难辨芽孢梭菌等)，次为假丝酵母菌。在一定条件下，有些正常菌群的细菌也能致病，称条件致病菌，如受凉或过度疲劳、抵抗力低下等。

三、霍乱弧菌

临床意义：霍乱弧菌肠毒素具有极强的致病力，作用于小肠黏膜引起肠液大量分泌，导致严重水、电解质平衡紊乱而死亡。以悬液法观察其特有的鱼群穿梭样运动。粪便黏液部分涂片革兰氏染色及稀释石炭酸复红染色后，油镜观察若见到革兰氏阴性红色鱼群样排列，呈逗点状或香蕉样形态的弧菌，则须及时报告和进行培养与鉴定。

四、酵母菌

酵母菌是一种环境中常见的真菌，可随环境污染而进入肠道，也可见于服用酵母片之后。多见于夏季已发酵的粪便中。

五、假丝酵母菌

假丝酵母菌亦称念珠菌，正常粪便中极少见。常见于长期使用广谱抗生素、激素、免疫抑制剂后，或放疗、化疗后。

六、结晶

夏科雷登结晶：常见于阿米巴痢疾、钩虫病及过敏性肠炎粪便中，同时可见到嗜酸性粒细胞。血晶：见于胃肠道出血后的粪便内，不溶于氢氧化钾溶液，遇硝酸呈蓝色。脂肪酸结晶：多见于阻塞性黄疸，由胆汁减少引起脂肪吸收不良。胆红素结晶：见于痢疾和乳儿粪便中。

七、寄生虫卵

从粪便中检查出寄生虫卵，是诊断肠道寄生虫感染的最常用的检验指标。

(一)蛔虫

蛔虫是人体最常见的寄生虫，寄生于小肠，可引起蛔虫病。幼虫经肠、肝、肺组织移行可引起损伤，以及局部和全身的变态反应。肺部炎症，亦称 Loeffler 综合征。成虫的危害：掠夺营养、影响吸收，致食欲不振、脐周疼痛、营养不良。儿童可引起发育障碍。变应原作用包括荨麻疹、皮肤瘙痒、血管神经性水肿、结膜炎等。常见的并发症：胆道蛔虫症、胰腺炎、阑尾炎、肠梗阻、肠穿孔等。

(二)鞭虫

成虫寄生于人体盲肠，可引起鞭虫病。湿热地带最多，感染率高。鞭虫对肠壁有机械性损伤和化学性刺激，可引起慢性炎症，形成肉芽肿等病变。严重感染者可出现头晕、腹泻、腹痛、消瘦及贫血等。某些营养不良儿童，可有直肠脱垂。可诱发或加重其他疾病，如阿米巴痢疾、阑尾炎等。

(三)蛲虫

其寄生于回盲部可引起蛲虫病,引起肛门及会阴部皮肤奇痒,患者抓痒往往引起继发感染。患者可出现烦躁不安、易怒、失眠、食欲减退、消瘦、夜间磨牙及夜惊等症状。若有异位寄生,则可引起女性阴道炎、子宫内膜炎和输卵管炎等。

(四)钩虫

其寄生于人体的钩虫,主要是十二指肠钩口线虫,成虫寄生于宿主小肠。易引起皮炎,多见于足趾、手指间、脚背、手背等部位。肺部病变可出现咳嗽、咯痰、畏寒、发热等全身症状。重者可致肺出血、咯血、干咳、哮喘等。消化道病变可出现恶心、呕吐、上腹不适及隐痛、腹泻等症状。有少数患者出现"异嗜症"。贫血表现黏膜苍白、眩晕、乏力、心慌、气促,甚至出现贫血性心脏病。还可引起消化道大出血。

(五)华支睾吸虫

其俗称肝吸虫,寄生于肝胆管内。史料证明此虫在我国至少有2 300多年的历史。成虫主要寄生在肝内Ⅱ级胆小管,可致管腔阻塞,引起胆汁淤积、胆管扩张,表现为阻塞性黄疸。肝胆管周围结缔组织增生可致肝细胞坏死、萎缩、脂肪变,甚至纤维化而发生肝硬化。可诱发原发性肝癌、胆结石、急性胰腺炎。

(六)血吸虫

寄生于人体的血吸虫有5种,我国主要的是日本血吸虫。血吸虫发育的不同阶段,尾蚴、童虫、成虫和虫卵均可对宿主引起不同的损害和复杂的免疫病理反应。患者常出现皮炎、发热、腹痛、腹泻、肝脾肿大及嗜酸性粒细胞增多。虫卵所致损害最为严重,沉着于肝、肠等组织中,形成虫卵肉芽肿,并导致纤维化。严重时还可发生上消化道出血及腹水等。

(七)姜片吸虫

其寄生在小肠内。临床上确诊的第一例姜片虫病是在我国广州。轻度感染者,无明显表现,或有轻度腹痛、腹泻等症状。中度感染者,可表现为消化功能紊乱,导致营养不良、浮肿,有时还可发生肠梗阻。重度感染者,可出现消瘦、贫血、腹水、智力减退、发育障碍,甚至因衰竭而死亡。虫体代谢产物还可引起变态反应。

(八)绦虫

寄生于人体的绦虫有30余种,我国常见的有猪带绦虫、牛带绦虫、细粒棘球绦虫、曼氏迭宫绦虫、多房棘球绦虫和微小膜壳绦虫。患者多无显著症状,部分可有腹部不适、恶心、饥饿时腹痛和腹泻等。囊尾蚴寄生在组织内引起炎症和占位性病变,可致癫痫发作、视网膜炎、脉络膜炎、视力障碍、眼球萎缩而失明。

八、肠寄生原虫

原虫为单细胞生物,体积微小,但能独立完成维持生命活动的全部生理活动。医学原虫是指人体致病及非致病性原虫,有四十余种。常见肠寄生原虫有以下几种。

(一)阿米巴

其包括溶组织内阿米巴、脆弱双核阿米巴和结肠内阿米巴等。临床最为常见、危害最大的是溶组织内阿米巴,又称痢疾阿米巴,寄生于结肠和其他组织内。无症状带虫者占90%以上,粪便中一般只能查到包囊。阿米巴病包括肠阿米巴病、阿米巴痢疾、阿米巴肠炎、阿米巴肿及阿米巴性阑尾炎等。表现为典型的痢疾症状,常伴有腹痛和里急后重,粪便含脓血黏液,呈果酱状,腥臭明显。目前多以亚急性或慢性肠炎常见,表现为反复发作、轻重无常。还包括肠外阿米巴病,阿米巴肝、肺、脑脓肿,以及皮肤与泌尿生殖系统阿米巴病。肝脓肿多见,好发于右叶,有弛张热、肝大、肝区痛及消瘦和贫血等。

(二)蓝氏贾第鞭毛虫

其寄生在人体十二指肠及胆囊,引起蓝氏贾第鞭毛虫病。本病分布于世界各地,儿童和旅游者发病率较高,故有旅游者腹泻之称。临床可表现为腹痛、腹泻、腹胀、呕吐、发热和厌食等。典型患者常出现暴发性水泻,粪便无脓血,量大,带有恶臭,多含脂肪颗粒,急性期持续 $3\sim4$ d,儿童可持续数月。不及时治疗可发展为慢性,有周期性稀便。虫体寄生在胆道时可出现胆道感染症状。艾滋病患者常易发生严重的蓝氏贾第鞭毛虫感染。

(三)人毛滴虫

其寄生于人肠道内,多见于回盲部。一般不引起临床症状,有时可致腹泻。对婴儿和免疫力低下的成年人可引起滴虫性肠炎、胆道炎、腹膜炎,以及肝、肺脓肿等。结肠小袋纤毛虫:人体最大的寄生原虫,寄生于人体结肠内,可破坏肠壁组织,引起小袋纤毛虫痢疾。结肠小袋纤毛虫分泌透明质酸酶,致肠黏膜脱落,形成溃疡。患者表现腹痛、腹泻和黏液血便。慢性为周期性腹泻,粪便呈水样或粥样,常有黏液而无脓血,并常有脱水及营养不良等。有时可引起腹膜炎及鼻炎,但较罕见。

(四)隐孢子虫

隐孢子虫为小肠上皮细胞内寄生原虫,是人体重要的寄生孢子虫,与人类腹泻有关的隐孢子虫主要是微小隐孢子虫。该虫为机会致病原虫,国外感染率较高,国内近年来也受到重视。隐孢子虫引起肠微绒毛损伤,造成肠黏膜吸收不良,导致腹泻。免疫功能正常者感染后表现为急性水样腹泻,一般无脓血,多呈自限性病程。婴儿可出现喷射性水样泻、腹痛、腹胀、呕吐、食欲减退或厌食、发热。免疫功能缺陷者,病情严重,表现为持续性霍乱样水泻,一日数次至数十次,导致严重脱水,电解质紊乱和营养不良而死亡,本虫为艾滋病患者主要致死病因之一,因此本虫被列为艾滋病患者的重要检查项目。

(五)人芽囊原虫

长期以来其被误认为是一种对人体无害的肠道酵母菌。近年大量研究资料表明,该虫是寄生在高等灵长类和人类肠道的机会致病性寄生原虫。其形态多样,有空泡型、颗粒型、阿米巴型和复分裂型虫体,只有阿米巴型为致病性虫体。正常人群检出率为 4.5 %。感染轻者,可呈无症状带虫者。虫荷重时 80 %以上出现消化道及全身症状,如腹泻、腹痛、便秘与腹泻交替出现嗳气、恶心、呕吐、倦怠、发热等。发病与免疫功能低下有关,部分患者伴有十二指肠溃疡、白血病、溃疡性结肠炎等。

九、植物细胞及植物纤维

其为食物残渣,形态多样。植物细胞呈圆形、多角形、花边形等,无色或淡黄色,纤维为螺旋形或网络状结构。正常人粪便含有少量植物细胞,增多时常见于肠蠕动亢进、腹泻。

第四节　粪便的化学检查

　　粪便的化学检查主要包括粪隐血试验、粪胆色素检查、消化吸收功能试验等,其中粪隐血试验在临床上常用。上消化道出血量较少时,粪便外观可无异常改变,肉眼不能辨认,特别是上消化道少量出血,红细胞被消化而破坏,在显微镜下亦不能证实是否出血。用肉眼及显微镜均不能证明的微量血液,而能用化学方法测定,称为隐血试验。对消化道溃疡性病变的疾患,如溃疡、癌肿、结核、痢疾、伤寒等做隐血试验,在诊断、治疗上极为重要。

一、临床准备工作

　　(1)因粪便标本的采集直接影响到检验结果的可靠程度,故必须细致耐心地向患者交代清楚试验前饮食、粪便标本采集、运送的各种注意事项,必要时进行多次复查。

　　(2)隐血试验方法很多,医生应该了解所用方法的敏感性。主要有两大类:一类是传统的化学触媒法,另一类是较新的免疫法。触媒法按不同的氧化显色剂分为邻联甲苯胺、愈创木酯、还原酚酞、无色孔雀绿等10余种。按检测灵敏度,还原酚酞法最高,无色孔雀绿最低,邻联甲苯胺中等。临床应用宜选中等敏感度的方法,敏感性太高或太低易造成假阳性或假阴性。现代隐血试验筛检用于化学试带法,一般多以邻联甲苯胺为显色基质,使用方便。各种触媒法原理类似,缺乏特异性。免疫法特异性较好,也较敏感,是一种用抗人血红蛋白抗体检测,其与食物中动物血、非血红蛋白过氧化物复合物或药物均无反应,不需饮食控制,特异性优于触媒法。

　　(3)影响触酶法隐血试验的因素很多,造成假阳性的物质如新鲜动物食品(鱼、牛乳、鸡蛋、贝类、动物肉等)、菜果类食品(大量绿叶菜、萝卜、香蕉、葡萄等),以及某些药物,如铁剂、铋剂、阿司匹林、吲哚美辛、糖皮质激素等,故受检者须至少在检查前3天禁食肉类等。造成假阴性的情况有:触媒法试剂失效,以及有大量维生素C、铁、铜、铋、动物炭、碘化钾等触酶激活或抑制物存在。这些均须加以排除。

　　(4)月经血或其他部位如鼻、痔疮出血混入粪便标本中,可引起假阳性。

　　(5)血液在肠道停留过久或粪便标本久置,可使血红蛋白被肠道细菌分解,造成隐血试验假阴性。

　　(6)隐血试验由于检验人员取材部位不同,标本反应时间不同,检验员对显色的判断不同,故同一方法实验中可产生误差,必要时多次复查。

　　(7)隐血试验阳性可作为消化道溃疡性病变的诊疗指标,但隐血试验阴性并不能排除这些疾病的存在。胃、十二指肠溃疡病的出血常是大量的而不是持续性的,胃癌的出血则是微量的且为持续性。因而对于这些消化道的疾病,需要追踪做隐血试验。

　　(8)患者必须清楚标本采集前严格饮食控制,标本采集和运送是保证实验结果准确的前提,应认真与医生合作。

　　(9)免疫法实验前无须控制饮食,化学触酶法实验前3天严格禁食动物性食品,根据病情酌情禁食维生素C等还原性药物。

二、标本处置

(1)标本采集后最好用有盖容器立即送检。

(2)送检过程中须防止出现标本溢漏情况,不得污染手、容器外壁和周围其他物品。

(3)粪便标本应及时检查,一般在采集后 1 h 内检查完毕,如久置,则血红蛋白被肠道细菌分解,造成隐血试验假阴性。

(4)试验中所用的试管、玻片及其他器具,必须清洗干净,勿含有铜、铁等离子,防止试验出现假阳性。

(5)粪便标本容器最好用内层涂蜡的有盖硬纸盒,检查后焚毁消毒。

(6)检验用过的器材应浸入 0.5 %过氧乙酸中过夜消毒,煮沸后方可再用;粪便标本应焚化。

(7)混入尿液、水或其他成分的粪便标本或已经干燥的标本应拒收。

(8)使用容器不当,吸水性材料容器可将粪便标本中的液体成分吸干,影响检查结果,应拒收。

(9)采集后久置超过 1 h 才送检的标本,血红蛋白被肠道细菌分解,影响检验结果,应拒收。

三、隐血试验

隐血是指消化道出血量很少,肉眼不见血色,而且少量红细胞又被消化分解以致显微镜下也无从发现的出血状况。

隐血试验(occult blood test,OBT)目前主要采用化学法,如邻联甲苯胺法、还原酚酞法、联苯胺法、氨基比林法、无色孔雀绿法、愈创木酯法等。其实验设计原理基本相同,都基于血红蛋白中的含铁血红素部分有催化过氧化物分解的作用,能催化试剂中的过氧化氢,分解释放新生态氧,氧化上述色原物质而显色。显色的深浅反映了血红蛋白的多少,即出血量的大小。以上试验方法虽原理相同,但在实际应用中粪便的成分差别很大,各实验室具体操作细节,如粪便取材多少、试剂配方、观察时间等不同,结果常存在较大差异。多数文献应用不同稀释度的血红蛋白液对这些方法灵敏度的研究表明,邻联甲苯胺法、邻甲苯胺法、还原酚酞法最灵敏,可检测出 0.2~1 mg/L 的血红蛋白,只要消化道有 1~5 mL 的出血就可检出。还原酚酞法由于试剂极不稳定,放置可自发氧化变红而被摒弃。高度灵敏的邻联甲苯胺法容易出现假阳性结果。中度灵敏的试验包括联苯胺法、氨基比林法、无色孔雀绿法,可检出 1~5 mg/L 的血红蛋白,消化道有5~10 mL出血即阳性。联苯胺法由于有致癌作用而被淘汰,无色孔雀绿法在未加入异喹啉时灵敏度较差(20 mg/L血红蛋白),试剂的配制和来源均不如氨基比林方便。愈创本酯法灵敏度差,需6~10 mg/L血红蛋白才能检出,此时消化道出血可达 20 mL,但假阳性很少。如此法为阳性,基本可确诊消化道出血。目前国内外生产应用四甲基联苯胺和愈创木酯为显色基质的隐血试带,使隐血试验更为方便,但未根本解决隐血试验方法学中的问题。

为解决隐血试验的特异性问题及鉴别消化道出血部位,当前发展最快的是免疫学方法,如免疫单扩法、对流免疫电泳、酶联免疫吸附试验、免疫斑点法、胶乳免疫化学凝聚法、放射免疫扩散法(SRID)、反向间接血凝法(reverse passive heamagglutination assay,RPHA)、胶体金标记夹心免疫检验法等。此类试验所用抗体分为两类,一种为抗人血红蛋白抗体,另一种为抗人红细胞基质抗体。免疫学方法具有很好的灵敏度,一般血红蛋白为 0.2 mg/L 或0.03 mg/g,粪便就可呈阳性,且有很高的特异性。由于免疫学方法的高度敏感性,又由于有正常的生理性失血,如此高的灵敏度,某些正常人特别是服用刺激胃肠道的药物后可造成假阳性。但免疫学方法具有快速、方便、特异的优点,目前被认为是对大肠癌普查最适用的试验。免疫法隐血试验主要检测下消化道出血,有 40 %～50 %的上消化道出血不能检出。原因有以下几点。

(1)血红蛋白或红细胞经过消化酶降解而变性或消化殆尽,已不具有原来的免疫原性。

(2)过量大出血而致反应体系中抗原过剩,出现前带现象。

(3)患者血红蛋白的抗原与单克隆抗体不匹配。

因此,有时外观为柏油样便而免疫法检查却呈阴性或弱阳性,此时须将原已稀释的粪便再稀释50～100 倍重做或用化学法复检。近年来,某些实验室还采用卟啉荧光法血红蛋白定量试验(hemoquant hemoglobin quantitative,HQT),用热草酸试剂使血红素变为原卟啉进行荧光检测,这样除可测粪中未降解的血红蛋白外,还可测血红素衍化物卟啉(ICF),从而克服了化学法和免疫法受血红蛋白降解影响的缺点,可对上、下消化道出血同样敏感。但外源性血红素、卟啉类物质具有干扰性,且方法较复杂,故不易推广使用。此外,免疫学的方法也从检测血红蛋白与人红细胞基质扩展到测定粪便中其他随出血而出现的带有良好抗原性而又不易迅速降解的蛋白质,如清蛋白、转铁蛋白等,灵敏度达 2 mg/L。

粪便隐血检查对消化道出血的诊断有重要价值。消化性溃疡、药物致胃黏膜损伤(如服用阿司匹林、吲哚美辛、糖皮质激素等)、肠结核、克罗恩(Crohn)病、溃疡性结肠炎、结肠息肉、钩虫病及胃癌、结肠癌等时,粪便隐血试验均常为阳性,故须结合临床其他资料进行鉴别诊断。在消化性溃疡时,阳性率为 40 %～70 %,呈间断性阳性。消化性溃疡治疗后当粪便外观正常时,隐血试验阳性仍可持续5～7 d,此后如出血完全停止,隐血试验即可转阴。消化道癌症时,阳性率可达 95 %,呈持续性阳性,故粪便隐血试验常作为消化道恶性肿瘤诊断的一个筛选指标,尤其对中老年人早期发现消化道恶性肿瘤有重要价值。此外,在流行性出血热患者的粪便中,隐血试验也有 84 %的阳性率,此可作为该病的重要佐证。

四、粪胆色素检查

正常粪便中无胆红素而有粪(尿)胆原及粪(尿)胆素。粪胆色素检查包括胆红素、粪胆原、粪胆素检验。

(一)粪胆红素检查

婴幼儿因正常肠道菌群尚未建立或成人因腹泻等肠蠕动加速,胆红素来不及被肠道菌还原时,粪便可呈金黄色或深黄色,胆红素定性试验为阳性,如部分被氧化成胆绿素则粪便呈黄绿色。为快速检测粪便中的胆红系可用 Harrison 法,呈绿蓝色为阳性。

(二)粪胆原定性或定量

粪便中的粪胆原在溶血性黄疸时,因大量胆红素排入肠道被细菌还原而明显增加;梗阻性黄疸时因排向肠道的胆汁减少而粪胆原明显减少;肝细胞性黄疸时粪胆原既可增加也可减少,视肝内梗阻情况而定。粪胆原定性或定量对于黄疸类型的鉴别具有一定价值。无论定性或定量均采用 Ehrlich 方法,反应后生成红色化合物,显色深浅与粪胆原量成正比。正常人每100 g粪便中粪胆原量为 75～350 mg,低于或高于参考值可助诊为梗阻性或溶血性黄疸。

(三)粪胆素检查

粪胆素由粪胆原在肠道中停留被进一步氧化而成,粪便由于粪胆素的存在而呈棕黄色,当胆总管结石、肿瘤而致完全阻塞时,粪便中因无胆色素而呈白陶土色。可用施米特(Schmidt)氯化汞试剂联合检测胆红素及粪胆素。如粪便悬液呈砖红色则表示粪胆素阳性,如显绿色则表示有胆红素被氧化为胆绿素,如不变色则表示无胆汁入肠道。

五、消化吸收功能试验

消化吸收功能试验是一组用以检查消化道消化吸收功能状态的试验,近年来由于采用各种放射性核素技术而取得了很大进展。这组试验包括脂肪消化吸收试验、蛋白质消化吸收试验和糖类消化吸收试验等,但操作技术复杂,不便常规使用。因此,更要强调在粪便一般镜检中观察脂肪小滴、肌肉纤维等,以此作为胰腺功能不全的一种筛选指标。

此外,还可做脂肪定量测定,即在普通膳食情况下,正常成人每 24 h 粪便中的总脂量为 2~5 g(以测定的总脂肪酸计量),或为干粪便的 7.3 %~27.6 %。粪便脂质主要来源是食物,小部分系来源于胃肠道分泌、细胞脱落和细菌的代谢产物。在病理情况下,由于脂肪的消化或吸收能力减退,粪便中的总脂质量可以大为增加,若 24 h 粪便中总脂量超过 6 g,则称为脂肪泻。慢性胰腺炎、胰腺癌、胰腺纤维囊性变等胰腺疾病,梗阻性黄疸,胆汁分泌不足的肝胆疾病,小肠病变如乳糜泻、Whipple 病、蛋白丧失性肠病,均可引起脂肪泻。脂肪定量可协助诊断以上疾病,常用的方法有称量法和滴定法。称量法指将粪便标本经盐酸处理后,使结合脂肪酸变为游离脂肪酸,再用乙醚萃取中性脂肪及游离脂肪酸,经蒸发除去乙醚后在分析天平上精确称其重量。滴定法也称 Vande kamer 法,其原理是将粪便中脂肪与氢氧化钾乙醇溶液一起煮沸皂化,冷却后加入过量的盐酸使脂皂变为脂酸,再以石油醚提取脂酸,取二份提取液蒸干,其残渣以中性乙醇溶解,以氢氧化钠滴定,计算总脂肪酸含量。利用脂肪定量也可计算脂肪吸收率,以估计消化吸收功能。具体做法是在测定前 2~3 d 给予脂肪含量为 100 g 的标准膳食,自测定日起,仍继续给予标准膳食,连续 3 天,每日收集 24 h 粪便做总脂测定。

脂肪吸收率(%)=(膳食总脂量-粪便总脂量)膳食总脂量×100 %。

正常人每天摄入脂肪 100 g,其吸收率在 95 %以上,脂肪泻时明显减低。

第十一章 脑脊液检验

第一节 脑脊液检验的适应证及标本采集

脑脊液一般用腰椎穿刺术(腰穿)获得,必要时用小脑延髓池穿刺术(池穿)或侧脑室穿刺术。腰椎穿刺的适应证:当怀疑任何形式的脑炎或脑膜炎时,必须经腰穿做脑脊液检查。怀疑多发性硬化,以及评价痴呆和神经系统变性病变时,腰穿脑脊液检查对临床诊断有一定帮助。疑有蛛网膜下腔出血,不能做头颅 CT 检查或不能与脑膜炎鉴别时,有必要做腰穿。评价炎性神经病和多发性神经根病时,脑脊液检查可提供有价值的信息。怀疑脑占位性病变时,腰穿脑脊液检查可以找到肿瘤标志。神经系统疾患应系统观察或椎管内给药、造影和腰麻等。

一、腰椎穿刺的主要禁忌证

实施腰穿取脑脊液时,一定要考虑是否有颅内压升高,如果眼底检查发现视盘水肿,一定要先做 CT 和 MRI 检查。影像学检查如脑室大小正常且没有移位,后颅凹没有占位征象,方可腰穿取脑脊液,否则不能做腰穿。穿刺部位有化脓性感染灶。凝血酶原时间延长、血小板计数低于 $50×10^9/L$,使用肝素或任何原因导致的出血倾向,应该在凝血障碍纠正后方可腰穿。脊髓压迫症做腰穿时应该谨慎,因为腰穿可以使脊髓压迫症状加重。开放性颅脑损伤或有脑脊液漏者也禁做腰穿。

二、腰椎穿刺的并发症

(1)腰穿后头痛:腰穿后头痛是最常见的一种并发症,发生机制是腰穿放出脑脊液后使颅内血管扩张、充血或静脉窦被牵拉,或者是放出脑脊液过多造成颅内压减低,使由三叉神经感觉支支配的脑膜及血管组织牵拉、移位引起头痛。

(2)腰背痛及神经根痛:由穿刺造成局部软组织损伤所致,当穿刺不当使穿刺针斜面与韧带呈垂直方向时,可以切断韧带的纵行纤维,使韧带失去正常张力从而产生腰背部的酸痛。

(3)脑疝:腰穿时释放过多的脑脊液,使颅腔与椎管之间的幕上分腔与幕下分腔之间的压力增大,可促使脑疝的形成。患者腰穿后应去枕平卧 24 h,严密观察病情,注意生命体征和观察瞳孔的变化。如发现头痛、颈痛、精神萎靡、瞳孔不等大、意识屏障加重等,则应考虑发生脑疝的可能,积极采取脱水、降颅压等措施。

(4)出血:一般腰穿有创伤性出血时,大多是刺破蛛网膜或硬膜下静脉,出血量少时,很少引起临床症状。当刺破大血管如马尾神经根血管时,即可能导致大量出血,临床上类似原发性蛛网膜下腔出血。

(5)感染:消毒不彻底或无菌操作不严格,可能导致腰穿时的感染,包括脊柱骨髓炎、椎间盘感染、硬膜外脓肿和细菌性脑膜炎等。

三、腰椎穿刺的注意事项

腰椎穿刺前应注意有无颅内压增高症状和体征,必要时做眼底检查。颅内压增高时腰椎穿刺是相对的禁忌证,因为这时腰穿采取脑脊液有一定的危险性,可诱发脑疝,甚至导致死亡。但由于诊断上的需要必须做脑脊液检查者,腰穿要慎重。为安全起见,在腰穿前 0.5~1h 可先用尿素或甘露醇静脉点滴,经过 1~2 h进行腰穿。心、肺功能不全及急性会厌炎患儿,在做充分的腰穿体位时,也可发生心搏与呼吸骤停,必须加以注意。腰穿后去枕平卧 24 h,严密观察病情,经常注意生命体征和瞳孔的变化。如发现头痛剧烈、颈痛、精神萎靡、瞳孔不等大、意识障碍加重等,则有发生脑疝的可能,应积极采取脱水、降颅压等措施。放液不宜过速、过多,放出少量脑脊液(1~2 mL),做最必要的检验。

四、标本的采集及注意事项

脑脊液标本由临床医生进行腰椎穿刺采集,必要时可从小脑延脑池或侧脑室穿刺获得。穿刺后应由医生做压力测定,正常脑脊液压力卧位为 0.78~1.76 kPa(80~180 mmH$_2$O);儿童为 0.4~1 kPa (40~100 mmH$_2$O)。任何病变使脑组织体积或脑脊液量增加时,脑脊液压力均可升高。待压力测定后,将脑脊液分别收集于 3 个无菌小瓶(或试管)中,每瓶 1~2 mL即可,第 1 瓶做细菌学检查,第 2 瓶做化学或免疫学检查,第 3 瓶做细胞计数。标本采集后要立即送检、化验,一般不能超过 1 h。因为放置时间过久,其性质可能发生改变,影响检验结果:细胞破坏或沉淀,与纤维蛋白凝集成块,导致细胞分布不均而使计数不准确;细胞离体后迅速变形乃至渐渐消失,影响分类计数;葡萄糖迅速分解,造成含糖量降低;细菌溶解,影响细菌(尤其是脑膜炎双球菌)的检出率。采集的脑脊液标本应尽量避免凝固和混入血液。

(一)血性脑脊液的判断

腰穿引起人工出血与蛛网膜下腔出血的鉴别:腰穿操作可引起轻微的红细胞增多,有时很难与颅内出血相鉴别。脑脊液中的少量红细胞,确定是腰穿损伤了血管还是颅内出血,这对临床的鉴别诊断有一定的价值。

腰穿外伤:腰穿不顺利,损伤局部血管。腰穿外伤若出血不多,则血液与脑脊液混合不均匀,先有血液,以后逐渐清亮,前后标本颜色不一致;若出血较多,标本静置后血液自行凝固;标本静置,当红细胞沉于管底后,上层液澄清,潜血试验呈阴性。显微镜检查均为新鲜红细胞;腰穿压力多正常。

蛛网膜下腔出血:腰穿顺利,无损伤。血液与脑脊液混合均匀,前后几个标本颜色相同;标本静置后,血液不会凝固;当红细胞沉于管底后,上层液为淡黄色,潜血试验呈阳性。显微镜检查为陈旧红细胞(细胞破碎,边缘不整);腰穿压力常增高。

在腰穿外伤与蛛网膜下腔出血的鉴别诊断上,可做以下三种试验。①三管试验:先后用 3个试管分别采取脑脊液进行比较,若第 1 管至第 3 管颜色逐渐变淡,红细胞计数也逐渐减少,则为人工损伤性出血;而蛛网膜下腔出血,则三个管的颜色是一致的,红细胞计数大致相等。②离心试验:盛有脑脊液的试管经离心沉淀后,上层液若为无色、透明,则大多为人工损伤性出血;若上清液呈橘红色或黄色时,则大多为蛛网膜下腔出血。③潜血试验:人工损伤性出血时,红细胞尚未溶解,其上清液中无游离血红蛋白,故潜血试验呈阴性;而蛛网膜下腔出血 2 h 后,游离血红蛋白的出现,潜血试验呈阳性。

（二）含血脑脊液中白细胞计数的校正

出血初期在 12 h 以内，可以按红细胞：白细胞＝(700～1 000)：1 的比例计算，更精确的计算可依据下列公式：$W=W_F-[W_B \times R_F/R_B]$，式中 W——含血脑脊液中的白细胞校正数；W_F——含血脑脊液中的未校白细胞数；W_B——周围血中的白细胞数；R_F——含血脑脊液中的红细胞数；R_B——周围血中的红细胞数。

出血 24 h 后，红细胞溶解，加上出血刺激脑膜，使得白细胞大量增加，就不能用上述规律计算。其增加的种类开始为中性粒细胞，以后为淋巴细胞，再后为单核细胞。

（三）出血量的估计

根据红细胞的数量，出血量可通过下列公式计算：出血量(mL)＝[脑脊液中红细胞数×平均脑脊液量(150 mL)]/周围血中红细胞数。

（四）出血时间的估计

根据红细胞溶解破坏产生的氧合血红蛋白和胆红质量的差异，导致脑脊液颜色不同，可以大致估计出血时间。出血时间在 2～4 h，脑脊液上清液可无颜色变化；出血时间在 4～12 h，开始溶血，脑脊液因含氧合血红蛋白而呈橘红色或粉红色；出血时间在1.5～3.5 d，脑脊液中因出现胆红素而呈橙黄色；以后逐渐吸收而呈黄色或淡黄色，约 3 周后转为正常。

第二节　脑脊液的细胞学检查

一、脑脊液细胞收集及染色

脑脊液细胞的数量较少，种类多样，形态变化较大，以往用离心沉淀法涂片，但染色后形态不甚标准。自 1954 年沙克(Syak)发明细胞沉淀以来，这方面的工作有了突飞猛进的发展，并由此创立了一个新的学科——脑脊液细胞学。

近年来脑脊液细胞收集方法有很大改进，目前使用较多的细胞收集方法有以下几种：沉淀法、微孔玻膜筛滤法、玻片离心法、纤维蛋白网细胞捕获法。

在细胞染色技术也采用了多种方法，常用的有：①迈-格-姬染色法，常规染色方法。②高碘酸-雪夫(periodic acid-schiff，PAS)染色法，用于鉴别腺癌细胞和原始淋巴细胞。③过氧化物酶染色，用以鉴别形态相似的幼稚细胞。④脂类染色法，用于鉴别脂类吞噬细胞。⑤硝基四氮唑蓝染色法，用于鉴别细菌和病毒感染见于成熟和幼稚的中性粒细胞胞质。⑥非特异性酯酶染色法，适用脑脊液中 T 细胞辨认。⑦吖啶橙荧光染色法，适用于对肿瘤细胞的辨认。

二、常见细胞的临床意义

（一）淋巴细胞

1.小淋巴细胞

小淋巴细胞与血中淋巴细胞相似，为正常脑脊液中的主要细胞，占细胞总数的 60 ％～70 ％。当脑脊液细胞总数增多，比例失调，或伴有病理性细胞(如中性粒细胞、激活淋巴细胞、巨噬或浆细胞)时，其有诊断意义。增多见于中枢神经系统各类慢性细菌、病毒感染和非特异性脑膜刺激反应。

2.大淋巴细胞

大淋巴细胞是一种免疫母细胞,系由小淋巴细胞被激活转化而成。偶见于正常脑脊液,增多的临床意义同小淋巴细胞。

3.激活淋巴细胞

转化型淋巴细胞由小淋巴细胞受抗原刺激转化而成。多见于细菌性脑膜炎(特别是恢复期)、病毒性脑膜炎、结核性脑膜炎、脑脓肿、多发性硬化、脑梗死和蛛网膜下腔出血等。

4.大淋巴样细胞

大淋巴样细胞由大淋巴细胞被抗原激活转化而成。偶见于正常脑脊液,主要见于中枢神经系统感染、蛛网膜下腔出血、脊髓造影、脑梗死、脑肿瘤、早期结核性脑膜炎等。

5.浆细胞

浆细胞由B细胞转化而来。正常脑脊液中不存在浆细胞,它的出现必有抗原刺激。常见于中枢神经系统感染,尤以结核性脑膜炎、脑囊虫病和病毒性感染常见。有人认为,浆细胞的比例明显增多是多发性硬化的一种相对特征性的脑脊液细胞学改变。

(二)单核-吞噬细胞

1.单核细胞

单核细胞形态与血中所见者相似。正常脑脊液中的单核细胞占细胞总数的30％～40％,和淋巴细胞的比例约为3：7或4：6。若其比例倒错或单核细胞形态异常,则为病理性,可见于由多种原因引起的脑膜非特异性反应和脑组织的破坏性病变,如脑挫伤、缺血、出血、炎症、肿瘤和变性病等。

2.激活单核细胞

激活单核细胞由单核细胞被抗原激活而形成。在正常情况下,此类细胞仅占2％。增多可见于中枢神经系统变性、炎性疾病、肿瘤和各种异物刺激等。

3.巨噬细胞

巨噬细胞是由被激活单核细胞吞噬异物后转变而来的一组细胞。正常脑脊液中巨噬细胞不存在,它的出现常见于中枢神经系统炎症、出血、外伤等疾病的中、后期。

(三)多形核粒细胞

1.中性粒细胞

中性粒细胞与血中同类细胞相似。正常脑脊液中无中性粒细胞,但因腰穿时偶可发生难以避免的穿刺外伤,致使脑脊液中可见中性粒细胞的污染。此时脑脊液细胞计数大多正常,仅偶见几个中性粒细胞可资鉴别。增多提示粒细胞反应,主要见于脑和脑膜的细菌及病毒感染、脑外伤、脑血管病、椎管内药物注射,以及某些恶性肿瘤及非特异性脑膜激惹等情况,但以细菌感染的急性炎症渗出期最为显著。

2.嗜酸性粒细胞

嗜酸性粒细胞与血中同类细胞相似。正常脑脊液中,嗜酸性粒细胞不超过1％,婴幼儿可达4％。增多常见于猪囊虫病等中枢神经系统寄生虫病。其次结核性脑膜炎、病毒性脑膜炎及少数脑瘤患者,蛛网膜下腔出血、造影检查和椎管内的药物注射等亦可引起嗜酸性粒细胞增多,但数量有限,持续时间短暂。

3.嗜碱性粒细胞

嗜碱性粒细胞与血中同类细胞相似。正常脑脊液中很难见到嗜碱性粒细胞,其增多见于炎症、异物反应、慢性粒细胞白血病。

(四)肿瘤细胞

1.颅内肿瘤细胞

颅内肿瘤细胞较大,核大,形态多变,染色质多,结构与着色不尽相同,偏碱。核仁的体积和数量增加,呈多形性,占据染色质大部分。胞质深蓝色。一旦在脑脊液标本中发现肿瘤细胞,诊断价值极大,特别是对脑膜癌症的诊断更优于其他检查。

2.白血病细胞

脑脊液中白血病细胞的形态、结构与周围血液和骨髓中所见大致相同。脑脊液中的白血病细胞是诊断中枢神经系统白血病的重要依据,特别是对那些临床上尚未出现中枢神经系统受损症状的患者更为重要。

3.淋巴瘤细胞

淋巴瘤分为霍奇金病和非霍奇金病两大类。但仅以脑脊液细胞学检查对其进行分类极为困难,必须结合临床资料和组织学观察才能做出准确的分类。一般来说,霍奇金病的细胞体大,两个或数个胞核紧紧相连,核椭圆形,呈对影形或扭曲重叠,染色质疏松、细致,核仁大,色深蓝,胞质边界不清。非霍奇金病的淋巴瘤细胞常大量成堆出现。细胞奇形怪状,胞核呈豌豆状或畸形,染色质增多聚集,核仁大而不规则。胞质及胞核可见空泡,胞质强嗜碱性。在脑脊液中发现淋巴瘤细胞是诊断中枢神经系统淋巴瘤的可靠依据。

第三节 脑脊液的免疫学检查

一、免疫球蛋白

脑脊液免疫球蛋白的主要来源。①局部合成:中枢神经系统感染时激活免疫细胞产生。②血脑屏障的改变:脑毛细血管通透性增加,使血中的免疫球蛋白进入脑脊液中。由于测定方法的差异,正常脑脊液中免疫球蛋白稍有差异,一般情况下能够测定到的是 IgG、IgA 和 IgM,其余两种(IgE、IgD)含量甚微。目前对脑脊液 IgG 亚类研究甚多。

(一)原理

免疫散射比浊法在抗体过量的前提下,通过光束时,悬浮颗粒所产生的散射光速率变化强弱与抗原浓度成正比。速率峰值经微电脑处理转换成抗原浓度。

(二)参考值

IgA:0~6 mg/L。IgG:10~40 mg/L。IgM:0~13 mg/L。IgE:0 mg/L。IgD:0 mg/L。

(三)临床意义

1.增高

IgG 见于亚急性硬化性全脑炎、多发性硬化症、急性化脓性脑膜炎、结核性脑膜炎、种痘后脑炎、麻疹脑炎、神经梅毒、急性病毒性脑膜炎、脊髓腔梗阻、系统性红斑狼疮、巨人症、阿诺德-

基里亚畸形等。IgA 见于脑血管病、变性疾患、Jacob-Greutzfeldt 病、化脓性、结核脑膜炎及神经性梅毒等。IgM 提示有中枢神经系统感染,如大于 30 mg/L 表示为细菌性脑膜炎而非病毒性脑膜炎。多发性硬化症、肿瘤、血管通透性改变,锥虫病等也可增高。IgM 浓度明显增高,是急性化脓性脑膜炎的特点,可达(43 ± 58)mg/L。IgM 轻度增高,是急性病毒性脑膜炎的特征,IgM 一般为(5.0 ± 5.8)mg/L,若 IgM 超过30 mg/L则可排除病毒感染的可能。

各种类型的急性脑膜炎 IgA 和 IgG 水平均增高,而病毒性脑膜炎不如细菌性脑膜炎增高明显。IgG 的增高,在结核性脑膜炎较化脓性脑膜炎显著。细菌性脑膜炎在开始化学治疗后 14 天内 IgA 一直下降。

2.降低

IgG 见于癫痫 X 射线照射、变性疾病、服类固醇药物等。IgA 见于支原体脑脊髓膜炎、小脑性共济失调、癫痫。

二、C 反应蛋白(CRP)

脑脊液 CRP 主要来自血浆,CSF 中 CRP 的浓度取决于血清中 CRP 浓度,以及对血脑屏障的渗透性,CRP 是细菌性脑膜炎的重要诊断指标。

(一)原理

利用特异抗 CRP 抗体与检样中 CRP 反应,根据形成的沉淀环直径、沉淀峰高度、凝集程度或呈色程度,判定检样中 CRP 量。

(二)临床意义

化脓性或结核性脑膜炎时,脑脊液和血清中 CRP 的含量相当高。浆液性脑膜炎或脑炎时,CRP 有时仅见于脑脊液中增高。中枢神经系统炎症患者急性期增加,至恢复期消失。

三、脑膜炎球菌抗原检测(协同凝集试验)

(一)原理

Gowan I 株金黄色葡萄球菌体表面具有 A 蛋白,可以结合抗流脑 A 群菌抗体 IgG,当结合有特异性抗体的葡萄球菌试剂与菌体抗原或可溶性抗原相遇时,出现肉眼可见的凝集。

(二)临床意义

流行性脑膜炎呈阳性反应。有助于流脑的早期诊断。除协同凝集试验外,尚可采用对流免疫电泳、胶乳凝集试验等方法检测脑脊液中的特异抗原以快速诊断流脑,可在几分钟到 4 小时内获得结果。其他细菌性脑膜炎也可采用致病菌抗原检测法进行快速诊断。

四、乙型脑炎(乙脑)病毒抗原检测

乙脑的早期诊断可用荧光素标记的特异抗体来检测细胞内的乙脑病毒抗原,方法比较简单、快速,但阳性率不高。

五、结核性脑膜炎抗体

(一)原理

将结核杆菌抗原(PPD)包被聚苯乙烯反应板微孔,当加入待测脑脊液,如含有抗结核杆菌抗体时则与包被抗原结合,在加入酶标记抗人 IgG 及底物溶液后即可呈色。呈色程度与检样中结核杆菌抗体呈正相关。

（二）参考值

［（测定孔 A－空白孔 A）/阴性孔 A]≤2∶1 为阴性（ELISA 法）。

（三）临床意义

结核杆菌抗体阳性证明有结核菌感染，阳性率为 84 ％。如果脑脊液中抗体水平高于自身血清，这对结核性脑膜炎的诊断及鉴别更有价值。

六、猪囊虫抗体

（一）原理

用猪囊虫抗原包被聚苯乙烯反应板微孔，检样中的抗猪囊虫抗体与包被抗原结合，依次加入酶标抗人 IgG 和底物溶液，依据呈色深浅，可判断脑脊液中抗猪囊虫抗体的存在。

（二）参考值

阴性（ELISA 法）。

（三）临床意义

阳性者可诊断为猪囊虫病，本病患者的阳性率达 98 ％。此酶联免疫吸附试验测定囊虫抗体是一种特异性强、灵敏度高的方法，有助于绝大多数脑囊虫病患者的诊断。

七、单克隆抗体检测癌细胞

（一）原理

将新鲜脑脊液标本经 1 150 r/min 离心 10 min，沉渣用白明胶包被于玻片上，然后用苏木素和伊红染色，用磷酸缓冲液冲洗。加适当稀释度的单克隆抗体于玻片上，同时做阳性和阴性对照。置湿盒于室温 30 min，取出后用 PBS 冲洗，加入纯化的羊抗鼠 IgG 荧光素结合物，再置室温 30 min，干燥后加 90 ％甘油于玻片上，于荧光显微镜下观察结果。

（二）参考值

阴性。

（三）临床意义

脑脊液中恶性细胞有癌细胞、神经外胚层瘤细胞和淋巴瘤细胞。其检测阳性率可达 60 ％。单克隆抗体技术可鉴定恶性细胞的组织来源，有助于癌性脑膜病的早期诊断。

第四节　脑脊液的细菌学检查

在无菌条件下进行腰穿采集脑脊液 2～3 mL 于无菌试管中，以 500 g 下离心沉淀 15 min。倾去上清液，将沉淀物滴于洁净玻片，涂成一薄膜，待自然干燥固定，做染色，油镜下检查。若脑脊液内查出细菌或真菌，对临床诊断有决定性意义。

革兰细菌：临床意义为化脓性脑膜炎、流行性脑脊髓膜炎，常可查到脑膜炎球菌、肺炎链球菌、流感嗜血杆菌、金黄色葡萄球菌、铜绿假单胞菌、链球菌、大肠埃希菌等。

抗酸杆菌：临床意义为结核性脑膜炎，常可找到抗酸杆菌。

新型隐球菌：取脑脊液沉淀物涂片，加优质墨汁 1 滴染色，低倍镜下观察。临床意义为查见新型隐球菌可确诊隐球菌性脑膜炎。

第五节　脑脊液的化学检查

一、酸度及气体强力

(一)参考值

pH：7.31～7.34。PO_2：5.3～5.9kPa。PCO_2：5.9～6.7kPa。

(二)临床意义

急性脑梗死，中枢神经系统炎症时，脑脊液 pH 及 PO_2 降低，乳酸升高，并对判断脑缺氧、代谢及脑血流有一定帮助。

二、蛋白质

脑脊液自脉络丛产生，在到达脊髓的过程中浓缩，故不同部位的蛋白含量也有所不同。蛋白总量不超过 400 mg/L，其中绝大部分为清蛋白，而球蛋白仅微量(不超过 50 mg/L)，没有优球蛋白和纤维蛋白原。蛋白质含量与年龄成正比，如儿童为 100～200 mg/L，老年人(50 岁以上)为 300～400 mg/L。

(一)蛋白质定性试验

1.原理

脑脊液中球蛋白与苯酚结合，可形成不溶性蛋白盐而下沉，产生白色浑浊或沉淀。

2.参考值

阴性(Pandy 方法)。

(二)蛋白质定量

1.原理

磺柳酸对清蛋白的沉淀能力强于球蛋白，加入硫酸钠后，两者均能沉淀。

2.参考值

腰穿脑脊液蛋白质含量 200～400 mg/L；脑池脑脊液蛋白质含量 100～250 mg/L；侧脑室脑脊液蛋白质含量 50～150 mg/L。

3.临床意义

(1)椎管梗阻：脊髓压迫症，如脊髓肿瘤、肉芽肿、硬膜外脓肿、粘连性脊髓蛛网膜炎、脊椎结核、椎间盘脱出等，可造成椎管部分或完全梗阻，使脑与脊髓蛛网膜下腔互不相通，血浆由脊髓中的静脉渗出，脑脊液蛋白增高最显著，有时竟在 30～50 g/L。梗阻部位越低，蛋白含量越高，如马尾病变有时可出现脑脊液自凝现象。

(2)颅内占位性病变：如脑瘤、脑脓肿肉芽肿、颅内血肿等，导致脑脊液蛋白增高，尤其是脑室附近和小脑脑桥角肿瘤时增高更明显。

(3)脑膜和脉络丛毛细血管通透性增高：脑脊液蛋白增高标志着血脑屏障的破坏，常见于中枢神经系统感染，如脑炎、脑膜炎、蛛网膜炎、脑脓肿、麻痹性痴呆、脑囊虫病等。

(4)血性脑脊液：脑血管畸形或动脉瘤破裂、高血压病、脑动脉硬化症、风湿性或结核性脉管炎、大动脉炎、急性白血病、血小板减少性紫癜、血友病、系统性红斑狼疮等，引起脑出血或蛛网膜下腔出血时,血性脑脊液可使蛋白含量增高,可高达 20 g/L。

(5)神经根病变:如急性感染多发性神经根-神经炎,出现蛋白细胞分离现象,在发病 2～3 周达高峰。腰骶神经根病时,由于神经根的刺激,脑脊液蛋白也可增高。

(6)退行性变:脑软化时异化脑组织的存在可使脑脊液蛋白增高,尤其是软化灶累及脑室系统或大脑皮质时,增加更为显著。

(7)代谢障碍:尿毒症、黏液水肿、糖尿病、阿迪森病等,特别是伴有神经系统并发症时,脑脊液蛋白增高。

(8)血浆蛋白的改变:肝硬化、结节病、结缔组织病、淋巴肉芽肿时,血和脑脊液中 γ 球蛋白增高。

(9)脊髓麻醉:腰麻后药物的刺激,也可引起脑脊液蛋白增高。

三、蛋白电泳

由于脑脊液蛋白质含量较少,在电泳前必须进行浓缩,一般用透析法,透析液可用高分子量聚乙二醇、右旋糖酐等。载体可用琼脂糖凝胶、醋酸纤维素薄膜、聚丙烯酰胺凝胶(FAGE)或等电聚焦电泳,后者分辨率高。近来已采用高效毛细管电泳法,其分辨率更高,而且脑脊液不需要经过浓缩。

(一)参考值

(葡聚糖凝胶透析浓缩,醋酸纤维素膜方法)前清蛋白:0.0278 ± 0.0016。清蛋白:0.6994 ± 0.0068。$\alpha_1 + \alpha_2$:0.0981 ± 0.003。$\beta + \varepsilon$:0.1217 ± 0.003。γ:0.0524 ± 0.0028。

(二)临床意义

前清蛋白见于脑萎缩、舞蹈病、帕金森病、手足徐动症、脑积水及中枢神经变性疾病。清蛋白见于脑血管病变(脑梗死、脑出血)、椎管阻塞。α-球蛋白见于脑部感染如急性细菌性脑膜炎、急性脊髓灰质炎、脑部转移瘤、胶质瘤、癌性脑炎。β-球蛋白可见于动脉粥样硬化、脑血栓、癫痫、重症脑外伤等脂肪代谢障碍性疾病。γ 球蛋白多发性硬化症、慢性细菌性脑膜炎、脑脓肿、周围神经炎、脑肿瘤。

四、酶学检查

正常脑脊液中含有多种酶,其活性远低于血清水平。中枢神经系统某些疾患如炎症、肿瘤、脑血管障碍等疾病时,血脑屏障通透性增加致使血清酶移至脑脊液中;另外,脑组织损伤、破坏、酶清除率下降时,脑细胞中酶逸出;肿瘤细胞内酶的释放等因素均可使脑脊液中酶的活性增高。

(一)常用的脑脊液酶学检查

常用检查:①乳酸脱氢酶(lactate dehydrogenase,LD)有 5 种(LD_1、LD_2、LD_3、LD_4、LD_5)同工酶形式。②天门冬氨酸氨基转换酶(AST)。③肌酸激酶(CK)主要有 3 种(CK_1、CK_2、CK_3)同工酶,脑脊液中的同工酶全部为 CK_1。④溶菌酶(LZM)。

(二)参考值

成人脑脊液乳酸脱氢酶总活性为 10～25 mU。成人脑脊液天门冬氨酸氨基转换酶为 4.6～21.8U/L。成人脑脊液肌酸激酶为 0～8 mU/L。正常人脑脊液含溶菌酶甚微或缺如。

(三)临床意义

脑脊液中乳酸脱氢酶活性约为血清中该酶活性的 1/10。细菌感染时,如细菌性脑膜炎,脑脊液中的乳酸脱氢酶活性多增高,同工酶以 LD_4 和 LD_5 为主;病毒感染时,酶活性多正常,少数可以轻度增高,但以 LD_1 和 LD_2 为主;脑血管疾病(脑梗死、脑出血或蛛网膜下腔出血)的急性期、脑肿瘤、脱髓鞘病,脑脊液中的乳酸脱氢酶活性增高。正常脑脊液中天门冬氨酸氨基转换酶约为血清中该酶活性的 1/2。脑脊液中天门冬氨酸氨基转换酶活性增高主要见于脑血管病变或炎症,在脑肿瘤及脑损伤时也增高。正常脑脊液中肌酸激酶活性低于血清中该酶的活性,测定其活性可了解脑组织破坏程度及细胞通透性的改变。脑脊液中 CK_1 增高多见于脑血管疾病,脑膜炎、脑肿瘤次之。结核性脑膜炎时,脑脊液中溶菌酶活性多显著增高,可为正常的 30 倍;化脓性脑膜炎及病毒性脑膜炎时酶活性亦可增高,但不及结核性脑膜炎显著。

五、葡萄糖

正常脑脊液中葡萄糖与血液中葡萄糖的比值恒定,过去认为由血脑屏障可以通透葡萄糖所致;后来认识到这种通透并不是简单的弥散,而是膜转运,称为携带运转或携带弥散。脑脊液中葡萄糖含量取决于以下几种因素:血液葡萄糖的浓度、血脑屏障的通透性、脑脊液中葡萄糖的酵解程度、携带运转系统的功能。

(一)原理

葡萄糖氧化酶催化葡萄糖氧化成葡萄糖酸,并产生过氧化氢。过氧化物酶在有氧受体时将过氧化氢分解为水和氧;氧受体 4-氨基安替比林和苯酚去氢缩合为醌类化合物。

(二)参考值(Trinder 法)

成人:2.5~4.4mmol/L。儿童:3.9~5.0mmol/L。

(三)临床意义

1.降低

(1)脑部细菌性或霉菌性感染:急性化脓性脑膜炎、结核性脑膜炎、隐球菌性脑膜炎。

(2)脑寄生虫病:脑囊虫病、锥虫病、血吸虫病、肺吸虫病、弓形体虫病等。

(3)脑膜肿瘤:弥散性脑膜肿瘤浸润时降低,甚至消失。淋巴瘤、神经胶质瘤、白血病、黑色素瘤,胃、肺、乳腺和胰腺癌转移至脑膜时也可使脑脊液葡萄糖降低。

(4)低血糖:低血糖性昏迷、胰岛素过量。

(5)神经梅毒:梅毒性脑膜炎和麻痹性痴呆。

2.增高

(1)脑或蛛网膜下腔出血:因血液进入脑脊液,损害丘脑下部,影响碳水化合物代谢。

(2)丘脑下部损害:急性颅脑外伤、一氧化碳中毒、缺氧性脑病、感染中毒性脑病、脑炎、脑出血(尤其是脑室出血)、弥漫性脑软化等。

(3)急性颅脑外伤和中毒等影响脑干。

(4)糖尿病或静脉注射葡萄糖后,精神分裂症等。

(5)早产儿和新生儿。

急性化脓性脑膜炎,脑脊液中葡萄糖早期减低最为明显,甚至测不出来。结核性脑膜炎、隐球菌性脑膜炎的脑脊液中葡萄糖降低多发生在中晚期,且葡萄糖含量越低,预后越差。病毒性脑膜炎时脑脊液中葡萄糖多为正常。

六、氯化物

脑脊液中氯化物含量高于血中氯化物,是血中的 1.2～1.3 倍,这由脑脊液要维持唐南平衡所致。脑脊液中氯化物也随血浆氯化物的改变而变化。

(一)原理

用标准硝酸汞滴定脑脊液中的氯离子,生成溶解而不解离的氯化汞。当到达终点时,过量的汞离子与汞指示剂-二苯基卡巴腙作用,呈现淡紫红色。根据消耗的硝酸汞量,可推算出氯化物浓度。

(二)参考值(硝酸汞滴定法)

成人:120～130mmol/L。儿童:111～123mmol/L。婴儿:110～130mmol/L。

(三)临床意义

(1)降低见于:①脑部细菌性感染,如化脓性脑膜炎、隐球菌性脑膜炎,尤以结核性脑膜炎时最为明显。②出现在低氯血症时(呕吐、脱水等),肾病性水肿、严重糖尿病、阿迪森病。③病毒性脑炎和脑肿瘤时无显著变化。④脑脊液中氯化物含量如低于 85mmol/L,有可能导致呼吸中枢抑制而出现呼吸停止。

(2)增高见于尿毒症、肾功能不全、过度换气而致的碱中毒、氯化物摄入过量等。

七、谷氨酰胺

在脑组织氨基酸代谢过程中脱氨基作用所产生的游离氨,可借谷氨酰胺合成酶的作用合成谷氨酰胺,以消除氨对中枢神经系统的毒性作用。脑脊液中氨含量大约是动脉血中的 1/3。

(一)原理

脑脊液中谷氨酰胺在硫酸中加热使之水解,生成谷氨酸和氨。氨与硫酸结合成硫酸铵,用纳(Nessler)试剂显色,然后比色定量。加热水解时脑脊液中尿素也产生氨,因此要测定脑脊液中尿素含量,再折算去除。

(二)参考值

0.41～1.10mmol/L(硫酸加热水解法)。

(三)临床意义

脑脊液中谷氨酰胺升高也可反映大脑中氨的增加,并可用于诊断肝性脑病。见于晚期肝硬化、肝昏迷,可高达 3.4mmol/L。出血性脑膜炎、败血症脑病和呼吸衰竭继发性脑病时轻度增加。

八、乳酸(LA)

CSF 中的乳酸浓度在很大程度上取决于中枢神经系统(CNS)的糖酵解作用,而与血中的乳酸量无关。

(一)原理

在 NAD^+ 存在下,LD 催化乳酸脱氢氧化成丙酮酸。反应完成后,生成的 NADH 与乳酸摩尔相等。

（二）参考值

0.999～2.775mmol/L。

（三）临床意义

细菌性脑膜炎,如化脓性、结核性脑膜炎,LA 增高由细菌分解葡萄糖所致。而病毒性脑膜炎则在正常范围,因此对两者有鉴别诊断意义。大脑组织缺血、缺氧、低碳酸血症、脑积水、脑梗死、蛛网膜下腔出血等 LA 增高。癫痫状态、脑肿瘤、尿毒症等脑脊液中 LA 也可轻度增高。头部外伤合并脑肿胀,乳酸增高提示预后不良。

九、环磷酸腺苷

环磷酸腺苷是体内一种具有广泛生物效应的物质,在脑组织和脑脊液中含量更高。因此,当脑和脑膜疾患时,细胞代谢紊乱可导致脑脊液中 cAMP 含量的改变,检测 cAMP 可能较蛋白质、葡萄糖和细胞计数等指标更敏感。

（一）原理

cAMP 是一种小分子半抗原,其特异性抗体从人工合成的 2'-O-ScAMP-BSA 结合物免疫动物中获得。抗体对 2'-O-位有取代基的 cAMP 的亲和力较无取代基的 cAMP 约大 100 倍。为提高测定方法的灵敏度,测定时应用^{3}H 标记 cAMP,样品和标准同时进行琥珀酰化反应,然后和抗体反应。最终根据标准曲线查出样品中的浓度。

（二）参考值

8.7±3.3 pmol/L(RIA 法)。

（三）临床意义

增高见于细菌性脑膜炎、脑出血或蛛网膜下腔出血、脑梗死、髓母细胞瘤、脑囊虫病,以及脊髓压迫症产生实质性损害。减低见于脑萎缩或陈旧性脑损伤。

脑脊液中 cAMP 变化比血液中 cAMP 变化更具有特异性。

十、尿酸(UA)

脑脊液中的尿酸是由脑细胞中核酸转化而来的,因此脑脊液中尿酸的含量可作为脑细胞损伤的指标。

（一）原理

尿酸氧化酶氧化尿酸,生成尿囊素和过氧化氢。在过氧化物酶催化下,过氧化氢使 3,5-二氯-2-羟苯磺酸和 4-氨基安替比林缩合成红色醌类。

（二）参考值

14.28μmol/L。

（三）临床意义

增高见于脑瘤,尤其是恶性肿瘤,由脑组织破坏、酶释放所致脑软化症。小脑畸形患者和60 岁以上的老人由于脑萎缩而使尿酸增高。某些疾病致血脑屏障通透性增高,尿酸自血液进入脑脊液。

十一、脑脊液分光分析

（一）原理

脑脊液中混入红细胞,经过一定时间,红细胞被破坏,释放出氧合血红蛋白、高铁血红蛋白、胆红素等色素,这些色素对分光光谱的最大吸收峰有差异,利用分光分析即可鉴别。

(二)参考值

正常脑脊液仅见 280 nm 处蛋白吸收峰,即阴性。

(三)临床意义

脑脊液如在 415 nm、460 nm、540 nm、575 nm、630 nm 有色素吸收峰则为阳性。分光分析对脑出血、脑梗死或手术后再出血等的诊断有一定价值,主要用于区分脑脊液血性程度和性质。新鲜出血时,氧合血红蛋白出现最早,经 2～3 d 达最高值,以后逐渐减低。胆红素却在 2～3 d 开始出现,并逐渐增高。在蛛网膜下腔出血患者发病 2 h,脑脊液内即可发现氧合血红蛋白,3～4 d 出现胆红素吸收峰,其量逐渐增加,而氧合血红蛋白则有减少倾向,至第 3 周色素逐渐吸收消失。若再次出血,则可因混入色素再次合并增高。脑脊液中氧合血红蛋白的出现可作为新鲜出血或再出血的指标;高铁血红蛋白的出现,为出血量增多或出血时间延长的标志;胆红素的出现可说明为陈旧性出血。

第十二章　糖类及其代谢产物检验

第一节　血糖测定

一、概念

血糖是指血清(或血浆)中的葡萄糖含量,通常以 mmol/L(mg/dL)计。血糖检测是诊断糖尿病(diabetes mellitus,DM)的主要方法和依据,空腹血糖浓度反映胰岛 β 细胞分泌胰岛素的能力。部分患者尤其是疑有 2 型糖尿病(T2DM)患者,如果空腹血糖不高,应测定餐后 2 h 血糖或行口服葡萄糖耐量试验(OGTT)。

二、方法

血糖测定分为空腹血糖与餐后血糖,空腹血糖测定要求隔夜空腹(至少 8 h 未进食任何糖类,饮水除外),餐后血糖指从第一口进餐开始计算时间到 2 h 准时抽血测定血糖值。

三、正常参考值

(一)空腹血糖

葡萄糖氧化酶法 3.9~6.1 mmol/L,邻甲苯胺法 3.9~6.4 mmol/L。

(二)餐后血糖

餐后血糖<7.8 mmol/L。

四、注意事项

(一)取样时间及取样部位

测静脉血糖一般从肘静脉取血,止血带压迫时间不宜过长,应在几秒钟内抽出血液,以免血糖数值不准。若用血浆或全血,将血样品放入含有柠檬酸钠及氟化钠混合物的试管中,以防止血液凝固及红细胞内葡萄糖的分解。血标本最好立即测定,若要过夜,应将血浆样品冰冻。毛细血管血糖测定一般从耳垂、手指或足趾由针刺取血。毛细血管血的成分与动脉血相近,其血糖含量在清晨空腹时与静脉血基本相符;而在进食碳水化合物后 2 h 内比静脉血高,因此时组织正在利用餐后升高的血糖。正常人口服葡萄糖 100 g 后,毛细血管血和静脉血葡萄糖含量的差值为 8~61 mg/dL,平均 24 mg/dL。在服糖 3 h 后一般两者差别很小,但也有报道空腹时两者的差别也很大(范围0~20 mg/dL)。

(二)全血与血浆血糖、血清糖

葡萄糖只能溶于水,红细胞含水量比血浆少,因此红细胞内的葡萄糖含量比血浆要低。而且红细胞又占据一定的容积,故全血糖含量受血细胞比容的影响。血细胞比容下降 10 %,血糖值增加3~4 mg/dL;相反,如血细胞比容增高,测得的结果相反。若采用血浆则没有这种影响。用全血糖折算成血浆糖时,可将全血血糖数值增加 15 %(注意不是 15 mg/dL)。血浆与血清糖数值相等,但血浆比血清稳定。如用柠檬酸钠及氟化钠抗凝,则离心后血浆含有除血细胞以外的全部物质。当血浆通过自动分析仪时,纤维蛋白容易沉淀使管道阻塞。若用血清则不会出现此种现象。在收集血清时,全血的凝固和血凝块收缩需要 2～3 h,在此期间有 30～40 mg/L 的血糖降解并损失。为避免这种损失,取血后应迅速冰冻。最好在 30 min 内(最多不超过 1 h)离心取出血清。若用肝素或 EDTA 抗凝,血浆也要迅速离心,以减少糖的自然降解所产生的误差。

(三)引起血糖变化的药物

引起血糖升高的药物主要有 TRH、ACTH、GH、甲状腺激素、糖皮质激素、儿茶酚胺、可乐定、可的松、咖啡因、氯噻酮、二氯甲嗪、呋塞米、依他尼酸、噻嗪类利尿药、吲哚美辛(消炎痛)、胰高血糖素、生长抑素、异烟肼、口服避孕药、酚妥拉明、三环内酯抗抑郁药、苯妥英钠等。引起血糖下降的药物主要有胰岛素、IGF-1、胰岛淀粉素、双胍类、促泌剂、格列酮类、α-糖苷酶抑制剂、乙醇、单胺氧化酶抑制剂、甲巯咪唑(他巴唑)、保泰松、对氨水杨酸类、丙磺舒、普萘洛尔、磺胺类等。

五、临床评估

空腹血糖高于 6.1 mmol/L,称为高血糖,餐后 2 h 血糖高于 7.8 mmol/L,也可以称为高血糖。高血糖不是一种疾病的诊断,只是一种血糖监测结果的判定,血糖监测是一时性的结果,高血糖不完全等于糖尿病。

(一)血糖升高的原因

(1)肝炎、肝硬化等各种肝脏疾病引起肝糖原储备减少时,可出现餐后血糖一过性升高。如积极治疗肝脏疾病,血糖便可恢复正常。

(2)应激状态下的急性感染、创伤、脑血管意外、烧伤、心肌梗死、剧烈疼痛等,可使血糖升高。应激状态消除后血糖会降至正常。

(3)饥饿时和慢性疾病患者体力下降时,可引起糖耐量减低,使血糖升高。积极治疗慢性疾病,改善体质可使血糖恢复正常。

(4)一些内分泌性疾病如肢端肥大症、皮质醇增多症、甲状腺功能亢进症等,可引起继发性血糖升高。原发病得到有效控制后,血糖可逐渐降至正常。

(5)服用某些药物,如泼尼松、地塞米松等会引起高血糖。

(6)当空腹血糖≥7.0 mmol/L 和(或)餐后 2 h 血糖≥11.1 mmol/L,并排除上述原因导致的血糖升高,即可考虑糖尿病的诊断。

(二)血糖降低

1.生理性或暂时性低血糖

运动后和饥饿时、妊娠、哺乳期、注射胰岛素后和服降糖药后,血糖会降低。

2.病理性低血糖

(1)胰岛素分泌过多:如胰岛 β 细胞瘤。

(2)升高血糖激素分泌减少:如垂体功能减退、肾上腺功能减退和甲状腺功能减退。

(3)血糖来源减少,肝糖原贮存不足:如长期营养不良、肝炎、肝坏死、肝癌、糖原累积病等。

第二节　口服葡萄糖耐量试验

口服葡萄糖耐量试验(oral glucose tolerance test,OGTT)指在口服一定量葡萄糖后 2 h 内做系列血糖测定,可用于评价个体的血糖调节能力,判断有无糖代谢异常,是诊断糖尿病的指标之一,有助于早期发现空腹血糖轻度增高但未达到糖尿病诊断标准的糖耐量异常患者。

一、原理

正常人在服用一定量葡萄糖后,血液葡萄糖浓度升高(一般不超过 8.9 mmol/L 或 160 mg/dL),刺激胰岛素分泌增多,使血液葡萄糖浓度短时间内恢复至空腹水平,此现象称为耐糖现象。若由内分泌失调等引起糖代谢异常,口服一定量葡萄糖后,血液葡萄糖浓度急剧升高或升高不明显,而且短时间内不能恢复至空腹血葡萄糖浓度水平,称为糖耐量异常。

二、操作

WHO 推荐的标准化 OGTT 如下。

(1)试验前 3 天,受试者每日食物中含糖量不低于 150 g,且维持正常活动,停用影响试验的药物(如胰岛素)。

(2)空腹 10～16 h,坐位抽取静脉血,测定血葡萄糖浓度(称空腹血浆葡萄糖)(fasting plasma glucose,FPG)。

(3)将 75 g 无水葡萄糖(或 82.5 g 含 1 分子水的葡萄糖)溶于 250～300 mL 水中,5 min 之内饮完。妊娠妇女用量为 100 g;儿童按 1.75 g/kg 体重计算口服葡萄糖用量,总量不超过 75 g。

(4)服糖后,每隔 30 min 取血 1 次,测定血浆葡萄糖浓度共 4 次,历时 2 h(必要时可延长血标本的收集时间,可长达服糖后 6 h)。其中,2 h 血浆葡萄糖浓度(2 h PG)是临床诊断的关键。

(5)根据各次测得的血葡萄糖浓度与对应时间作图,绘制糖耐量曲线。

三、参考区间

成人(酶法):FPG 小于 6.1 mmol/L;服糖后 0.5～1 h 血糖升高达峰值,但小于 11.1 mmol/L;2 h PG 小于7.8 mmol/L。

四、结果计算

(一)正常糖耐量

FPG＜6.1 mmol/L,且 2 h PG＜7.8 mmol/L。

(二)空腹血糖受损(impaired fasting glucose,IFG)

FPG≥6.1 mmol/L,但＜7.0 mmol/L,2 h PG＜7.8 mmol/L。

(三)糖耐量减低(impaired glucose tolerance,IGT)

FPG＜7.0 mmol/L,同时 2 h PG≥7.8 mmol/L,但＜11.1 mmol/L。

(四)糖尿病(diabetes mellitus,DM)

FPG≥7.0 mmol/L,且 2 h PG≥11.1 mmol/L。

五、注意事项

(一)试验前准备

整个试验过程中不可吸烟、喝咖啡、喝茶或进食。

(二)影响因素

对于糖尿病的诊断,OGTT 比空腹血糖测定更灵敏,但易受样本采集时间、身高、体重、年龄、妊娠和精神紧张等多因素影响,重复性较差,除第一次 OGTT 结果明显异常外,一般需要多次测定。

(三)临床应用

临床上大多数糖尿病患者会出现空腹血糖增高,且血糖测定步骤简单,准确性较高,因此首先推荐空腹血糖测定用于糖尿病的诊断。但我国流行病学研究结果提示仅查空腹血糖,糖尿病的漏诊率较高(40%),所以建议只要是已达到糖调节受损(IGR)的人群,即空腹血糖受损(IFG)或糖耐量受损(IGT)的患者均应行 OGTT 检查,以降低糖尿病的漏诊率。但 OGTT 检查不能用于监测血糖控制的效果。

(四)静脉葡萄糖耐量试验

对于不能承受大剂量口服葡萄糖、胃切除及其他可致口服葡萄糖吸收不良的患者,为排除葡萄糖吸收因素的影响,可按 WHO 的方法进行静脉葡萄糖耐量试验。

六、临床意义

(1)OGTT 是诊断糖尿病的指标之一,其中 FPG 和 2 h PG 是诊断的主要依据。糖尿病患者 FPG 往往超过正常,服糖后血糖更高,恢复至空腹血糖水平的时间延长。

(2)有无法解释的肾病、神经病变或视网膜病变,其随机血糖小于 7.8 mmol/L,可用 OGTT 了解糖代谢状况。

(3)其他内分泌疾病如垂体功能亢进症、甲状腺功能亢进、肾上腺皮质功能亢进等均可导致糖耐量异常,且各有不同的特征性 OGTT 试验曲线。

(4)急性肝炎患者服用葡萄糖后在 0.5～1.5 h 血糖会急剧增高,可超过正常。

第三节　糖化血红蛋白测定

一、概念

糖化血红蛋白(glycosylated hemoglobin,GHb)是血红蛋白 A 组分的某些特殊分子部位和葡萄糖经过缓慢而不可逆的非酶促反应结合而形成的。被糖化的血红蛋白部分称为 HbA_1,HbA_1 由 HbA_{1a}、HbA_{1b} 和 HbA_{1c} 组成。前两部分代表其他己糖和 Hb 互相作用的产物,HbA_{1c} 是结合葡萄糖的 HbA_1。它与血糖浓度成正比,由于红细胞在血循环中的寿命约为 120 天,如果血糖的水平波动不大,则约 3 个月内的平均血糖和 HbA_{1c} 的水平有很好的相关性,其代表了测定前 2～3 个月内的血糖平均水平。

二、方法

EDTA 试管,静脉取血送检。

三、正常参考值

HbA$_{1c}$:4 ％～6 ％。

四、注意事项

(1)如果糖尿病患者经常监测血糖且都显示控制较好,而糖化血红蛋白偏高,则应考虑是否平时监测血糖不够全面(如只测空腹血糖而忽略了餐后血糖),或者可能血糖仪测出的数值不够准确(如机器老化,试纸受潮、过期等)。

(2)由于糖化血红蛋白是反映血糖的平均值,如果糖尿病患者血糖波动较大,经常发生低血糖,继而又发生高血糖,其糖化血红蛋白完全有可能维持在正常范围。在这种情况下,它的数值就不能反映真正的血糖变化了。同时,糖化血红蛋白还受红细胞的影响,在合并影响红细胞质和量的疾病(如肾脏疾病、溶血性贫血等)时,所测得的糖化血红蛋白也不能反映真正的血糖水平。

(3)当空腹血糖超过患者糖化血红蛋白对应的预测值时,则显示近期血糖控制不好,可能与采血时紧张、劳累、晚餐进食过多、治疗不当、急性并发症等有关,需要调整治疗方案。

(4)同时还应该注意各种贫血、出血性疾病或用普萘洛尔、吗啡、双氢克脲塞等药物可使糖化血红蛋白下降,而用大量阿司匹林、维生素 D,以及肾功能不全、甲亢者可使其增高。

(5)检测的方法是影响 HbA$_{1c}$的重要因素之一,目前使用最多的是 NGSP 标化方法。另外,HbA$_{1c}$存在种族差异。

(6)在我国,糖化血红蛋白不被推荐作为诊断糖尿病的依据,也不能取代糖耐量试验,但可作为糖尿病的普查和健康检查的项目。

(7)血糖控制未达到目标或治疗方案调整后,应每 3 个月检查一次糖化血红蛋白。血糖控制达到目标后也应每年至少检查两次糖化血红蛋白。

(8)进餐不影响糖化血红蛋白测定,故可以在任意时间抽血。血中浓度在取血后保持相对稳定,在室温下放置 3～14 d 也不会明显影响测定结果(静脉血糖浓度随血样留置时间延长而逐渐下降)。

五、临床评估

HbA$_{1c}$代表近 2～3 个月内的血糖平均水平,与血糖值相平行,血糖越高,HbA$_{1c}$就越高。HbA$_{1c}$在糖尿病监测中的意义如下。

(一)HbA$_{1c}$是 DM 患者血糖总体控制情况的指标

HbA$_{1c}$的测定目的在于消除血糖波动对病情控制观察的影响,因而对血糖波动较大的 1 型糖尿病(T1DM)患者,测定 HbA$_{1c}$是一个有价值的血糖控制指标。HbA$_{1c}$是目前评价血糖控制的金指标。4 ％～6 ％:血糖控制正常。6 ％～7 ％:血糖控制比较理想。7 ％～8 ％:血糖控制一般。8 ％～9 ％:控制不理想,应加强血糖控制,多注意饮食结构及多运动,并在医生指导下调整治疗方案。超过 9 ％:血糖控制很差,是慢性并发症发生发展的危险因素,可能引发糖尿病性肾病、动脉硬化、白内障等并发症,并有可能出现酮症酸中毒等急性并发症。

由于糖尿病患者 HbA$_{1c}$水平与平均血糖的控制相关,国际糖尿病联合会(IDF)建议大多数糖尿病患者将 HbA$_{1c}$控制在 6.5 ％以下,而美国糖尿病协会(ADA)的推荐标准则是 7.0 ％以下。医疗人员在制定 HbA$_{1c}$控制目标时,必须考虑患者个人的健康状况、低血糖风险、特殊健康风险等具体情况。例如,对于青少年和儿童 1 型糖尿病患者,HbA$_{1c}$的控制目标和成人有所不同,因为这部分人群血糖多变,不易控制,而且在发育中的大脑比成年人的大脑更容易受到低血糖的损害,所以血糖控制不宜过分严格,美国糖尿病协会(ADA)给出的建议可参考表12-1。

表 12-1　不同年龄段青少年儿童控制目标

年龄/岁	糖化血红蛋白(HbA$_{1c}$)控制目标/%
<6	7.5~8.5
6~12	<8.0
13~19	<7.5

(二)有助于糖尿病慢性并发症的认识

HbA$_{1c}$升高,是心肌梗死、脑卒中死亡的一个高危因素。糖化血红蛋白每增加 1 %,男性患者死亡率的相对危险性增加 24 %,女性患者增加 28 %。一旦 HbA$_{1c}$超过 7 %,发生心脑血管疾病的危险性就增加 50 %以上。反之,随着 HbA$_{1c}$水平的降低,越接近正常值,糖尿病的并发症降低就越明显。英国前瞻性糖尿病研究(United Kingdom Prospective Diabetes Study,UKPDS)证实,HbA$_{1c}$每下降 1 %:糖尿病相关的死亡率降低 21 %;心肌梗死发生率下降14 %;脑卒中发生率下降 12 %;微血管病变发生率下降 37 %;白内障摘除术下降 19 %;周围血管疾病导致的截肢或死亡率下降 43 %;心力衰竭发生率下降 16 %。因此,HbA$_{1c}$对糖尿病患者来说是一项非常重要的监测指标,它直接决定将来各种严重影响糖尿病患者生活质量的慢性并发症的发生和发展。

(三)指导对血糖的治疗方案的调整

根据 HbA$_{1c}$可推算出平均血糖的水平,可预测出近期血糖控制的成效。

HbA$_{1c}$与估计的平均血糖水平的对应关系可由以下的近似公式得出。

估计的平均血糖(mg/dL)=28.7×糖化血红蛋白-46.7;估计的平均血糖(mmol/L)=1.59×糖化血红蛋白-2.59。HbA$_{1c}$<7.3 %时,餐后血糖对 HbA$_{1c}$的水平影响较大;当在7.3 %~8.4 %时,空腹和餐后血糖对 HbA$_{1c}$的功效差不多;当>8.5 %时,空腹血糖所扮演的角色更重要。因此,HbA$_{1c}$在 7 %~8 %者要更多干预餐后血糖,减少低血糖反应;>8 %者要兼顾空腹和餐后血糖。因此,HbA$_{1c}$可以更好地全面判断病情,指导治疗。

(四)区别应激性血糖增高和糖尿病

在心脑血管急症时,应激反应可使血糖增高,HbA$_{1c}$检测正常。若 HbA$_{1c}$增高则预示患者存在糖尿病。

(五)在妊娠糖尿病中的检测意义

妊娠糖尿病(gestational diabetes mellitus,GDM)仅测定血糖是不够的,一定要监测糖化血红蛋白,并使其保持在 8 %以下。如此可避免巨大胎儿、死胎和畸形胎儿的发生。

(六)用于 DM 的诊断

2009 年美国糖尿病协会(ADA)、欧洲糖尿病研究协会(EASD)和国际糖尿病联盟(IDF)共同组成的国际专家委员会一致同意推荐使用 HbA$_{1c}$检测用于非妊娠期人群糖尿病的诊断,建议采用 HbA$_{1c}$≥6.5 ％作为诊断 2 型糖尿病的切点,将在≥6.0 ％和≤6.5 ％范围内的个体定义为"高危的亚糖尿病状态",并推荐:当 HbA$_{1c}$≥6.5 ％时可诊断糖尿病,需要重复检测以证实诊断;症状典型的个体血糖水平＞11.1 mmol/L 时无须进行确证试验。国内有学者研究指出,HbA$_{1c}$的诊断切点选择在 6.3 ％可能更符合中国人的体质,这有待于我们进一步研究确认。

(七)HbA$_{1c}$是筛查糖尿病的重要指标

HbA$_{1c}$除可以用来诊断糖尿病外,它还可以用来筛查糖尿病。Saudek 等把筛查糖尿病的 HbA$_{1c}$的切点定为 6.0 ％(2SD),敏感性在 63 ％～67 ％,特异性在 97 ％～98 ％。Buell 等制定的切点分别是:正常≤6.0 ％,糖尿病≥7.0 ％,糖尿病前期为 6.1 ％～6.9 ％,启动其他检查为≥5.8 ％。

第四节　血浆乳酸测定

乳酸(lactate)是糖代谢的中间产物,主要来源于骨骼肌、脑、皮肤、肾髓质和红细胞。血液中乳酸浓度和这些组织产生乳酸的速率,以及肝脏对乳酸的代谢速度有关,约 65 ％的乳酸由肝脏代谢。测定血浆中的乳酸浓度对乳酸性酸中毒有重要的诊断意义。

乳酸的测定有酶催化法、化学氧化法、电化学法和酶电极感应器法,后三种均为化学法。化学法操作复杂,影响因素多,而酶催化法灵敏度高,线性范围宽且适用于自动化分析仪,是乳酸测定较理想的常用方法。

原理:在 NAD$^+$存在时,乳酸脱氢酶催化乳酸氧化成丙酮酸,同时生成 NADH。

$$L\text{-乳酸}+NAD^+ \xrightarrow{LDH} 丙酮酸+NADH+H^+$$

在 pH 为 9.8 时,平衡偏向乳酸氧化成丙酮酸。加入肼或氨基脲与丙酮酸生成复合物,使丙酮酸不断从反应体系中减少,促使反应向右进行。在紫外可见分光光度计波长 340 nm 处监测吸光度的升高速率,计算乳酸含量。

一、检测方法

(一)手工检测

1.试剂

(1)Tris-EDTA-肼缓冲液(浓度分别为 499 mmol/L、11.9 mmol/L 和 226 mmol/L):溶解 Tris 60.5 g 和 EDTA-2Na 4 g 于约 800 mL 蒸馏水中,加水合肼 11 mL,用盐酸或氢氧化钠溶液调节 pH 至 9.8,再用蒸馏水稀释至 1 L。放 4 ℃冰箱中保存,可稳定 6 个月。

(2)NAD 溶液:预先称取数份 β-NAD(MW 663.4)66.3 mg 置于试管中,塞紧,放冰箱中保存,至少稳定 1 个月。临用前,取出 1 管加入蒸馏水 3 mL 溶解 NAD。

(3)乳酸脱氢酶溶液:纯化的兔肌乳酸脱氢酶硫酸铵悬液,比活性约为 550 U/mg。

(4)底物应用液:取 Tris-EDTA-肼缓冲液 27 mL,NAD 溶液 3 mL,乳酸脱氢酶溶液40 μL混匀。置4 ℃环境中可稳定 24 h。

(5)20 mmol/L 乳酸标准液：称取 192 mg/L 乳酸锂标准品溶于 100 mL 蒸馏水中。置 4 ℃环境中可稳定6个月。

(6)乳酸标准应用液（2 mmol/L 和 5 mmol/L）：20 mmol/L 乳酸标准液用蒸馏水分别稀释成2 mmol/L 和 5 mmol/L 乳酸标准应用液。置 4 ℃保存可稳定 2 个月。

2.操作

取 15 mm×100 mm 试管 3 支，分别编号为"测定管""标准管"及"空白管"，按表 12-2 进行操作。

表 12-2　乳酸测定操作步骤

单位：μL

加入物	测定管	对照管	标准管	空白管
血浆	10	10	—	—
5 mmol/L 乳酸标准液	—	—	10	—
蒸馏水	—	500	—	10
底物应用液	500	—	500	500

表 12-2 中各管立即混匀后，置 37 ℃水浴准确保温 5 min，各管立即加入 0.1 mol/L 盐酸 3 mL终止反应。紫外可见分光光度计波长 340 nm，比色杯光径 1.0 cm，用蒸馏水调零，读取测定管、对照管、标准管和空白管的吸光度。

3.结果计算

$$血浆乳酸浓度(mmol/L) = \frac{测定管吸光度-对照管吸光度}{标准管吸光度-空白管吸光度} \times 乳酸标准应用液浓度$$

(二)自动化分析仪检测

1.试剂

同"(一)手工检测"。

2.操作

不同实验室具体反应条件会因所使用的仪器和试剂而异，在保证方法可靠的前提下，应按仪器和试剂说明书设定测定条件，进行定标品、质控样品和血浆样品分析。

3.结果计算

$$血浆乳酸浓度(mmol/L) = \frac{测定管吸光度-对照管吸光度}{标准管吸光度-空白管吸光度} \times 乳酸标准应用液浓度$$

(三)注意事项

(1)标本类型：抗凝剂要选择肝素-氟化钠，尽快分离出血浆。因草酸钾对乳酸脱氢酶有一定的抑制作用，故不能选择草酸钾/氟化钠作为抗凝剂。

(2)采血前准备：为避免分析前的其他因素对乳酸检测结果的影响，患者在采血前应保持空腹和完全静息至少 2 h，以使血中乳酸浓度达到稳态。

(3)可用氯化硝基四氮唑蓝（NBT）呈色法测定 NADH 的生成量。在酚嗪二甲酯硫酸盐（PMS）的存在下，NADH 的氢传递给 NBT，还原生成紫红色的物质，再进行比色测定。

(4)本法测定时，样本中的乳酸含量与 NADH 的生成量呈等摩尔关系。因此，可以根据

NADH 的摩尔吸光度($\varepsilon = 6\ 220$)来直接计算乳酸的浓度。但是,仪器必须校准,反应条件必须标准化,必须与标准管法进行比对实验,以证明结果准确。

二、参考区间

安静状态下,成年人空腹静脉血乳酸浓度:$0.6 \sim 2.2$ mmol/L。动脉血中乳酸水平为静脉血中乳酸水平的 $1/2 \sim 2/3$。餐后乳酸水平比基础空腹值高 20 %～50 %。新生儿毛细血管血中的乳酸水平比成年人平均高 50 %。

三、临床意义

血浆乳酸升高可见于以下几种。

(一)生理性升高

剧烈运动或脱水。

(二)病理性升高

(1)休克、心力衰竭、血液病和肺功能不全时出现组织严重缺氧,导致丙酮酸还原成乳酸的酵解作用增加,促使乳酸水平升高。

(2)某些肝脏疾病时肝脏对乳酸的清除率减低,可出现血乳酸升高。

(3)糖尿病患者胰岛素绝对或(和)相对不足,机体不能有效利用血糖,丙酮酸大量还原成乳酸,导致体内乳酸堆积,出现乳酸酸中毒。

(4)服用某些药物或毒物(如乙醇、甲醇、水杨酸等)亦可引起血乳酸增高。

第五节　血浆丙酮酸测定

丙酮酸(pyruvate)是糖类和大多数氨基酸分解代谢过程中的重要中间产物,丙酮酸可通过乙酰 CoA 和三羧酸循环实现体内糖、脂肪和氨基酸间的互相转化,因此在三大营养物质的代谢联系中起着重要的枢纽作用。

丙酮酸的测定方法包括乳酸脱氢酶法、酶电极感应器法和高效液相色谱法等。其中乳酸脱氢酶法是目前测定丙酮酸的首选方法。

一、原理

乳酸脱氢酶催化丙酮酸还原成乳酸,反应式如下。

$$丙酮酸 + NADH + H^+ \xrightarrow{LDH} L-乳酸 + NAD^+$$

在紫外可见分光光度计波长 340 nm 处监测 NADH 吸光度的下降速率,计算样本中丙酮酸的浓度。

二、试剂

(一)100 mmol/L Na_2HPO_4

溶解 1.42 g Na_2HPO_4 于 80 mL 蒸馏水中,再加蒸馏水至 100 mL。置 4 ℃冰箱保存,稳定 1 年。

(二)100 mmol/L KH_2PO_4

溶解 1.36 g KH_2PO_4 于 80 mL 蒸馏水中,再加蒸馏水至 100 mL。置 4 ℃冰箱保存,稳定

1 年。

(三)100 mmol/L 磷酸盐缓冲液

将 20 mL 100 mmol/L KH$_2$PO$_4$ 溶液和 80 mL 100 mmol/L Na$_2$HPO$_4$ 溶液混合。在 pH 计下,用0.1 mol/L盐酸或氧氧化钠,调节至 pH 7.4±0.05。4 ℃冰箱保存,稳定 2 个月。

(四)NADH 溶液

称取纯 NADH 20 mg,溶于 1 mL 蒸馏水中,新鲜配制,1 h 内使用。

(五)乳酸脱氢酶溶液

乳酸脱氢酶硫酸铵悬液用蒸馏水稀释至 550 U/mL(37 ℃)。

(六)工作试剂

乳酸脱氢酶溶液 40 μL 与 NADH 溶液 400 μL 混匀,用 100 mmol/L 磷酸盐缓冲液(pH 7.4)稀释至 10 mL,4 ℃冰箱保存,可稳定 24 h。

(七)25 mmol/L 丙酮酸标准液

称取 2.75 g 丙酮酸钠(MW110)置于 1 L 容量瓶中,用 0.1 mol/L 盐酸溶解,再用 0.1 mol/L盐酸稀释至 1 L。置 4 ℃冰箱,稳定 3 个月。

(八)0.5 mmol/L 丙酮酸标准液

1 mL 25 mmol/L 丙酮酸标准液用蒸馏水稀释至 50 mL,每天新鲜配制。

三、操作

根据实验室的自动分析仪性能,设定参数。下列参数供参考。①温度:37 ℃。②pH:7.4。③波长:340 nm。

分别监测样品管吸光度的下降速率(ΔAu/min)和标准管吸光度的下降速率(ΔAs/min)。不同实验室延迟时间、监测时间、样品体积和试剂体积等具体反应条件会因所使用的仪器和试剂而异,在保证方法可靠的前提下,应按仪器和试剂说明书设定测定条件,进行定标品和样品分析。

四、结果计算

$$丙酮酸浓度(mmol/L) = \frac{\Delta Au/min}{\Delta As/min} \times 丙酮酸标准液浓度$$

五、参考区间

成人空腹静脉血和动脉血丙酮酸浓度均小于 0.1 mmol/L。安静状态下,空腹静脉血浆丙酮酸含量为0.03~0.10 mmol/L(0.3~0.9 mg/dL),动脉全血丙酮酸浓度为 0.02~0.08 mmol/L (0.2~0.7 mg/dL)。

六、注意事项

(一)方法学特点

本法适用于各种自动化分析仪,具有较高的特异性、精密度和回收率。可根据所使用的自动分析仪性能,建立合适的测定参数和操作规程,但要严格控制各反应条件。

(二)采血要求

患者应空腹采血,用止血带不要超过 2 min。

(三)标本稳定性

丙酮酸在血液中很不稳定，采血后 $1\sim 2$ min 就可出现明显下降，应在 4 ℃ 条件下尽快分离出血浆并尽快检测。不能及时测定时，应用偏磷酸等制备成无蛋白滤液保存。在偏磷酸滤液中，丙酮酸室温下可稳定 6 天，4 ℃ 可稳定 8 天。

(四)干扰因素

乳酸 <40 mmol/L，胆红素 <342 μmol/L，Hb <2 g/L 和脂血对本法测定无干扰。乳酸脱氢酶试剂中若含有丙酮酸激酶，则可造成测定结果偏低。

七、临床意义

进食或运动可使丙酮酸出现生理性升高。病理性升高可见于维生素 B_1 缺乏症的患者，缺乏维生素 B_1 时，丙酮酸氧化障碍，导致血丙酮酸含量增加；糖尿病、充血性心力衰竭、严重腹泻等消化性障碍、严重感染和肝病时也可出现丙酮酸增高，并伴有高乳酸血症。

此外，血浆丙酮酸浓度检测也可用于评价有先天代谢紊乱而使血乳酸浓度增加的患者。与乳酸/丙酮酸比例增加有关的先天代谢紊乱包括丙酮酸羧化酶缺陷和氧化磷酸化酶缺陷。

第十三章　蛋白质检验

第一节　蛋白质检验概述

蛋白质是人体中含量和种类最多的物质,目前估计有 10 多万种,在所有的生理过程中,蛋白质几乎都起着关键作用。许多疾病都可以表现出蛋白质的代谢紊乱,并且可以在血浆蛋白质中表现出来,因而检测血浆中某种蛋白质的浓度对诊断疾病和病情监测有一定意义。

血浆蛋白的主要生理功能可概括为:①维持正常的胶体渗透压。②作为离子、脂类、维生素、代谢产物、药物等物质的载体,运输体内物质。③作为 pH 缓冲体系的一部分,缓冲 pH。④调节体内某些物质。⑤参与凝血和抗凝等。⑥免疫球蛋白和补体等成分组成免疫防御系统。

蛋白质是由氨基酸组成的,其理化性质必定有一部分与氨基酸相同或相关,但蛋白质又是由许多氨基酸组成的高分子化合物,从而会表现出单个氨基酸分子所未有的性质。蛋白质的理化性质概括起来主要有如下几点。

一、蛋白质的两性游离及等电点

蛋白质由氨基酸组成,其分子末端有自由的 αNH^+ 和 αCOO^-,其侧链还含有可游离的基团,由于这些基团的存在,蛋白质在酸性溶液中可游离成阳离子,在碱性溶液中可游离成阴离子,即蛋白质的两性游离。但在某一 pH 溶液中,有些蛋白质不游离或者游离成阳离子或阴离子的数量相等,该 pH 即该蛋白质的等电点。不同的蛋白质有不同的等电点。酸性蛋白质由于含有较多的酸性氨基酸(分子中含有较多的自由羧基),而其等电偏酸性。碱性蛋白质含有较多的碱性氨基酸(分子中含有较多的自由氨基),故其等电点偏碱性。但大多数蛋白质的等电点 pH 接近 5.0,而人体体液的 pH 为 7.4,因此人体中的蛋白质大多数以阴离子的形式存在。利用蛋白质两性游离和等电点的特性,可以通过多种方法从混合蛋白质溶液中将蛋白质分离出来。例如:①根据蛋白质在其等电点 pH 附近溶解度最小、容易析出沉淀的特性和各种蛋白质等电点的差异,用等电点沉淀法分离提取蛋白质。②根据各种蛋白质的等电点不同的性质,在同一 pH 缓冲液中,各种蛋白质所带的电荷多少不同,在电场中泳动的速度和方向也不相同的性质,利用蛋白质电泳分离技术将蛋白质分成几个区带。③利用蛋白质两性游离和等电点的特性,通过离子交换层析技术可将不同的蛋白质分离出来。离子交换层析技术是利用阴离子(或阳离子)交换剂在 pH 7.0 时稳定的负电荷或正电荷,可与蛋白质的正电荷或负电荷结合,当被分离的蛋白质流经离子交换剂柱时,带有相反电荷的蛋白质可因离子交换而吸附于柱上,随后又可被带同样性质电荷的离子所置换而被洗脱。由于蛋白质的等电点不同,在某一 pH 时所带的电荷多少不同,与离子交换剂结合的紧密程度也不同,所以用一系列 pH 递增或递减的缓冲液洗脱或者提高洗脱液的离子浓度,可以降低蛋白质与离子交换剂的亲和力,将不同的蛋白质逐步由柱上洗脱下来。

二、蛋白质的高分子性质

蛋白质是由氨基酸借肽键连接成的大分子物质,大多数蛋白质分子量在 1 万～100 万,胶粒在1～100 nm,又因为蛋白质分子表面有亲水基团,其分子表面有层水化膜,故有亲水胶体的特性。水化膜和蛋白质颗粒本身所带有的电荷对维持蛋白质胶体的稳定起了决定性的作用,若去掉这两个因素,蛋白质就会从溶液中沉淀。根据蛋白质的高分子这一性质,可以用多种方法将蛋白质分离。

(一)透析法

利用蛋白质胶体颗粒大不能透过半透膜的性质,把含有杂质的蛋白质溶液放在透析袋内,再将袋放入流动的水或缓冲液中,小分子物质便从袋中析出,大分子的蛋白质留在袋内,使蛋白质得到纯化。

(二)超滤法

在一定的压力下,超滤膜可使含有杂质的蛋白质溶液中的小分子物质和溶剂滤过,而使大分子的蛋白质滞留,根据欲截留蛋白质分子量的大小选择不同孔径的超滤膜即可达到在短时间内进行大体积稀溶液浓缩的目的,将欲分离的蛋白质滞留在超滤膜内。

(三)盐析

在蛋白质溶液中加入大量中性盐如硫酸铵、硫酸钠和氯化钠等,蛋白质胶粒的水化膜即被破坏,其所带的电荷也被中和,蛋白质胶粒因失去这两种稳定因素而沉淀。若调节盐析所用的盐浓度,常可将某一液体中所含的几种混合蛋白质分离。

(四)重金属盐沉淀蛋白质

重金属离子如 Ag^+、Hg、Cu^{2+} 等可与蛋白质的负离子结合,形成不溶性的盐沉淀,达到分离蛋白质的目的。

(五)生物碱试剂和某些酸沉淀蛋白质

苦味酸、鞣酸、钨酸等生物碱试剂和某些酸如三氯醋酸、磺基水杨酸等可与蛋白质的正离子结合,形成不溶性的盐沉淀,达到分离蛋白质的目的。

(六)有机溶剂沉淀蛋白质

乙醇、甲醇、丙酮等可与水混合的有机溶剂能与蛋白质争夺水分子,从而破坏蛋白质的水化膜,使蛋白质析出,达到分离蛋白质的目的。

三、蛋白质的变性

由于蛋白质的结构决定了它的性质和功能,在某些物理或化学因素作用下,蛋白质的空间构象被破坏,导致蛋白质变性。蛋白质变性的因素有很多,如紫外线、超声波、剧烈震荡、高温、高压等物理因素,强酸、强碱、重金属盐、有机溶剂、浓尿素等化学因素。

四、蛋白质的呈色反应

蛋白质由氨基酸组成,某些氨基酸由于具有特殊的 R 基团,能够与某种试剂产生独特的颜色反应,如酪氨酸与浓硝酸反应成黄色,组氨酸与偶氮磺氨酸碱性溶液反应呈橘红色等,氨基酸的这些呈色反应必然会在蛋白质高分子上表现出来,因此蛋白质也能呈多种颜色反应,但由于蛋白质又是由氨基酸组成的大分子物质,其呈色反应与氨基酸又有许多不同之处,利用蛋白质的这些呈色反应可以测定蛋白质的含量。

第二节　血清总蛋白检验

一、双缩脲常规法

(一)原理

凡分子中含有两个氨基甲酰基($-CONH_2$)的化合物都能与碱性铜溶液作用,形成紫色复合物,这种反应称双缩脲反应。蛋白质分子中有许多肽键都能起此反应,而且各种血浆蛋白显色程度基本相同,因此在严格控制条件下,双缩脲反应可作为血浆蛋白总量测定的理想方法,从测定的吸光度值计算出蛋白含量。

(二)试剂

1. 6 mol/L 氢氧化钠

溶解 240 g 优质纯氢氧化钠于新鲜制备的蒸馏水或刚煮沸冷却的去离子水中,稀释至 1 L,置聚乙烯瓶内盖紧保存。

2. 双缩脲试剂

称取未风化没有丢失结晶水的硫酸铜($CuSO_4 \cdot 5H_2O$)3 g,溶于 500 mL 新鲜制备的蒸馏水或刚煮沸冷却的去离子水中,加酒石酸钾钠 9 g、碘化钾 5 g,待完全溶解后,加入 6 mol/L 氢氧化钠 100 mL,并用蒸馏水稀释至 1 L。置聚乙烯瓶内盖紧保存。

3. 双缩脲空白试剂

溶解酒石酸钾钠 9 g、碘化钾 5 g 于新鲜制备的蒸馏水中。加 6 mol/L 氢氧化钠 100 mL,再加蒸馏水稀释至 1 L。

4. 蛋白标准液

收集混合血清,用凯氏定氮法测定蛋白含量,亦可用定值参考血清或清蛋白标准血清。

(三)操作

见表 13-1。

表 13-1　血清总蛋白测定

单位:mL

加入物	测定管	标准管	空白管
待测血清	0.1	—	—
蛋白标准	—	0.1	—
蒸馏水	—	—	0.1
双缩脲试剂	5.0	5.0	5.0

混匀,置 25 ℃水浴中 30 min(或 37 ℃ 10 min),在波长 540 nm 处,以空白调零,读取各管的吸光度。

高脂血症、高胆红素血症及溶血标本,应做"标本空白管",即血清 0.1 mL 加双缩脲空白试剂 5.0 mL,以测定管吸光度减去标本空白管吸光度为测定管的标准吸光度。

$$血清总蛋白(g/L) = \frac{测定管（或校正）吸光度}{标准管吸光度} \times 标准蛋白液浓度(g/L)$$

（四）参考值

健康成人走动后血清总蛋白浓度为 $64 \sim 83$ g/L，静卧时血清总蛋白浓度为 $60 \sim 78$ g/L。

（五）附注

（1）血清蛋白质的含量一般用 g/L 表示，因为各种蛋白质的分子量不同，故不能用 mol/L 表示。

（2）酚酞、溴磺肽钠在碱性溶液中呈色，影响双缩脲测定的结果，右旋糖酐可使测定管浑浊，从而影响结果，理论上这些干扰均可用相应的标本空白管来消除，但如标本空白管吸光度太高，可影响结果准确度。

（3）含脂类极多的血清，呈色后浑浊不清，可用乙醚 3 mL 抽提后再进行比色。

二、双缩脲比吸光度法

（一）原理

按照杜马（Doumas）方法所规定的配方配制双缩脲试剂，在控制反应条件和校准分光光度计的情况下，双缩脲反应的呈色强度是稳定的，可以根据蛋白质双缩脲复合物的比吸光度，直接计算血清总蛋白质浓度。

（二）试剂

同双缩脲法。

（三）操作

（1）取试管 2 支，标明"测定管"及"试剂空白管"，各管准确加入双缩脲试剂 5.0 mL。

（2）于"测定管"中准确加 100 μL 血清，于"试剂空白管"中加入蒸馏水 100 μL。

（3）另取第 3 支试管做"标本空白"管，加入双缩脲空白试剂 5.0 mL 及血清 100 μL。

（4）各管立即充分混匀后，置 (25 ± 1)℃水浴中保温 30 min。

（5）用经过校准的高级分光光度计，在波长 540 nm、比色杯光径 1.0 cm 处读取各管吸光度。读"测定管"及"试剂空白管"吸光度时，用蒸馏水调零点。读"标本空白管"吸光度时，用双缩脲空白试剂调零点。

（四）计算

校正吸光度（Ac）$= A_t - (A_r + A_s)$。式中，A_t 为测定管吸光度；A_r 为试剂空白管吸光度；A_s 为标本空白管吸光度。

如测定所用的分光光度计波长准确，带宽 $\leqslant 2$ nm、比色杯光径准确为 1.0 cm 时，血清总蛋白含量可以根据比吸光度直接计算：

$$血清总蛋白(g/L) = \frac{Ac}{0.298} \times \frac{5.1}{0.1} = \frac{Ac}{0.298} \times 51$$

式中 0.298 为蛋白质双缩脲复合物的比吸光系数，是指按 Doumas 双缩脲试剂的标准配方，在上述规定的测定条件下，双缩脲反应溶液中蛋白质浓度为 1.0 g/L 时的吸光度。

检查比色杯的实际光径可按下述方法进行。

（1）每升含 $(NH_4)_2Co(SO_4)_2 \cdot 6H_2O$ 43 g 的水溶液，在比色杯光径 1.0 cm、波长 510 nm

处,吸光度应为 0.556。

（2）每升含量重铬酸钾 0.050 g 的水溶液（溶液中含数滴浓硫酸）在比色杯光径 1.0 cm、波长 350 nm 处,吸光度应为 0.535。

（3）如测出的吸光度与上述不符,表示比色杯光径并非 1.0 cm,计算结果时应进行校正。校正系数 $F＝A_s/A_m$,A_s 为钴盐的吸光度（0.556）或重铬酸钾的吸光度（0.535）,A_m 为实测的吸光度。F 可取两个校正系数的均值,用下式计算蛋白的含量。

$$血清总蛋白(g/L)＝\frac{Ac}{0.298}×51×F$$

三、临床意义

（一）血清总蛋白浓度增高

（1）血清中水分减少,而使总蛋白浓度相对增高。凡体内水分排出大于水分的摄入,均可引起血液浓缩,尤其是急性失水时（如呕吐、腹泻、高热等）变化更为显著,血清总蛋白浓度有时为 100～150 g/L。又如休克时,由于毛细血管通透性的变化,血液也可发生浓缩。慢性肾上腺皮质功能减退患者,由于钠的丢失而致继发性水分丢失,血浆也可出现浓缩现象。

（2）血清蛋白合成增加,大多数发生在多发性骨髓瘤患者,此时主要是球蛋白增加,其量可超过 50 g/L,总蛋白可超过 100 g/L。

（二）血清总蛋白浓度降低

（1）合成障碍,主要为肝功能障碍。肝脏是合成蛋白质的唯一场所,肝功能严重损害时,蛋白质的合成减少,以清蛋白的下降最为显著。

（2）蛋白质丢失。严重灼伤时,大量血浆渗出；或大出血时,大量血液的丢失；肾病综合征时,尿液中长期丢失蛋白质；溃疡性结肠炎可从粪便中长期丢失一定量的蛋白质；这些可使血清总蛋白浓度降低。

第三节　血清清蛋白检验

一、溴甲酚绿法

（一）原理

在 pH 4.2 的缓冲液中,清蛋白分子带正电荷,与带负电荷的溴甲酚绿（BCG）生成蓝绿色复合物,在波长 628 nm 处有吸收峰。复合物的吸光度与清蛋白浓度成正比,与同样处理的清蛋白标准比较,可求得血清中清蛋白的浓度。

（二）试剂

（1）BCG 试剂:向约 950 mL 蒸馏水中加入 0.105 g BCG（或 0.108 g BCG 钠盐）,8.85 g 琥珀酸,0.100 g 叠氮钠和 4 mL Brij-35（聚氧化乙烯月桂醚,300 g/L）。待完全溶解后,用 6 mol/L 氢氧化钠溶液调节至 pH 4.15～4.25。最后,用蒸馏水加至 1 L。贮存于聚乙烯塑料瓶中,密塞。该试剂置室温中至少可稳定 6 个月。

BCG 试剂配成后,分光光度计波长 628 nm 蒸馏水调节零点,测定 BCG 试剂的吸光度,应在0.150 A左右。

(2)BCG空白试剂:除不加入BCG外,其余成分和配制程序完全同BCG试剂的配制方法。

(3)40 g/L清蛋白标准液,也可用定值参考血清作清蛋白标准,均需置冰箱保存。以上试剂建议应用批准文号的优质商品试剂盒。

(三)操作

按表13-2进行操作。

表13-2　血清蛋白测定操作步骤

单位:mL

加入物	测定管	标准管	空白管
待测血清	0.02	—	—
清蛋白标准液	—	0.02	—
蒸馏水	—	—	0.02
BCG试剂	5.0	5.0	5.0

分光光度计波长628 nm,用空白管调零,然后逐管定量地加入BCG试剂,并立即混匀。每份血清标本或标准液与BCG试剂混合后(30±3)s,读取吸光度。

如遇脂血标本,可加做标本空白管:血清0.02 mL,加入BCG空白试剂5.0 mL,分光光度计波长628 nm,用BCG空白试剂调节零点,读取标本空白管吸光度,用测定管吸光度减去标本空白管吸光度后的净吸光度,计算血清蛋白浓度。

(四)计算

$$血清蛋白(g/L)=\frac{测定管吸光度}{标准管吸光度}\times 清蛋白标准液的浓度(g/L)$$

目前,生化自动分析仪同时测定血清总蛋白(双缩脲法)和清蛋白(BCG法),并自动计算出球蛋白浓度和白/球蛋白比值。

(五)参考值

4～14岁儿童,血清蛋白浓度为:38～54 g/L,健康成人血清蛋白浓度为34～48 g/L。

清蛋白/球蛋白(A/G)=(1.5～2.5):1。

(六)附注

(1)BCG染料结合法测定血清蛋白,用什么蛋白质作为标准是一个复杂的问题。实验证明:BCG不但与清蛋白呈色,而且与血清中多种蛋白成分呈色,其中以α_1球蛋白、转铁蛋白、触珠蛋白较为显著,但其反应速度较清蛋白稍慢。实际上,当血清与BCG混合时,"慢反应"已经发生,不过实验证明,"慢反应"持续1 h才完成。因此,有人主张用定值参考血清作为标准比较理想。BCG与血清混合后,在30 s读取吸光度,可明显减少非特异性结合反应。

(2)当60 g/L清蛋白标准液与BCG结合后,比色杯光径1.0 cm,在628 nm测定的吸光度应为0.811±0.035,如达不到比值,表示灵敏度较差。

(3)此法测定正常血清标本的批间变异系数在6.3 %左右。

(4)试剂中的聚氧化乙烯月桂醚也可用其他表面活性剂代替,如吐温-20 等,用量为 2 mL/L。

(七)临床意义

(1)血清蛋白在肝脏合成。血清蛋白浓度增高常见于严重失水,血浆浓缩,此时并非蛋白绝对量增多。临床上,尚未发现单纯清蛋白浓度增高的疾病,而以清蛋白浓度降低为多见。

(2)清蛋白浓度降低与总蛋白浓度降低的原因相同。但有时总蛋白浓度接近正常,而清蛋白浓度降低,同时又伴有球蛋白浓度增高。急性清蛋白浓度降低主要由急性大量出血或严重灼伤时血浆大量丢失所致。慢性清蛋白浓度降低主要由肝脏合成清蛋白功能障碍、腹水形成时清蛋白的丢失和肾病时尿液中的丢失所致,严重时清蛋白浓度可低于 10 g/L。清蛋白浓度低于 20 g/L 时,由于胶体渗透压的下降,常可见到水肿等现象。

(3)妊娠,尤其是妊娠晚期,由于体内对蛋白质需要量增加,又同时伴有血浆容量增高,血清蛋白可明显下降,但分娩后可迅速恢复正常。

(4)球蛋白浓度增高。临床上常以 γ 球蛋白增高为主。球蛋白增高的原因,除水分丢失的间接原因外,主要有下列因素。①炎症反应:如结核病、疟疾、黑热病、血吸虫病、麻风病等。②自身免疫性疾病:如播散性红斑狼疮、硬皮病、风湿热、类风湿性关节炎、肝硬化等。③骨髓瘤和淋巴瘤:此时 γ 球蛋白可为 20~50 g/L。

(5)球蛋白浓度降低主要是合成减少。正常婴儿出生后至 3 岁内,由于肝脏和免疫系统尚未发育完全,球蛋白浓度较低,此属于生理性低球蛋白血症。肾上腺皮质激素和其他免疫抑制剂有抑制免疫功能的作用,会导致球蛋白合成减少。

二、电泳法

(一)原理

利用不同蛋白质的分子大小和表面电荷的差别,在直流电场中泳动速度不同将蛋白质进行分离。蛋白电泳的速度与蛋白质分子的电荷多少、分子量的大小、分子的形态及等电点有关。带电荷越多泳动越快;分子量和体积越大的蛋白分子泳动速度越慢;等电点低的蛋白分子泳动快,等电点高的泳动慢。按其泳动速度可从正极端起,依次分离出清蛋白,以及 α_1、α_2、β 和 γ 球蛋白五个组分,它们的分子量及等电点见表 13-3。

表 13-3　血清蛋白各组分的分子量及等电点

蛋白组分	分子量	等电点
清蛋白	66 248	4.8
α_1 球蛋白	130 000	5.0
α_2 球蛋白	200 000	5.0
β 球蛋白	1 300 000	5.12
γ 球蛋白	1 500 000	6.8~7.3

电泳过程中电渗流从阳极向阴极流动,与蛋白电泳的方向相反,因此泳动最慢的 γ 球蛋白常位于原点,甚至移向负极。

蛋白电泳支持介质的种类近年来发展很多,如琼脂糖、聚丙烯酰胺、乙酸纤维素等,而临床检验多用后者。乙酸纤维素薄膜分辨力较好,即使通电时间较短(一般0.5~1 h),区带界限也很清楚;其另一优点为对蛋白质的吸附很少,拖尾现象轻微,洗脱后几乎可得到无色的背景,便于扫描或洗脱定量。

(二)仪器

(1)电泳仪:选用电子管或晶体管整流的稳压直流电源,电压0~600 V,电流0~300 mA。

(2)电泳槽:选购或自制适合乙酸纤维素薄膜(以下简称醋纤膜)的电泳槽,电泳槽的膜面空间与醋纤膜面积之比应为$5 \text{ cm}^3/\text{cm}^2$,电极用铂(白金)丝。

(3)血清加样器:可用微量吸管(10 μL,分度0.5 μL)或专用的电泳血清加样器。

(4)光密度计:国产或进口的各种型号均可。

(5)分光光度计。

(三)材料

醋纤膜的质量要求应是质匀、孔细、吸水性强、染料吸附量少、蛋白区带分离鲜明、对蛋白染色稳定和电渗"拖尾"轻微,规格为$2 \text{ cm}\times 8 \text{ cm}$。各实验室可根据自己的需要选购。

(四)试剂

1.巴比妥-巴比妥钠缓冲液(pH 8.6 ± 0.1,离子强度0.06)

称取巴比妥2.21 g、巴比妥钠12.36 g放入500 mL蒸馏水中,加热溶解,待冷至室温后,再用蒸馏水补足至1L。

2.染色液

(1)丽春红S染色液:称取丽春红S 0.4 g及三氯醋酸6 g,用蒸馏水溶解,并稀释至100 mL。

(2)氨基黑10B染色液:称取氨基黑10B 0.1 g,溶于无水乙醇20 mL中,加冰醋酸5 mL,甘油0.5 mL,使溶解。另取磺基水杨酸2.5 g,溶于74.5 mL蒸馏水中,再将两液混合摇匀。

3.漂洗液

(1)5 %(V/V)醋酸溶液:适用于丽春红染色的漂洗。

(2)甲醇45 mL、冰醋酸5 mL和蒸馏水50 mL,混匀,适用于氨基黑10B染色的漂洗。

4.透明液

称柠檬酸($C_6H_5Na_3O_7\cdot2H_2O$)21 g和N-甲基-2-吡咯烷酮150 g,以蒸馏水溶解,并稀释至500 mL。亦可选用十氢萘或液状石蜡透明。

5.其他

0.4 mol/L氢氧化钠溶液。

(五)操作

(1)将缓冲液加入电泳槽内,调节两侧槽内的缓冲液,使其在同一水平面。

(2)醋纤膜的准备:取醋纤膜($2 \text{ cm}\times 8 \text{ cm}$)一张,在毛面的一端(负极侧)1.5 cm处用铅笔轻画一横线,作点样标记,编号后将醋纤膜置于巴比妥-巴比妥钠缓冲液中浸泡,待充分浸透后取出(一般约20 min),夹于洁净滤纸中间,吸去多余的缓冲液。

(3)将醋纤膜毛面向上贴于电泳槽的支架上拉直,用微量吸管吸取无溶血血清,在横线处沿横线加3~5 μL。样品应与膜的边缘保持一定距离,以免电泳图谱中蛋白区带变形,加待血清渗入膜后,反转醋纤膜,使光面朝上平直地贴于电泳槽的支架上,用双层滤纸或 4 层纱布将膜的两端与缓冲液连通,稍待片刻。

(4)接通电源,注意醋纤膜上的正、负极,切勿接错。电压 90～150 V,电流 0.4～0.6 mA/cm 宽(不同的电泳仪所需电压、电流可能不同,应灵活掌握),夏季通电 45 min,冬季通电 60 min,待电泳区带展开 25～35 mm,即可关闭电源。

(5)染色:通电完毕,取下薄膜直接浸于丽春红 S 或氨基黑 10B 染色液中,染色 5～10 min(以清蛋白带染透为止),然后在漂洗液中漂去剩余染料,直到背景无色为止。

(6)洗脱定量:将漂洗净的薄膜吸干,剪下各染色的蛋白区带放入相应的试管内,在清蛋白管内加 0.4 mol/L 氢氧化钠 6 mL(计算时吸光度乘 2),其余各加 3 mL,振摇数次,置 37 ℃水箱 20 min,使其染料浸出。

氨基黑 10B 染色,用分光光度计,在 600～620 nm 处读取各管吸光度,然后计算出各自的含量(在醋纤膜的无蛋白质区带部分,剪一条与清蛋白区带同宽度的膜条,作为空白对照)。

丽春红 S 染色,浸出液用 0.1 mol/L 氢氧化钠,加入量同上,10 min 后,向清蛋白管内加 40 %(V/V)醋酸 0.6 mL(计算时吸光度乘 2),其余各加 0.3 mL,以中和部分氢氧化钠,使泽加深。必要时离心沉淀,取上清液,用分光光度计,在 520 nm 处,读取各管吸光度,然后计算出各自的含量(同上法做空白对照)。

(7)光密度计扫描定量。①透明:吸去薄膜上的漂洗液(为防止透明液被稀释影响透明效果),将薄膜浸入透明液中 2～3 min(延长一些时间亦无碍)。然后取出,以滚动方式平贴于洁净无划痕的载物玻璃上(勿产生气泡),将此玻璃片竖立片刻,除去一定量透明液后,置已恒温至 90～100 ℃烘箱内,烘烤 10～15 min,取出冷至室温。用此法透明的各蛋白区带鲜明,薄膜平整,可供直接扫描和永久保存(用十氢萘或液状石蜡透明,应将漂洗过的薄膜烘干后进行透明,此法透明的薄膜不能久藏,且易发生皱褶)。②扫描定量:将已透明的薄膜放入全自动光密度计暗箱内,进行扫描分析。

(六)计算

$$各组分蛋白(\%)=\frac{A_x}{A_\gamma}\times 100 \%$$

$$各组分蛋白(g/L)=\frac{各组分蛋白百分数\%}{100}\times 血清总蛋白(g/L)$$

式中 A_x 表示各组分蛋白吸光度总和;A_γ 表示各个组分蛋白(清蛋白和 α_1、α_2、β、γ 球蛋白)吸光度。

(七)参考值

各实验室采用的电泳条件(包括电泳仪、支持体、缓冲液和染料等)不同,故参考值可能有差异,各实验室宜根据自己的条件定出参考值。可用各组分蛋白的百分率或实际浓度(绝对值)两种方式报告。用百分率报告时,如遇一个主要组分含量有增减,而其他组分虽然绝对含量正常但亦会引起相应的增、减。反之,在脱水或水分过多的情况下,血清蛋白浓度已改变,但其百分比仍正常。因此,报告时若有可能,最好同时报告两种结果。各种方法的参考值见表 13-4—表 13-6。

表 13-4 丽春红 S 染色,直接扫描计算结果

蛋白质组分	含量/(g/L)	占总蛋白百分比/%
清蛋白	35~52	0.57~0.68
α_1 球蛋白	1.0~4.0	0.01~0.057
α_2 球蛋白	4.0~8.0	0.049~0.112
β 球蛋白	5.0~10.0	0.07~0.13
γ 球蛋白	6.0~13.0	0.098~0.182

表 13-5 氨基黑 10B 染色,直接扫描计算结果

蛋白质组分	含量/(g/L)	占总蛋白百分比/%
清蛋白	48.48±5.1	0.666±0.066
α_1 球蛋白	1.5±1.1	0.02±0.01
α_2 球蛋白	3.9±1.4	0.053±0.02
β 球蛋白	6.1±2.1	0.083±0.016
γ 球蛋白	13.1±5.5	0.177±0.058

表 13-6 氨基黑 10B 染色,洗脱比色法结果

蛋白质组分	占总蛋白百分比/%
清蛋白	0.662±0.076
α_1 球蛋白	0.042±0.017
α_2 球蛋白	0.066±0.021
β 球蛋白	0.102±0.031
γ 球蛋白	0.173±0.042

(八)附注

(1)每次电泳时应交换电极,可使两侧电泳槽内缓冲液的 pH 维持在一定水平。然而,每次使用薄膜的数量可能不等,所以其缓冲液经多次使用后,应将缓冲液弃去。

(2)电泳槽缓冲液的液面要保持一定高度,过低可能会增加 γ 球蛋白的电渗现象(向阴极移动)。同时电泳槽两侧的液面应保持同一水平面,否则,通过薄膜时有虹吸现象,将会影响蛋白分子的泳动速度。

(3)电泳失败的原因。①电泳图谱不整齐:点样不均匀、薄膜未完全浸透或温度过高致使膜面局部干燥或水分蒸发、缓冲液变质;电泳时薄膜放置不正确,使电流方向不平行。②蛋白各组分分离不佳:点样过多、电流过低、薄膜结构过分细密、透水性差、导电差等。③染色后清蛋白中间着色浅:由染色时间不足或染色液陈旧所致。若由蛋白含量高引起,可减少血清用量或延长染色时间,一般以延长 2 min 为宜。若时间过长,球蛋白百分比上升,A/G 比值会下降。④薄膜透明不完全:将标本放入烘箱,温度未到 90 ℃以上,透明液陈旧和浸泡时间不足

等。⑤透明膜上有气泡,玻璃片上有油脂,使薄膜部分脱开或贴膜时滚动不佳。

(九)临床意义

血清蛋白醋纤膜电泳,通常可分离出五个组分,即清蛋白(albumin,ALb)和 α_1、α_2、β、γ 球蛋白,正常人血清中各种蛋白质有一定差别,在许多疾病仅表现轻微蛋白量改变时,电泳结果没有特异的临床诊断意义。因此,大部分电泳图形是非特异性的。一般常见的是清蛋白降低,某种球蛋白升高。在各种疾病时血清蛋白电泳结果的主要变化如下。

1. 肝脏疾患

肝脏是合成血浆蛋白的主要器官,正常成人每天约合成清蛋白 18 g,伴有肝功能损害的疾患往往导致血清蛋白降低,而由肝外合成的球蛋白尤其 γ 球蛋白增高。在肝硬化时,可有典型的肝病血清蛋白电泳图形,γ 球蛋白明显增加。快 γ 球蛋白的出现,使 γ 与 β 球蛋白连成一片不易分开,称为 β-γ 桥,常见于肝硬化。

2. 肾脏疾患

肾病综合征患者血清蛋白电泳图形特点为清蛋白减低,α_2 球蛋白显著增高,γ 球蛋白减低或正常。慢性肾炎常可见 γ 球蛋白中度增高。

3. M 蛋白血症与骨髓瘤

M 蛋白在 α_2-γ 球蛋白区形成浓密区带,有时呈锯齿状。扫描时可画出基底较窄,高而尖锐的蛋白峰,其标准为在 γ 球蛋白区蛋白峰的高与宽之比应大于 2:1;在 β 球蛋白区和 α_2 球蛋白区之比应大于 1:1。另血清总蛋白量 90% 的患者含量增高(70%>100 g/L),10% 的患者正常或甚至偏低。

4. 炎症

在炎症反应时,许多球蛋白都可以增加,如 α_1 和 α_2 球蛋白增高,但 γ 球蛋白正常。常见于链球菌感染、急性肺炎及上呼吸道感染等。

在慢性炎症或感染时,由于网状内皮系统增生,产生抗体,可出现 γ 球蛋白增高。以上各疾病的蛋白电泳变化情况归纳如下(表 13-7)。

表 13-7　几种疾病的蛋白电泳变化

病名	清蛋白	α_1 球蛋白	α_2 球蛋白	β 球蛋白	γ 球蛋白
肾病	↓↓	N	↑↑	↑	N
弥漫性肝损害	↓↓	↓	N		↑
肝硬化	↓↓	N	N	β-γ 桥	
原发性肝癌	↓↓	AFP			↑
M 蛋白血症					↑↑
慢性炎症	↓	↑	↑		↑
无丙种球蛋白血症					↑↑
双清蛋白血症	双峰				

第四节 血清黏蛋白检验

血清黏蛋白占血清总蛋白量的 1 %～2 %,是体内一种黏多糖与蛋白质分子结合成的耐热复合蛋白质,属于体内糖蛋白的一种,电泳时与 α 球蛋白一起泳动,主要存在于 $α_1$ 和 $α_2$ 球蛋白部分。其黏多糖往往由氨基葡萄糖、氨基半乳糖、甘露糖、岩藻糖及涎酸等组成。黏蛋白成分复杂,分类和命名尚未一致。Meyer 将糖与蛋白质的复合物以氨基己糖的含量进行分类,氨基己糖含量>4 %的称黏蛋白,<4 %的称糖蛋白。

黏蛋白不易发生热变性,也不易被通常的蛋白沉淀剂(如高氯酸、磺基水杨酸等)沉淀,但可被磷钨酸沉淀。临床检验中利用此特性将它与其他蛋白质分离后,再用蛋白试剂或糖试剂进行测定。目前测定黏蛋白的方法很多,其结果有以氨基己糖、己糖、酪氨酸及蛋白质四种类型的表示方法,无论以何种方式表示结果,均应说明所采用的方法及参考值。

一、原理

以 0.6 mmol/L 过氯酸沉淀血清中蛋白质时,黏蛋白不被沉淀,而存留在滤液中,再加磷钨酸使黏蛋白沉淀,然后以酚试剂沉淀其中蛋白质的含量。

二、试剂

(1)154 mmol/L 氯化钠溶液。

(2)1.8 mmol/L 过氯酸:取含量为 70 %～72 %过氯酸 28 mL,加蒸馏水稀释至 200 mL,并标定之。

(3)17.74 mmol/L 磷钨酸溶液:称取磷钨酸 5 g 溶于 2 mmol/L 盐酸中,并加至 100 mL。

(4)酚试剂:于 1 500 mL 球形烧瓶中加入钨酸钠($Na_2MoO_4 \cdot 2H_2O$)25 g、水 700 mL、浓磷酸50 mL、浓盐酸 100 mL,缓缓回流蒸馏 10 h。取下冷凝管,加硫酸锂 75 g,蒸馏水 50 mL,并加溴水2～3滴,再煮沸 15 min,以除去多余的溴,冷却后稀释至 1 000 mL,制成的酚试剂应为鲜亮黄色,置棕色瓶保存,用前取出一部分,以等量蒸馏水稀释之。

(5)1.88 mmol/L 碳酸钠溶液。

(6)标准酪氨酸溶液(0.05 mg/mL):精确称取酪氨酸 5 mg,以 0.1 mol/L 盐酸溶解并稀释至 100 mL。

三、操作

血清 0.5 mL,加 154 mmol/L 氯化钠 4.5 mL,混匀,滴加 1.8 mol/L 过氯酸溶液 2.5 mL,静置10 min,用定量滤纸过滤或离心。取滤液 2.5 mL,加 17.74 mmol/L 磷钨酸 0.5 mL 混匀,静置10 min,以 3 000 r/min,离心 10 min。倾去上清液并沥干,再加磷钨酸溶液 2 mL 悬浮沉淀物,同法离心后弃去上清液,沥干,取沉淀物备用。按表 13-8 测定。

表 13-8　血清黏蛋白测定　　　　　　　　单位:mL

加入物	测定管	标准管	空白管
蒸馏水	1.75*	1.5	1.75
酪氨酸标准液	—	0.25	—
碳酸钠溶液	0.5	0.5	0.5
酚试剂	0.25	0.25	0.25

注:* 为溶解蛋白沉淀物。

混匀,放置 37 ℃水浴 15 min,取出,用分光光度计 650 nm,比色杯光径 1.0 cm,以空白调零,读取各管吸光度。

四、计算

(一)血清黏蛋白[以蛋白计(g/L)]

$$血清黏蛋白(g/L)=\frac{测定管吸光度}{标准管吸光度}\times0.0125\times\frac{7.5}{2.5}\times\frac{1000}{0.5}\times\frac{23.8}{1000}=\frac{测定管吸光度}{标准管吸光度}\times1.785$$

式中,23.8 为酪氨酸转换成黏蛋白的系数。

(二)血清黏蛋白[以酪氨酸计(mg/L)]

$$血清黏蛋白(mg/L)=\frac{测定管吸光度}{标准管吸光度}\times0.0125\times\frac{7.5}{2.5}\times\frac{1000}{0.5}=\frac{测定管吸光度}{标准管吸光度}\times75$$

五、参考值

(1)以蛋白计为 0.75~0.87 g/L。

(2)以酪氨酸计为 31.5~56.7 mg/L。

六、附注

(1)黏蛋白是一种糖蛋白,其蛋白质分子中酪氨酸含量为 4.2 %,因此两种报告方式可互相换算。

(2)加过氯酸沉淀蛋白后,需要放置 10 min 后再进行过滤。加磷钨酸后,也需要放置 10 min 后再离心。弃去上清液时,须细心操作,不能使沉淀丢失,否则结果偏低。

七、临床意义

血清黏蛋白增高常见于肿瘤(尤其是女性生殖器肿瘤)、结核、肺炎、系统性红斑狼疮、风湿热、风湿性关节炎等。血清黏蛋白减少常见于广泛性肝实质性病变。血清黏蛋白的连续测定对于同一病例的病程转归(病变的扩大或缩小、肿瘤有无转移、肿瘤手术切除或其他治疗效果)的判断有一定的参考价值。

第五节　血清前清蛋白检验

前清蛋白(Prealbumin,PA)分子量 54 000,由肝细胞合成,除作为组织修补的材料外,可视为一种运载蛋白,它可结合 T_4 与 T_3,而对 T_3 的亲和力更大。PA 还可与维生素 A 结合蛋白形成复合物,具有运载维生素 A 的作用。在电泳分离时,PA 常显示在清蛋白的前方,其半衰期很短,约 12 h。因此,测定其在血浆中的浓度对于了解蛋白质的营养状况、肝脏功能,比清蛋白和转铁蛋白具有更高的灵敏度。

测定血清前清蛋白大都用免疫化学技术,常用的方法有免疫扩散法、散射比浊法和透射比浊法。其中免疫扩散法简单、方便,不需要特殊设备,适合所有单位使用,但精密度和准确性均较差。散射比浊法灵敏度较高,但需要专用免疫分析仪(如特种蛋白分析仪)和配套的试剂盒。透射比浊法的灵敏度可满足常规工作的要求,且可在 340 nm 波长的任何生化分析仪上进行,适用性较广。

一、方法

透射比浊法。

二、原理

血清中的 PA 与抗 PA 抗体在液相中反应生成抗原抗体复合物,使反应液呈现浊度。当一定量抗体存在时,浊度与血清中 PA(抗原)的含量成正比。利用散射比浊或透射比浊技术,与同样处理的 PA 标准比较,求得样品中的 PA 含量。

三、试剂

(1)抗 PA 抗体血清工作液。

(2)PA 标准血清(冻干品)根据说明书指定的量,加蒸馏水复溶。以上试剂均需要置 2～8 ℃冰箱保存,在有效期内使用。

四、操作

(1)手工、半自动生化分析仪按表 13-12 进行操作。

混匀,置 37 ℃保温 10 min,波长 340 nm,以空白管调零,读取各管吸光度。

(2)如用全自动生化分析仪测定,必须按照仪器说明书设定参数和操作程序进行测定(表 13-9)。

表 13-9　血清 PA 测定操作程序

加入物	测定管	标准管	空白管
待检血清/μL	20	—	—
PA 标准液/μL	—	20	—
生理盐水/μL	—	—	20
PA 抗体工作液/ mL	1.0	1.0	1.0

五、计算

$$血清\ PA(mg/L)=\frac{测定管吸光度}{标准管次光度}\times PA\ 标准液浓度(mg/L)$$

六、参考值

健康成人血清 PA 浓度为 250～400 mg/L,儿童水平约为成人水平的一半,青春期则急剧增加至成人水平。散射比浊法结果稍低,为 160～350 mg/L。也可根据本单位条件建立本实验室的参考值。

七、临床意义

(一)血清前清蛋白浓度降低

(1)血清前清蛋白是一种负急性时相反应蛋白,在炎症和恶性疾病时其血清水平下降。据报告,手术创伤后 24 h 即可见血清前清蛋白水平下降,2～3 d 时达高峰,其下降可持续 1 周。

(2)前清蛋白在肝脏合成,各类肝炎、肝硬化致肝功能损害时,由于合成减少,血清前清蛋白水平降低,其是肝功能障碍的一个敏感指标,对肝病的早期诊断有一定的价值。

(3)前清蛋白和维生素 A 结合蛋白可作为蛋白质营养状况的适应证。由于它们的半衰期短,对蛋白摄入量的改变很敏感,一旦体内出现营养不良,血清前清蛋白即迅速下降,严重营养不良时可完全缺如。其他营养素的状况也影响血清前清蛋白浓度,如缺锌时前清蛋白可降低,短期补锌后,其值即升高。

(4)蛋白消耗性疾病或肾病时,血清前清蛋白浓度下降。

(5)妊娠或高雌激素血症时,血清前清蛋白浓度也下降。

(二)血清前清蛋白浓度增高

血清前清蛋白浓度增高可见于霍奇金病。肾病综合征患者在蛋白食物充足时血清前清蛋白可轻度升高。

参考文献

[1] 崔艳丽. 微生物检验技术 [M]. 3版. 北京：人民卫生出版社，2016.

[2] 于涛，王晓辉，孙江涛，等. 临床检验实用指南 [M]. 石家庄：河北科学技术出版社，2015.

[3] 王长奇，陈燕萍，马连学，等. 临床检验与输血诊疗手册 [M]. 长沙：中南大学出版社，2010.

[4] 王晓春. 临床分子生物学检验实验指导 [M]. 3版. 北京：人民卫生出版社，2012.

[5] 王谦，邓小梅，展凤霞. 临床医师检验速查 [M]. 济南：山东科学技术出版社，2011.

[6] 王谦. 检验医学手册 [M]. 济南：山东科学技术出版社，2016.

[7] 石同才. 临床检验诊断手册 [M]. 北京：人民军医出版社，2011.

[8] 吕世静，李会强. 临床免疫学检验 [M]. 3版. 北京：中国医药科技出版社，2015.

[9] 朱中梁. 检验医学与临床 [M]. 昆明：云南科技出版社，2014.

[10] 刘凤奎，刘贵建. 临床常用检验与诊断速查 [M]. 北京：北京科学技术出版社，2010.

[11] 刘成玉，林发全. 临床检验基础 [M]. 3版. 北京：中国医药科技出版社，2015.

[12] 刘馨，关有良，刘洪新. 医学检验的临床分析 [M]. 北京：人民军医出版社，2011.

[13] 李莹. 临床检验基础 [M]. 长春：吉林大学出版社，2016.

[14] 吴鑫荪. 临床检验报告单解读 [M]. 北京：中国医药科技出版社，2011.

[15] 汪川. 分子生物学检验技术 [M]. 成都：四川大学出版社，2016.

[16] 张吉才，刘久波，朱名安. 实用检验医学手册 [M]. 武汉：华中科技大学出版社，2015.

[17] 张秀明，李炜煊，陈桂山. 临床检验标本采集手册 [M]. 北京：人民军医出版社，2011.

[18] 张展. 临床检验名医解读 [M]. 郑州：河南科学技术出版社，2010.

[19] 张德，李继广，赵庆昌，等. 临床检验师手册 [M]. 北京：化学工业出版社，2010.

[20] 陈文明，王学锋. 临床血液与检验学 [M]. 北京：科学出版社，2016.

[21] 陈筱菲，黄智铭. 消化系统疾病的检验诊断 [M]. 2版. 北京：人民卫生出版社，2016.

[22] 季国忠，张小勇. 临床检验诊断解析 [M]. 南京：江苏科学技术出版社，2011.

[23] 周立，刘裕红. 药物检验技术 [M]. 成都：西南交通大学出版社，2016.

[24] 郑铁生，鄢盛恺. 临床生物化学检验 [M]. 北京：3版. 中国医药科技出版社，2015.

[25] 胡丽华. 临床输血检验 [M]. 2版. 北京：中国医药科技出版社，2010.

[26] 胡翊群，胡建达. 临床血液学检验 [M]. 2版. 北京：中国医药科技出版社，2010.

[27] 胡嘉波. 临床检验诊断学实验教程 [M]. 镇江：江苏大学出版社，2011.

[28] 侯振江. 血液学检验［M］. 3 版. 北京：人民卫生出版社，2010.

[29] 洪秀华，刘文恩. 临床微生物学检验［M］. 3 版. 北京：中国医药科技出版社，2015.

[30] 夏金华，舒文. 免疫检验技术［M］. 5 版. 北京：科学出版社，2016.

[31] 顾兵，张丽霞，张建富. 临床血液检验图谱与案例［M］. 北京：人民卫生出版社，2016.

[32] 倪语星，尚红. 临床微生物学检验［M］. 北京：人民卫生出版社，2012.

[33] 黄国亮. 生物医学检测技术与临床检验［M］. 北京：清华大学出版社，2014.